현대 민간요법

자연치료를 위한 새로운

— 현대 —

민간
요법

개정판 1쇄 인쇄 | 2024년 11월 15일
개정판 1쇄 발행 | 2024년 11월 20일
편저 | 차종환 이봉수
표지 | 윤영화
펴낸곳 | 태을출판사
펴낸이 | 최원준
등록번호 | 제1973.1.10(제4-10호)
주소 | 서울시 중구 동화동 제 52-107호(동아빌딩 내)
전화 | 02-2237-5577 팩스 | 02-2233-6166
ISBN 978-89-493-0691-9   13510

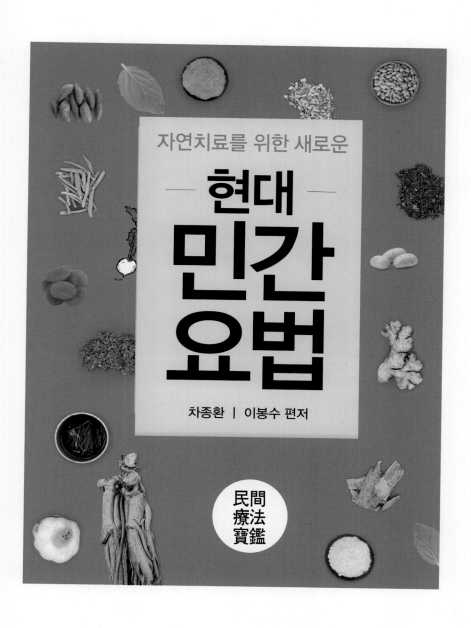

자연치료를 위한 새로운

— 현대 —

민간요법

차종환 | 이봉수 편저

民間
療法
寶鑑

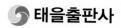

태을출판사

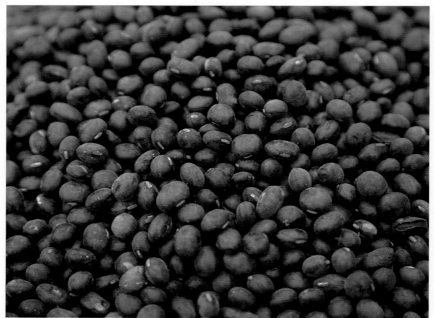

검정콩-검정콩 안의 사포닌 성분이 기침을 멎게 한다. 검정콩의 사포닌에는 용혈성과 독성이
　　　　없고, 약효성분이 많이 포함되어 있다.

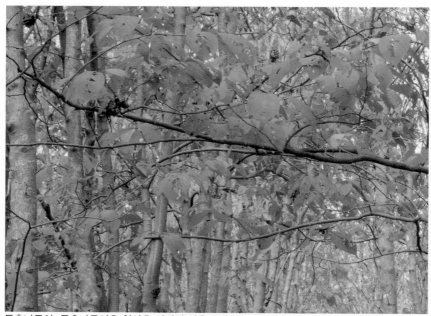

두충나무잎-두충나무잎은 혈압을 서서히 낮추고, 혈액순환 장애를 없애준다. 두충나무잎은
　　　　광물질의 고급식용 재료이다.

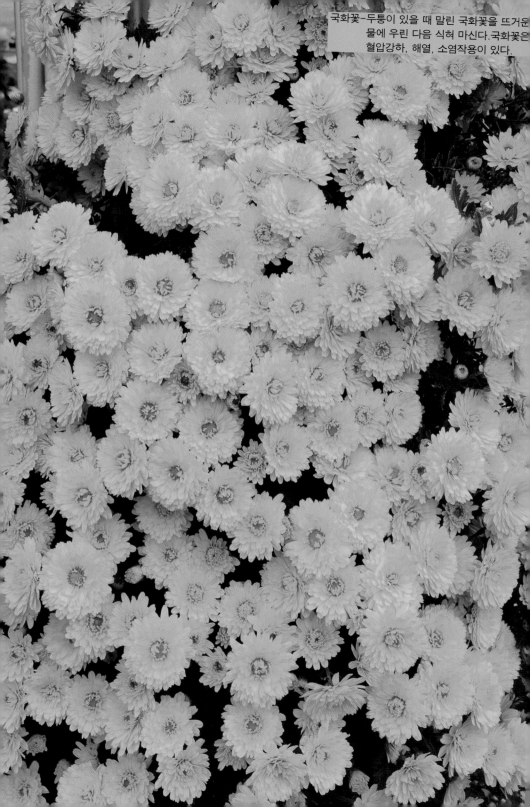

국화꽃-두통이 있을 때 말린 국화꽃을 뜨거운
물에 우린 다음 식혀 마신다.국화꽃은
혈압강하, 해열, 소염작용이 있다.

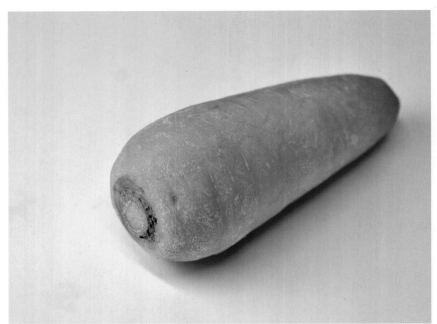

홍당무–홍당무로 만든 빨간즙은 암이나 심장병의 예방과 치료에 효과적이다. 홍당무에는 기를
내리는 작용과 혈액 순환을 좋게 하는 작용이 있다.

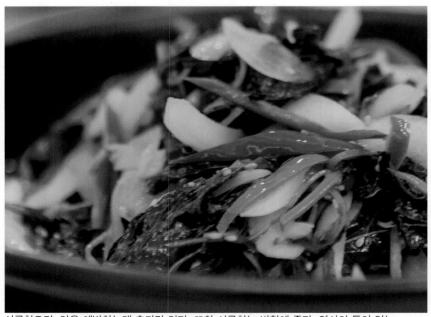

시금치요리–암을 예방하는데 효과가 있다. 또한 시금치는 빈혈에 좋다. 엽산이 들어 있는
시금치를 먹어 빈혈을 예방하자.

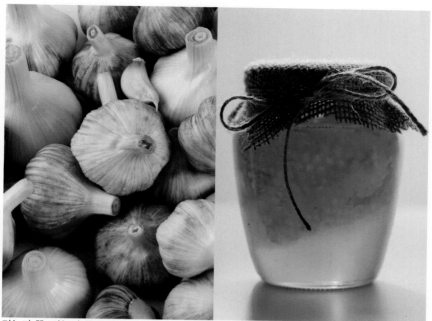

마늘과 꿀–마늘과 꿀은 기침에도 좋고, 위장도 좋아지게 한다. 마늘과 꿀로 한 겨울에도 감기에
걸리지 않고, 봄까지 기침없이 무사히 지낼 수 있다.

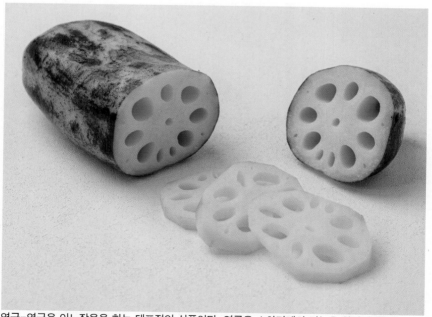

연근–연근은 이뇨작용을 하는 대표적인 식품이다. 연근은 소화기계의 기능을 활발히 하며,
방광염에도 좋은 작용을 한다.

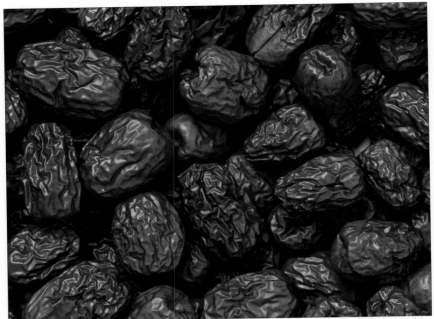

대추–대추는 비타민 C가 함유된 과일로, 건강과 미용에 좋다. 대추에는 식이섬유가 풍부하여
장기능을 활성화시키고, 변비예방과 해소에 효과적이다.

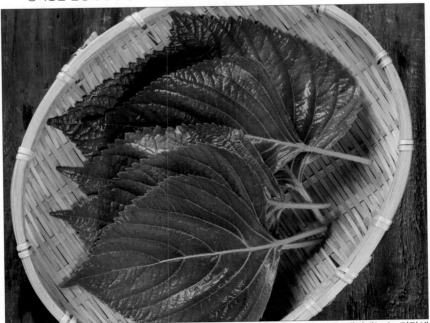

깻잎–깻잎은 세포를 재생시키며, 어린이들의 대뇌 발육에 이로운 작용을 한다, 깻잎에는 눈 건강에
유익한 비타민 A의 전구 물질인 베타카로틴이 풍부하게 함유되어 있다.

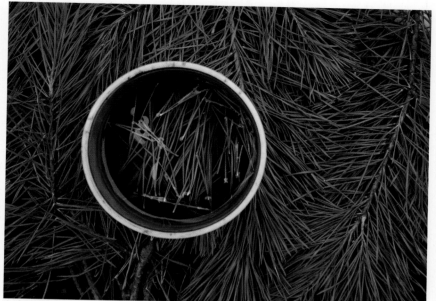

솔잎즙-솔잎즙으로 뇌졸중 후유증에서 오는 마비, 견비통, 냉증, 통풍, 변비를 치료할 수 있다.

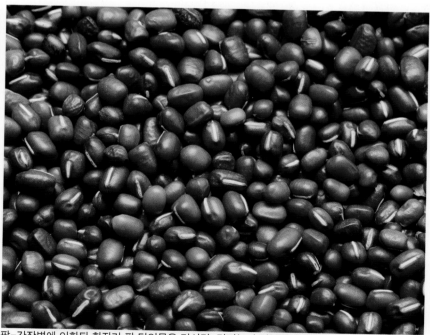

팥-간장병에 이환된 환자가 팥 달인물을 마시면, 간기능이 회복된다. 팥은 노화방지와
해독작용에도 탁월하다.

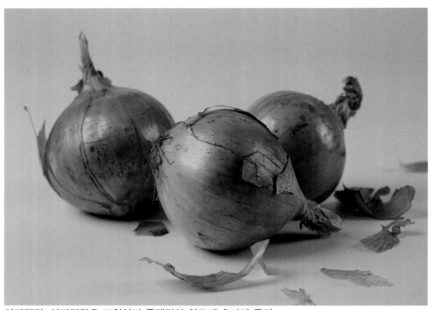

양파껍질-양파껍질은 고혈압과 동맥경화 치료에 효과가 좋다.

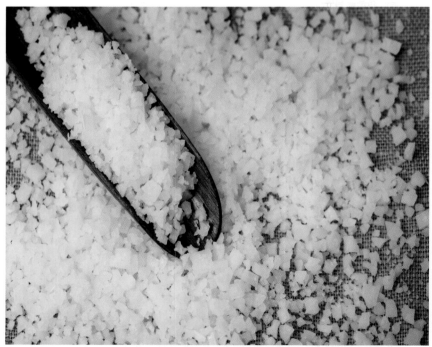

소금-소금물로 머리를 감으면 머리카락이 깨끗해지고, 탈모를 예방한다. 소금은 호흡기 건강에도 좋으며, 인체에 미네랄을 공급한다.

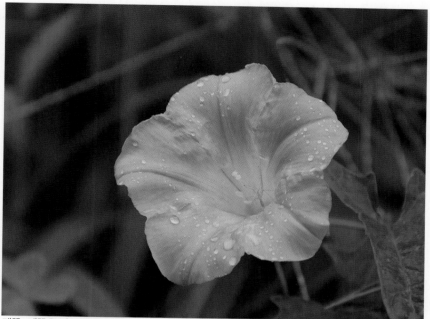

메꽃-메꽃은 당뇨병과 소변이 잘 배설되지 않을 때 사용하면 좋다. 메꽃은 다양한 영양소와 건강에 좋은 성분을 함유하고 있다.

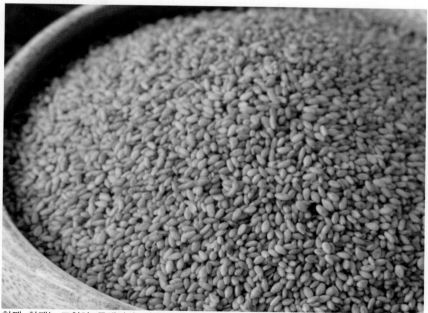

참깨-참깨는 고혈압, 동맥경화, 심근경색, 뇌졸중을 예방하는 식품이다. 참깨에는 질좋은 식물성 지방을 비롯하여 단백질, 비타민, 철, 칼슘의 성분이 들어 있다.

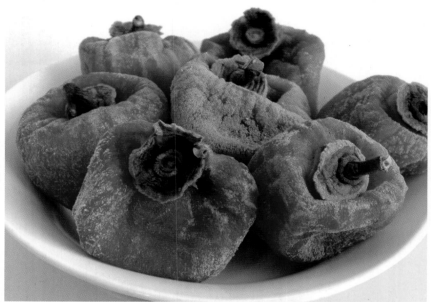

곶감-곶감은 신경을 진정시키는 작용으로 불면증에 좋다. 곶감에는 칼륨이 풍부하여 혈압을
조절하는 데도 효과가 있다.

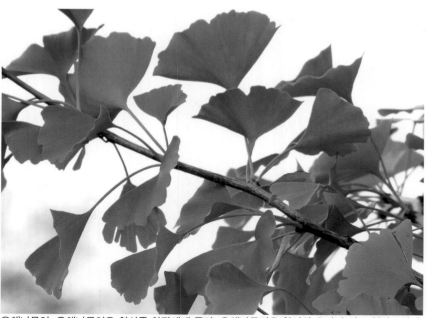

은행나무잎-은행나무잎은 협심증 환자에게 좋다. 은행나무잎은 항산화 효과가 있고 혈압조절에
좋다.

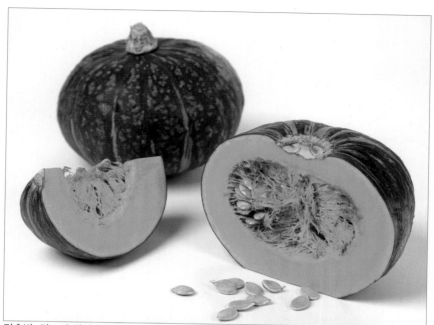

단호박−당뇨병 환자는 단호박(떡호박)과 호박분말이 좋다. 단호박은 체내에서 인슐린 분비를
촉진시켜 혈당을 떨어 뜨린다.

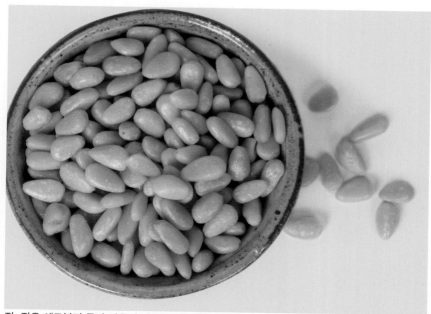

잣−잣은 예로부터 몸과 마음에 젊음을 주는 불로 장수 식품으로 알려져 있다. 잣의 필수 지방산은
신진대사를 촉진해 다이어트 중인 사람들에게도 좋다.

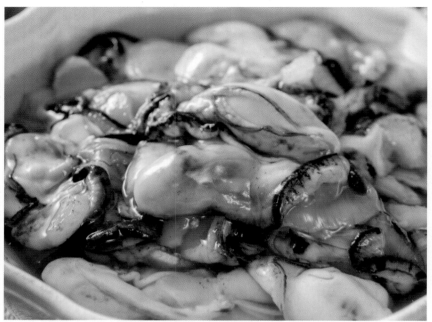

굴-굴은 정력을 높여주고 허약한 몸을 회복시켜 주는 인기 있는 해산물이다. 굴에는 아연이 많이 들어 있어서 성장과 발육을 촉진 한다.

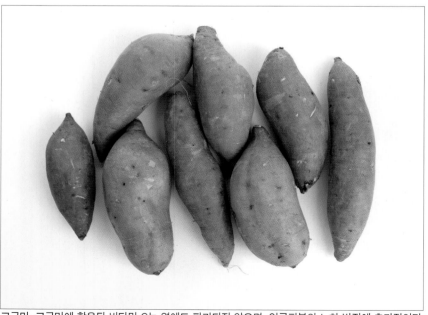

고구마-고구마에 함유된 비타민 C는 열에도 파괴되지 않으며, 얼굴피부의 노화 방지에 효과적이다.

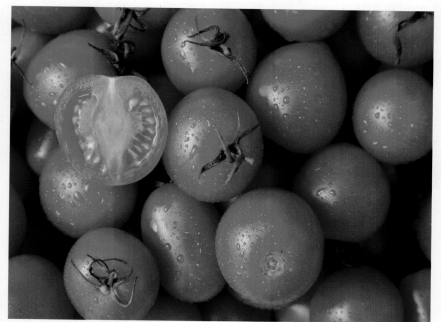

토마토-토마토에는 비타민 C, P, 루린, 아미노산, 칼슘 등 비타민과 영양소가 많이 들어 있다.

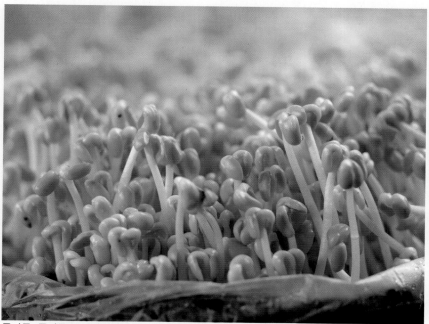

콩나물-콩나물은 아미노산이 풍부하고 소화 흡수가 잘 되므로 간을 건강하게 하는데 좋다.
콩나물에는 아밀라제, 인벨다제의 소화 효소가 있기 때문에 소화가 잘 된다.

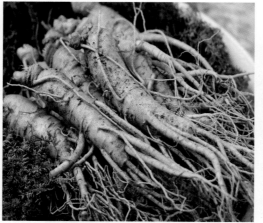

인삼-인삼은 몸이 허약하고 기운이 약한 곳과 병의
회복기, 육체 및 정신적 피로에 좋은 보약이다.

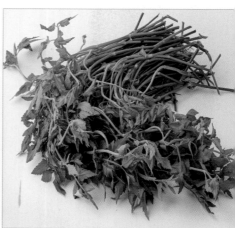

미나리-미나리는 독특한 향기와 맛을 가지고 있어,
예로부터 입맛을 돋구는 식품으로 알려져 있

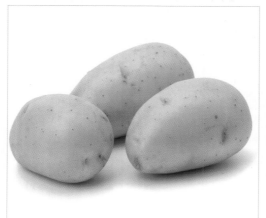

생감자-생감자즙은 위궤양으로 오는 통풍을 잘 멈추게
한다.

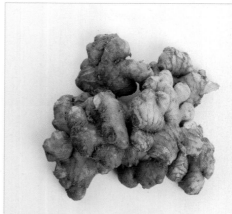

생강-생강은 무좀과 탈모증에 효과가 좋다. 생강은
땀을 내 감기를 낫게 하며 입맛을 돋군다.

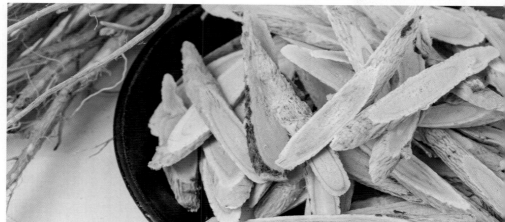

황기(단녀삼)-황기는 호흡기계통, 소화기계통을 회복시키는 기능이 있다. 황기는 빈혈, 당뇨병, 부종, B형간염,
만성피부궤양, 만성 콩팥염에 좋다.

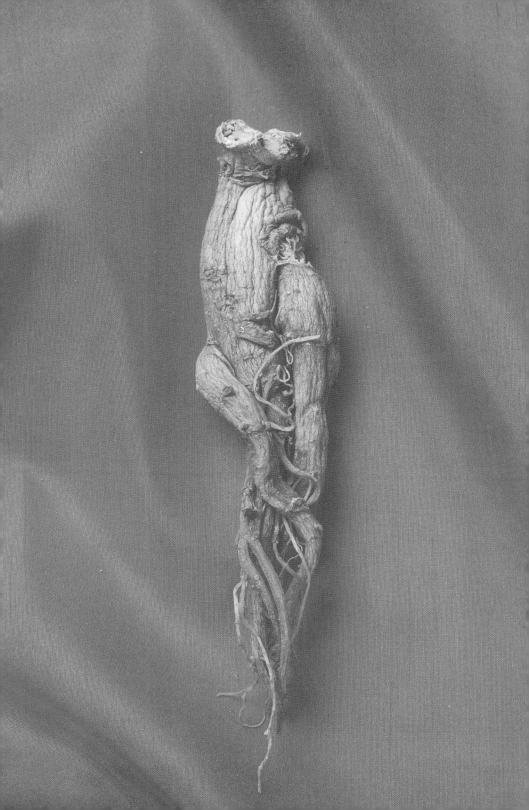

머리말

　건강 장수는 오늘날 세계적인 추세가 되었다. 세상 사람들은 모두가 건강한 몸으로 장수하기를 갈망하고 있다. 이는 옛사람들로부터 현대인에 이르기까지 공통된 염원이었다. 건강 장수를 위해 폭넓은 의학 지식이 있어야 하고, 병이 오기 전에 예방하고 병든 후에는 치료에 열중할 때만이 건강 장수를 성취할 것이다. 건강 장수를 위하여 의학을 전공하지 않은 사람들에게 쉽게 큰 도움이 되도록 이 책을 편집해 보았다.

　이 책에는 많은 의학상식과 의료 지식을 폭넓게 다루어 일반인들이 이 책을 통하여 스스로 병을 예방하고 병을 치료할 수 있도록 다루어 보았다. 이 책을 통하여 60 청춘이고 90 회갑이 되기를 기원하는 바이다. 또한 독자들의 건강 장수에 공헌하기를 희망한다.

　이 책이 출판되기까지 많은 조언과 수정 보완을 하여 주신 일화한의원 이강준원장님께 감사드린다. 어려운 여건 속에서도 국민건강을 위해 뜻을 같이 하여 주신 태을출판사 최상일사장님께 감사를 드린다.

L.A 에서
엮은이 차종환, 이봉수

차 례

제1부 기관별 예방과 치료

3장 소화기계   78

9장 피부과 질환　189

제 2 부 건강과 새로운 질병

3장 암에 대한 세계적인 동향 257

4장 암의 진단법 268

제 3 부　장수 명약과 음식

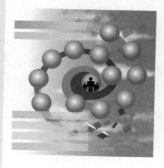

제1부

기관별 예방과 치료

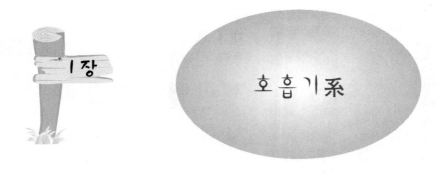

🐸 폐가 잘 활동하기 위한 조건

폐의 활동이 좋고 나쁜 정도는 어느 정도의 공기가 폐로 드나드는가에 달려 있는 것이 아니라 실제로 최말단의 폐포에서 가스교환이 원활하게 이루어지는 지의 여부에 달려 있다. 이것은 동맥혈내의 산소와 탄산가스의 농도를 측정하면 알 수 있다. 폐의 기능이 전체적으로 잘 유지되기 위해서는

① 비강에서 폐포에 이르는 기도가 막히거나 좁아진 곳이 없이 충분히 열려 있어야 한다.
② 심장의 수축에 의한 심장 박출량이 충분해야 한다.
③ 폐의 모세혈관 계통에 장애가 없어야 한다.
④ 신경, 근육 기능이 정상이어야 한다.

이상과 같은 조건들이 충분히 이루어질 때라야 폐는 충분히 제기능을 잘 발휘할 수 있다.

🐭 호흡운동의 조절은 어떻게 이루어지는가?

① **호흡중추**: 사람은 율동적으로 숨을 쉰다. 처음 출생하는 순간부터 사망할 때까지 이 율동운동은 변하지 않으며 단지 변하는 것은 그 빈도일 뿐이다. 갓 태어난 영아는 1분에 약 60회 정도 호흡을 하고, 5살 정도의 어린아이는 약 25회로 감소하며 15~16살 이후부터는 호흡의 빈도가 16~18회 정도이며 이런 상태가 노년기까지 이어지고, 노년기에 이르면 다시 빠른 맥으로 된다.

그러면 호흡의 율동을 결정하는 것은 무엇에 의하여 좌우되는가? 이미 전세계의 학자들은 연수가 파괴되면 숨이 멎게 되고 죽음을 당할 수밖에 없다고 규명하였다. 그리고 이것을 호흡중추라고 명명하였으며 '생명점'이라고 하였다. 그것은 그의 정상적인 활동에 의하여 생체의 생명이 좌우되었기 때문이다.

호흡중추로에서 호흡근육으로 규칙적으로 정확히 흥분이 전달된다. 사람은 호흡근의 수축에 의하여 공기가 폐로 흡입된다. 이어 흥분이 근육으로 전파되지 않으면서 근육이 이완되어 숨을 내쉬게 된다.

호흡중추의 활동에 의한 규칙적인 율동은 무엇보다 먼저 호흡 그 자체의 과정에 규제되어 있다. 즉 폐가 확장되면 그 안에 있는 신경종말이 자극되어 흥분이 일어난다. 흥분은 신경을 따라 호흡중추에 전달되고 그것을 억제한다. 그러면 호흡중추에 호흡근으로 흥분의 전파가 중단되고 호흡근이 이완된다. 따라서 숨을 내쉬고 폐는 축소되며 신경종말의 자극이 중단된다. 흥분은 그 이상 폐로부터 호흡중추에 전달되지 않게 된다. 중추신경에 대한 제지가 끝나고 다시 숨을 들이쉰다.

호흡에는 대뇌 피질이 크게 작용한다. 사람은 장기가 요구하는데로 호흡의 율동, 빈도, 깊이를 변화시킬 수 있다. 호흡운동을 주관하는 호흡중추는 대뇌피질, 뇌교, 연수, 시상하부 등에 퍼져 있는 신경단위 등으로 이루어져 있다. 일상적으로 일어나고 있는 우리의 의사와는 무관한 호흡은 뇌교, 연수에 있는 중추 신경에 지배되어 있다. 그러나 일상적인 호흡운동도 연수부위 신경단위가 명령하는 것은 상부의 중추인 대뇌피질이나 시상하부가 후원해 주고 있다. 그렇기 때문에 우리들은 얕고 빠른 호흡을 되풀이 하여 과잉 환기를 조성하거나 호흡을 참는 등 자신의 의사에 따라 호흡을 어느 정도 조절할 수 있는 것이다.

신경계통의 작용 외에 호흡중추의 활동에는 혈액내 탄산가스의 양이 민감하게 작용한다. 안정된 상태의 정상적인 호흡에서는 탄산가스의 축적이 자극되어 흡기 운동이 이루어 진다. 즉 조금이라도 동맥혈의 탄산가스 분압이 상승되면 호흡중추는 즉시 폐포 환기를 증가시켜 심호흡을 명령하여 산소를 들이 쉬고 탄산가스를 내보내어 탄산가스분압을 정상으로 만든다. 예를 들면, 우리가 호흡을 일시 멈추었다고 하자, 30~40초 정도는 호흡을 멈출 수 있으나 그 이상 되면 할 수 없이 숨을 쉬고야 만다. 그것은 호흡을 멈추면, 탄산가스가 제거 되지 않기 때문에 혈액 내 탄산가스량이 증가한다. 그러므로, 호흡중추가 흥분하여 할 수 없이 숨을 쉬게 되기 때문이다. 반대로 혈액내 탄산가스 농도를 낮추면 전혀 다른 현상이 나타난다. 심호흡을 빈번하게 하면 다량의 탄산가스가 배출되어 혈액 내 탄산가스량이 현저히 감소된다. 이 때는 호흡중추는 장시간 흥분되지 않기 때문에 탄산가스량이 다시 증가할 때까지 호흡은 멎게 된다. 수중에서 장시간 동안 머무는 사람들이 바로 이러한 방법을 이용하고 있다. 해녀들이 장시간 수중에서 활동하는 것이 바로 이런 원리이다. 그 밖에 호흡운동은 폐에 분포되어 있는 미주신경에 의하여 반사적으로 조절을 받는다.

외부의 공기를 흡입하여 폐가 확장되면 미주신경이 자극되어 반사적으로 호흡중추의 흡입기구가 억제되어 폐는 자연적인 탄력으로 공기를 내보내게 된다. 그리고 내쉬는 공기 속에 다시 탄산가스가 증가하면 숨을 들이 쉬게 되고 반사적으로 다시 숨을 내쉬게 되는 식으로 호흡운동은 율동적으로 진행된다. 이 반사를 헤링그 프로이에르반사(폐 미주신경호흡반사)라고 한다.

② **흉곽과 호흡근**: 호흡중추가 자극을 받으면 횡격막 신경이나 흉부신경을 통하여 호흡에 참가하는 근육(사각근, 늑간근, 횡격막, 복근)에 영향을 주게 된다. 이때 문제되는 것이 흉곽이다. 흉곽은 늑골과 흉골, 견갑골로 구성되어 있는데 두 가지 기능이 있다.

첫째는 심장이나 폐와 같은 중요한 기관을 보호하는 것이고, 둘째는 굽혀지는 성질이 있기 때문에 호흡을 할 때 마치 풀무와 같은 작용을 하여 공기를 폐로 넣었다 뺏다 한다.

흡기시에는 늑간근이나 사각근이 수축되어 늑골이 위로 올라가고 동시에 횡격막이 내려가기 때문에 흉곽의 용적이 커진다. 흉곽이 커지면 흉곽벽과 폐 사이에 생기는 늑막강 내의 압력이 낮아져서 대기압 이하로 되어 공기가 폐속으로 흡입된다 (흡기).

다음에 늑간근이나 횡격막이 이완되면 늑골이 내려가고 횡격막은 위로 밀리기 때문에 흉곽이 작아진다. 따라서 늑막강 내의 압력이 대기압보다 높아져 공기가 폐에서 나가게 된다 (호기).

폐는 스스로 넓어지는 힘은 없고, 흉곽과 횡격막의 운동에 의하여 용적이 늘었다 줄었다 하면서 호흡운동이 이루어 진다. 주로 횡격막의 운동에 의하여 일어나는 경우는 복식호흡, 흉곽의 운동을 주로 하는 경우는 흉식호흡이라고 하며 대체적으로 남자는 복식호흡이 주가 되고 여자는 흉식호흡에 의한다.

③ **기도에서 이물질을 제거하는 작용:** 기관지 벽에는 점액을 분비하는 점액선이 있어서 기도의 겉면은 항시 점액으로 덮여 있다. 이 점액은 기도의 겉면에 있는 섬모의 운동에 의하여 구강쪽으로 부단히 움직이고 있다. 따라서 기도에 잘못 들어온 작은 이물이나 먼지를 밖으로 내보내는 작용을 한다. 여기에 기침 등의 기관지반사가 이러한 작용을 더욱 촉진시켜준다. 호흡운동이라는 것은 그 자신이 정교한 작용을 가지고 있을 뿐 아니라 그 운동이 원활하게 되도록 기도 점막의 이물질을 제거하는 작용까지 있어서 한층 세밀한 기능까지 수행하는 것이다.

호흡기의 운동을 방해하는 인자

우리는 신선한 공기를 흡입하는 것이 얼마나 중요한 지 모르는 사람은 없을 것이다. 공기가 맑으면 기도의 모든 것이 넓게 열리고 많은 양의 공기가 폐로 흡입된다. 따라서 체내의 모든 장기가 정상적으로 활동하며 기분이 상쾌해진다. 우리가 깨끗한 공기를 흡입하는데 중요한 문제는 무엇인가? 무엇보다도 먼지와의 투쟁이다. 공기는 자동차의 배기가스, 공장에서 배출되는 각종 가스, 기타 우리들의 몸을 해롭게 하는 물질 등으로 오염되어 있다.

특히, 공기의 오염정도는 큰 도시나 공단들에서 더욱 심각하다. 각국의 위생학자들은 공기 속의 해로운 물질을 제거하고 깨끗하게 하는 정화문제를 여러 가지로 연구하고 있다. 공기 속의 먼지는 우리들이 일상생활을 하는 곳에는 어디든지 존재한다. 비교적 먼지가 적은 곳은 해변가에서 1000~1200km 떨어져 있는 해상과 매우 높은 곳으로 보고 있다. 조사된 자료에 의하면 알프스 산의 정점에서도 1㎖의 공기 속에 200여 개의 미세한 먼지가 섞여 있다고 한다. 도시의 공기인 경우 같은 용량 속의 먼지 입자 수는 50만 이상으로 올라간다고 한다. 농촌에는 도시보다 먼지가 적지만 그래도 1㎖의 공기 속에 5000개 안팎의 먼지가 섞여 있다고 한다. 먼지는 바람에 의하여 매우 먼 곳까지도 운반된다. 예를 들면 노르웨이에서 사하라 사막의 모래먼지가 나타나고 유럽에서 인도네시아의 화산재가 발견되기도 한다.

먼지는 인체에 매우 해롭다. 먼지는 부단히 활동하면서 기도의 섬모상피에 손상을 주게 된다. 공기 속에서는 먼지나 해로운 혼입물 외에 다수의 세균도 발견되고 있다. 많은 사람이 모이는 백화점, 극장, 경기장 등에서는 1m³의 공기 속에 1200만 또는 그 이상의 세균이 들어있다고 한다. 세균은 공기 속을 자유롭게 날아 다니지 못하고 먼지 입자의 승객으로서 함께 이동할 뿐이다. 먼지와의 싸움은 전염병과의 투쟁이라고 할 수 있다. 먼지가 적으면 공기 속의 세균도 적고 우리들의 기도나 폐로 유입되는 세균 수도 적을 것이다. 그런데 세균을 많이 들이키는 데도 병에 감염되는 사람은 극히 적다. 그것은 세균의 대부분이 사람에게 위험하지 않고 그 일부분만이 병을 일으키기 때문이다. 생체에는 세균에 대항하는 방어장치가 있으며 발병하는 것은 생체가 약해졌거나, 병원성 세균이 많이 침입하였을 때이다. 방안에는 외부보다 먼지가 10~20배나 많다. 그러므로 자주 환기를 하여야 한다. 외부 공기는 밤과 이른 새벽에 제일 깨끗하다. 환기를 하면 먼지는 물론 탄산가스 등 유해한 것들도 모두 나가게 된다. 도로, 정원, 운동장 등에 물을 뿌리거나 비가 온 후에는 먼지가 훨씬 적어진다. 도시 주변이나 도심에 나무를 많이 심어 도시를 녹화는 것은 공기를 정화하는 데 매우 큰 의미가 있다. 작은 공원 주위 도로에서 수집한 시료를 조사한 결과 먼지와 세균의 양이 서로 다르다는 것이 증명되었다. 즉, 소공원의 공기 속의 세균 수는 주위 도로의 공기중의 수보다 50%나 적었다. 거리와 마을에 나무와 꽃을 많이 심고 관리하는 것은 생활환경을 아름답게 하려는 미적인 면도 있지만 그것이 우리의 건강을 보호하는데 커다란 역할을 하고 있다는 것을 알아야 한다.

신비할 정도로 정교한 호흡운동도 여러 가지 해로운 인자가 호흡기의 운동을 장애할 때는 순조로운 호흡활동이 이루어질 수 없다. 물론 호흡기의 운동을 장애하는 유해로운 인자는 먼지, 세균 외에 암을 비롯하여 종양, 혈관장애 등 특수한 것도 있지만 가장 큰 원인은 기후 조건이다. 예를 들면 영국에서 조사한 자료에 의하면 만성기관지염 환자가 1년 동안에 증상이 제일 나빠졌다고 대답한 것은 1000명 중 850명이 겨울이라고 하였으며 극소수가 가을, 여름, 봄의 순서라고 보고 하고 있다. 실제로 호흡기 질병 가운데서 제일 많은 만성기관지염인 경우는 춥고 습기찬 기후가 제일 좋지 않으며 환자 역시 이 때 병의 증세가 악화된다.

🐭 감기를 예방하기 위한 9가지 방법

감기에 쉽게 걸리는 사람들이 다음과 같은 9가지 방법으로 체력을 단련하면 감기를 예방할 수 있다.

① 매일 조석으로 냉수로 세수하고 온수로 발을 씻는 습관을 들인다.

② 매 식사 후에 소금물로 이를 닦는다.

③ 가을과 겨울에는 적당한 산책, 맨손체조, 조깅을 한다.

④ 매일 아침, 저녁 30분 이상 실내 공기를 순환시킨다.

⑤ 뜨끈한 설탕물에 생강을 넣어 마신다.

⑥ 감기가 유행하는 시기에는 매일 방안에 15~20분 동안 식초냄새를 풍긴다.

⑦ 가을에 너무 일찍 두꺼운 옷을 입지 말며 겨울철에 밖에서 일을 하였거나 운동을 하여 땀이 났을 때 갑자기 옷을 많이 벗지 않는다.

⑧ 매일 아침 가벼운 옷차림으로 밖에서 30분 이상 적당한 운동을 한다.

⑨ 두 손바닥을 비벼 손바닥이 화끈하게 한다.

감기의 간단한 자가 치료법

43°C정도의 온수에 3분 동안 두 발을 담갔다가 다시 찬물에 담근다. 3초가 지나서 다시 더운물에 담그기를 5~6회 반복한다. 이때 물의 온도는 43°C로 유지하는 것이 좋다. 이렇게 하면 10분 정도 지나면서 온몸에 약간 땀이 나면서 두통, 전신통이 없어지며 감기가 곧 낫는다.

소금을 많이 먹으면 감기에 걸리기 쉽다.

감기에 쉽게 걸리는 사람 254명을 조사한 자료에 의하면 감기 환자의 85%는 일상생활에서 하루에 섭취하는 소금량이 보통사람들보다 많았다. 소금을 너무 많이 섭취하면 체내의 염화나트륨 농도가 매우 높아진다. 염화나트륨은 세포의 면역력을 낮추며 입안의 침이 적어지게 한다. 그러면 정상균이 상대적으로 줄어들면서 감기 바이러스가 구내와 인후부위에 쉽게 침입하게 되므로 감기, 인후염, 편도선염, 바이러스성 폐염, 기관지염 등이 쉽게 발생한다. 때문에 소금을 적게 섭취하는 습관을 들이는 것은 감기 예방법이 된다.

 ## 감기에 효과 있는 생강을 첨가한 갈근탕

갈근탕에 생강즙을 넣어 마시면 감기치료에 좋다. 일반적으로 생강즙 6g을 갈근탕에 넣어 마신다. 감기의 초기 증상에는 거의 치유된다. 이것을 마시고 휴식을 취한다. 30분이면 몸이 더워지면서 땀이 난다. 땀에 젖은 내의를 갈아 입으면 감기증상은 곧 사라진다. 그러나 생강은 치질이 있는 사람들은 좋지 않다. 특히 치질이 심한 사람은 생강을 금하고 대용으로 대파의 흰줄기(총백)를 사용하는 것이 좋다. 총백은 강한 발한작용이 있기 때문이다. 감기로 기침이 날 때 생강편을 입에 넣는 방법도 있다.

 ## 감기치료에 좋은 파

파뿌리 2개를 썰어서 컵에 넣고 더운물에 푼 된장물이나 술을 부어 마신다. 몸을 따뜻하게 하는데 효과가 빠르다.

항문을 통하여 파의 기름을 흡수시키는 방법으로 감기를 치료할 수 있다. 파의 성분중 유산아릴, 알리신 등을 포함한 휘발성 기름성분이 감기치료에 효과가 있다. 생파를 짓찧었을 때 특유한 냄새가 나는 진득진득한 즙이 나오는 데 이것이 바로 파의 기름이며 매운맛을 내는 성분이다. 파기름은 살균력과 발한작용, 이뇨작용, 호흡기, 소화기에 대한 자극작용이 있다. 때문에 몸을 따뜻하게 한다. 건조한 공기에 의해 호흡이 곤란할 때 파기름을 사용하면 호흡기 점막과 땀샘이 파기름의 자극을 받아 점액분비와 발한작용이 잘 되므로 목안의 불쾌감도 없어진다.

또한 파기름의 자극으로 소화액이 잘 분비되고 위장기능이 좋아져서 식욕이 좋아진다. 항문에 주입하였을 때는 파의 흰부분을 깨끗이 씻어 일정한 크기로 잘라 잔뿌리부분은 버리고 껍질을 한겹 벗겨서 천천히 10cm 정도(또는 5~4cm) 항문으로 밀어넣고 약 15분 정도 옆으로 눕는다. 파를 우린 물을 따뜻하게 한 것이나 파를 우린 술을 항문에 주입하면 효과가 더 좋다. 콧물이 나올 때 파를 2개로 쪼개서 코의 밑이나 옆에 붙이거나 코안에 주입하면 효과가 있다.

🐭 기침치료에 좋은 무 물엿

물엿과 거의 같은 양의 무를 준비한다. 무를 적당한 크기(물엿 병에 들어갈 정도의 크기)로 잘라서 물엿과 함께 병에 넣는다. 병 안에 물엿과 무를 가득히 채워넣는 정도면 된다. 이렇게 물엿을 넣은 무를 15~30일 동안 보관한다. 병 안에서 시들어진 무는 버리고 무즙과 혼합된 물엿을 감기에 걸려 기침이 멎지 않을 때 약 한숟갈 정도 복용한다. 목이 쉬어 소리가 거칠어지고 두통이 있을 때에도 효과가 좋다.

기침을 멎게 하는 쑥술

채취한 약쑥뿌리를 물로 깨끗이 씻고 천으로 물기를 없앤 다음 잘게 썬다. 쑥을 1.8L 병에 60% 정도 넣고 설탕 100~150g을 첨가한 다음 술을 90% 정도 채운다. 병 마개를 막은 다음 설탕이 녹도록 잘 흔들어 어둡고 찬 곳에 보관한다. 이렇게 약 1개월이 지나면 쑥술이 된다. 1회에 20ml 정도 1일 2~3회 마신다.

기침 천식에 효과 있는 검정콩즙

검정콩 안에 있는 사포닌 성분이 기침을 멎게 한다는 것이 밝혀졌다. 사포닌에는 여러 가지 종류가 있는데 지금까지 식물에서 100여종이 발견되었다. 원래 사포닌은 용혈작용이 있다. 그러나 검정콩의 사포닌에는 용혈성과 독성이 없고 약효성분이 많이 포함되어 있다고 한다.

인후통이 있을 때, 목소리가 쉬었을 때, 기관지가 약해서 약한 자극에도 기침을 하는 경우에 검정콩즙을 마시면 증상이 완화된다. 감기로 인한 기침, 천식성 기침과 같은 심한 기침에는 장기간 복용하면 효과가 있다. 검정콩 2컵을 씻어 하룻밤 물에 불렸다가 다음날 약한 불에 삶는다. 2시간 정도 삶은 다음 바구니에 건져 식힌다. 이때 물은 버리지 말고 설탕 1~1.5컵을 넣고 물을 더 부어 오랫동안 충분히 삶는다. 그 다음 간장을 큰숟갈로 4개 정도 넣고 불을 끄고 그대로 하룻밤 둔다. 흐믈흐믈한 즙은 검정콩 유효성분의 농축 엑기스이다. 기침이 날 때 이것을 그냥 먹어도 좋고 더운 물에 풀어 마셔도 좋다.

🐭 열이 나는데 파뿌리나 박하잎이 좋다.

감기로 열이 날 때 파뿌리나 박하잎으로 치료하면 매우 좋다. 파뿌리 요법이란 물 1L 정도에 파뿌리 5개를 넣고 달여서 2번에 나누어 마시고 1시간 정도 더운 곳에 누워있는 방법이다. 이 방법은 감기로 열이 심하게 나거나 과로한 후에 미열이 날 때 또는 장내 가스가 차서 불쾌할 때도 효과적이다. 또한 박하잎 요법은 박하잎이 녹색일 때는 쉽지만 겨울에 쓰려면 박하를 뿌리까지 뽑아 2~3포기 정도 매달아 두었다가 아무때나 쓸 수 있다. 잎을 물에 달여 자주 마시고 땀을 낸다.

🐭 기침에도 좋고 위장도 좋아지게 하는 마늘과 꿀

어떤 사람들은 가을철(서리내리기 전, 후)에 들어서면서 만성적인 기침(기관지천식이 동반되는 경우가 많다)과 호흡곤란으로 고생하며, 어떤 어린이들은 결핵환자들처럼 마른 기침을 하는데 봄철이 될 때까지 계속한다. 이 때 부단히 약을 써도 신통한 효과를 보지 못한다. 이럴 때는 마늘과 꿀이 제일 좋다. 좀 넓은병에 꿀 350~400g을 넣고 마늘 100쪽을 찧어서 병에 넣은 다음 골고루 섞고 완전 밀폐가 되지 않을 정도로 뚜껑을 막는다. 이 병을 15~20°C 정도의 실내에 5~7일(좋기는 15일)간 보관하였다가 약으로 쓴다. 약간 맵지만 냄새는 향기롭다. 아침에 일어나 칫솔질을 하기 전에 1스푼 정도 먹는다. 밤에 취침 전에 한번 더 복용하면 더욱 좋다. 발효가 잘 되지 않았거나 꿀의 질이 낮으면 맛이 더욱 메울 수 있다. 이런 방법으로 2~3병 정도만 먹으면 한겨울 동안 감기에도 걸리지 않고 봄까지 기침없이 무사히 지낼 수 있다.

기침과 천식에 좋은 살구씨(행인)와 꿀

아침에 찬공기를 쏘이면 쉽게 기침이 난다. 기침에 살구씨(행인)가 좋으며 껍질을 제거하고 200g 정도를 믹서에 갈아서 같은 양의 꿀에 섞어서 조석으로 1스푼 정도 복용한다. 기침과 천식에 좋을 뿐 아니라 변비 치료에도 도움이 된다. 단, 살구씨는 반드시 껍질을 제거하고 사용해야 독성을 줄이면서 효과가 좋다.

만성 기관지염에 좋은 몇 가지 방법

① 돼지의 신선한 허파 250g을 깨끗이 씻어 먹기 좋을 정도로 썰어 살구씨 15g과 함께 국을 끓인 다음 적당량의 소금을 첨가하여 먹는다.
② 계란 2개와 차잎 15g을 물 한사발 정도 붓고 삶아 익힌 다음 껍질을 제거하고 다시 물이 다 줄 때까지 끓여 계란만 먹는다.
③ 0.5~1kg 되는 큰 무의 속을 적당히 파낸 후 꿀 60g을 넣고 그릇에 담아 익혀서 먹는다.
④ 돼지심장 1개를 깨끗이 씻어 솥에 넣고 물을 알맞게 넣은 다음 적당량의 소금을 첨가하여 약한 불로 1시간 정도 끓여서 돼지심장만 먹는다.
⑤ 곶감 3개를 쪄서 먹는다.

⑥ 무와 두부로 국을 끓여 먹는다. 꿀 또는 물엿을 첨가하여 끓여 먹는다.

⑦ 대추 15개와 호박 500g(껍질을 벗긴 것)을 함께 물에 충분히 삶아 먹는다.

천식에 좋은 예방약

천식이 있을 때는 더운물이 좋은 예방약이다. 더운물은 천식을 막는 효과가 거담제보다 좋고 부작용도 없다. 특히 취침 전에 더운물을 마시면 천식을 예방할 수 있다. 더운 우유나 더운 설탕물과 같은 것은 보온성이 높기 때문에 수분을 보충해 주는 동시에 기도를 덥혀 기관지를 넓혀주는 효과가 크므로 더운물보다 천식을 예방하는데 더 효과가 좋다.

기관지천식과 찜질

기관지천식 때 찜질로 치료를 하면 효과가 있다. 천식이 일어날 때는 39~40°C의 따끈한 물에 팔다리를 담그고 찜질을 하면 천식이 멎는 경우가 있다.

폐렴에 좋은 한약흡입 치료법

폐렴 때 폐렴약 흡입 치료를 하면 효과가 크다. 한약으로서는 황금, 식초, 마늘, 행인을 5 : 2 : 3 : 1의 비율로 섞어서 흡입 치료제를 만들어 사용한다. 먼저 황금과 행인을 5 : 1의 비율로 즙을 만든다. 여기에 마늘을 찧어 넣고 거른 다음 식초를 첨가하여 흡입한다. 1일 10~15분간씩 15~20일 동안 흡입 치료를 한다. 기침이 날 때에는 멈추었다가 한다. 흡입 치료를 한 즉시에 폐렴 병소가 있는 쪽을 아래로 가게 하고 옆으로 누워서 20~30분 동안 안정한다.

 ## 급성기관지염을 마사지요법으로 치료

급성기관지염 때는 흉부마사지가 좋다. 앉은 자세에서 견갑부와 항배, 목, 견갑골, 가슴부위를 문지르고 주무르는 것으로 시작하는데 척추에서 가슴으로, 그리고 가슴에서 어깨관절과 겨드랑이로 이동하면서 실시한다. 항배맛사지를 위하여 껄껄한 수건을 이용할 수 있다. 다음 갈비뼈 사이를 손가락으로 누르면서 안마한다. 그 다음 후두부와 목뒤부위, 머리칼부위에서 견관절방향으로 안마를 실시한다. 그리고 협륵부위를 가슴뼈에서 견관절과 겨드랑이까지 이동하면서 주무른다. 여성들은 유방을 우회하면서 실시해야 한다. 마사지는 매일 아침에 하는 것이 제일 좋다.

 ## 호흡기 질병에 좋은 복식호흡

숨을 들이쉴 때 아랫배를 내밀고 숨을 내쉴 때 배를 줄이는 방법이 복식호흡이다. 복식호흡은 힘을 적게 들이면서 효과가 있는 호흡방법으로서 만성기관지염, 미만성세소기관지염, 기관지천식, 폐기종 등 폐 기능이 낮은 환자에게 좋으며 건강한 사람이라 하여도 횡격막과 복직근이 단련되어 좋다. 매일 실시하면 효과가 더욱 좋다.

복식호흡의 요령

① 배를 내밀면서 횡격막을 내리며 숨을 들이 쉬고 복직근을 수축시켜 횡격막을 올리면서 숨을 내쉬는 것이다. 숨쉴 때마다 복직근을 중심으로 한 하부흉곽근의 합동작용이 원만하게 되게 해야 한다.

② 들이쉰 숨을 천천히 충분하게 내쉬는 것이다. 숨을 들이쉴 때의 2배 정도의 시간으로 내쉬도록 해야 한다. 즉 2~3초 동안 숨을 들이마시고 4~6초 동안 숨을 내쉬되 1분 동안 6~10회 정도 호흡해야 한다.

③ 코로 숨을 들이쉰 다음 폐기능이 낮은 사람은 내쉬는 숨을 입으로, 건강한 사람은 코로 쉬는 것이 좋다.

인공동굴을 만들어 호흡기질병 환자들을 치료한다.

소금동굴이 폐병 환자들의 유기체에 주는 좋은 작용이 오래 전부터 의학계에서 이용되었다. 공기중의 염화나트륨 이온의 함량을 일정하게 높이면 초기단계에 있는 기관지천식, 폐렴, 기관지염 환자들에게 좋은 효과가 있다는 것이 실험으로 입증되었다. 동굴 치료실에는 일정한 습도, 온도, 소금이온의 미세 기후가 유지되어 있으며 진짜 동굴의 모든 기준들이 엄격히 유지되고 있다.

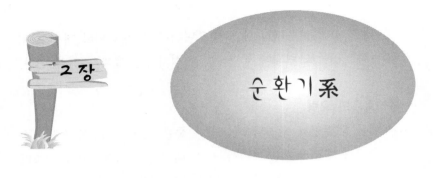

 21세기 급사병-심장혈관계 질병

21세기 급사병은 에이즈도 아니고 말라리아나 결핵도 아니라 심장혈관계 질환이다. 오늘날 선진국에서 사람의 생명을 가장 많이 앗아가는 심장혈관계 질병은 다음 세기에는 세계에서 첫째가는 질병이 될 것이라고 세계보건기구의 보고가 있었다. 세계보건기구의 전문가들의 말에 의하면 2020년 경에 전염성 질병들은 의사들의 주요관심사가 되지 못할 것이라고 한다. 1990년 경에 가장 많이 전염된 질병 중에서 수위를 차지하였던 적리, 말라리아, 결핵은 선진국들의 방역사업이 활발하게 진행함에 따라 자기의 지위를 점차 상실하기 시작하였다.

앞으로 25년 동안에는 가난과 기아로 인하여 전염병들의 발생이 증가되는 나라는 지구상에 거의 없을 것이 예견된다. 그리하여 세계는 심장병, 교통사고로 인한 수 백만 명의 사망 등 현대사회의 유행병들이 선진국들의 전철을 밟을 것이라고 한다. 전문가들의 발표에 의하면 다음 세기에 가서 지구상의 인류는 전반적으로 수명이 연장되는 데 특히 여성들의 수명은 약 8세 이상 더 늘어나게 될 전망이다.

건강관리의 첫째는 심장관리

건강관리의 가장 중요한 것은 어디까지나 심장이라고 할 수 있을 것이다. 심장이 튼튼하지 않고서는 건강이나 장수를 전혀 논의할 수 없다. 제2차 세계대전 이후 현 세기에 이르면서 사람들의 생활방식에서는 경제생활의 급속한 발전, 특히 식생활의 현대화, 도시에로의 인구의 집중, 교통수단의 발전에 의한 운동부족 등과 각종 스트레스, 공해로 인한 성인병이 증가하고 있으며 그 중에서도 심장병이 가장 문제가 되고 있다.

특히 심장마비를 일으키는 원인들은 여러 가지가 있는데 가장 중요한 것은 영양물질의 보급선인 동맥 특히 심장에 영양물질을 공급하는 관상동맥 경화증이다. 관상동맥이 굳어지고 막히게 되면 협심증이나 심근경색이 오게 되고 이러한 상태가 중복되거나 오래 지속되면 심장마비를 일으킬 수 있다.

심장관리는 자기자신이 하여야 한다. 혹자는 금연을 실시하고 섬유질을 많이 섭취하며 동물성지방을 적게 섭취할 것과 운동을 많이 할 것을 권장하고 있다.

심장상태의 3가지 검사법

◆아파트 계단을 오르면서 측정한다. 한번에 두 계단씩 빠른 속도로 5층까지 오를 수 있으면 좋은 상태이고 한 계단씩 5층까지 올라가도 숨이 차지 않으면 괜찮은 상태이다. 만약 숨이 차면 건강상태가 나쁘고 겨우 3층까지 올라갔는데 힘들고 숨이 차면 심장이 나쁜 상태이므로 반드시 검진을 받아야 한다.

◆1분 30초 동안 허리 굽혀 펴기를 20번 하고 맥박수를 측정한다. 허리를 굽힐 때에는 숨을 내쉬고 허리를 펼 때에는 숨을 들이 마신다. 이것을 시작하기 전과 끝낸 다음 맥박을 잰다. 1분 후에 다시 맥박을 잰다. 이 세 가지 맥박을 합친 수에서 200을 빼고 나머지 수를 다시 10으로 나눈다. 얻어진 답이 0~3이면 심장이 매우 좋은 상태이고 3~6이면 좋은 상태이며 6~9이면 심장이 일반 상태이고 9~12이면 좋지 못한 상태이며 12이상이면 즉시 검진을 받아야 하는 상태다.

◆호흡을 멈출 수 있는 시간을 제어보고 폐기능을 측정한다. 숨을 들이쉰 다음 호흡을 멈추는 데 그 시간이 길면 길수록 좋다. 다음 천천히 숨을 내쉬는 데 3초 남짓하게 하는 것이 좋다. 최대한도에서 호흡을 멈추고 있는 시간이 40대에서는 1분 30초~2분이면 좋다. 50대에서도 30초 정도는 되어야 한다.

비만은 심장혈관계에 겨누어진 권총의 방아쇠

식사량이 많으면 먹는 양에 따라 지방 섭취량도 많아지기 마련이다. 이렇게 되면 콜레스테롤이나 중성지방의 양이 증가하게 된다. 혈액 속의 지방이 증가되면 동맥벽에 지방이 침착되어 내벽이 죽상 태로 굳어지기 쉽고 뇌혈전이나 뇌출혈, 협심증이나 심근경색 등 매우 위험한 합병증을 일으킨다.

인체의 모든 부분은 인체의 표준체중에 맞게 구성되어 있다. 체중이 증가한다고 해서 심장을 크게 하거나 혈관을 굵게 하지는 못한다. 그러므로 체중이 증가하면 그만큼 몸의 부피가 커지기 때문에 실제는 그 용적이 증가한 구석구석까지 혈액을 보내려면 보통 정상적인 체중 때보다 더 부담을 받으면서 높은 압으로 혈액을 보내지 않으면 안되므로 혈압이 높아진다. 게다가 비만한 사람은 음식물 섭취량이 많기 때문에 그만큼 소금을 더 많이 섭취하게 되고 콩팥에서 나트륨의 재흡수가 증가한다. 이와 같은 것이 혈압을 높게 하는 요인이 된다.

비만증이 있으면 몸을 순환하는 혈액양도 증가되고 혈액을 보내는 압력도 높아야 하므로 혈압이 높아지면서 그만큼 심장에 부담을 더 주기 때문에 심장이 병적으로 커지고 심장근육에도 장애를 주게 된다. 결과적으로 울혈성 심부전 상태가 되며 이렇게 되면 계단을 조금만 올라가도 숨이 차고 뛰지도 못하게 된다. 자료에 의하면 비만한 사람의 35%는 심장혈관계 질병으로 사망에 이른다고 한다. 그래서 적지않은 사람들이 비만해지는 것은 곧 죽음에 이르는 것이라고 여기면서 비만해지지 않도록 노력하고 있다.

🐸 포도씨 기름을 복용하면 심장병 발병율이 낮아진다.

최근 연구 자료에 의하면 혈액내의 고농도 리포단백질 함량을 1%

높이면 심장병 발병율이 3% 낮아진다고 한다. 그러나 체내의 고농도 리포단백질을 가장 많이 증가시키는 것은 포도씨 기름이라고 한다. 어느 한 연구소에서 혈액내의 콜레스테롤 함량이 높은 환자 23명에게 4주 동안 그들의 음식에 동물성기름을 줄이고 포도씨 기름을 매일 39g 정도 공급한 결과 고농도 리포단백질 함량이 평균 14% 높아졌다고 한다. 그러나 콜레스테롤과 저농도 리포단백질 함량은 크게 변화하지 않았다.

🐭 아스피린이 심장병과 백내장을 예방한다.

하루에 아스피린을 4알씩을 복용하면 10년간 백내장 발생을 지연시킬 수 있으나 백내장이 발생한 후에는 아스피린이 아무런 효과도 없다고 한다. 연구자료에 의하면 12주간 실시한 연구결과 1알의 아스피린이 심장병발병 또는 사망을 15% 줄였다는 것을 증명하였다.

🐭 아스피린이 심장병의 재발방지에 좋다.

과거에 심장병이 발생한 적이 있는 환자들 중에서 하루에 아스피린 3알과 다른 한 가지 약을 함께 복용한 환자들은 복용하지 않은 환자들보다 재발 위험이 약 35% 낮아졌다. 재발을 방지하기 위해 아스피린을 사용하는 경우에는 부작용이 있을 수 있기 때문에 반드시 의사의 지시를 받아야 한다.

🐭 코골이가 심장병을 일으킬 수 있다.

코골이는 비강이 마비되어 수면시 공기가 통과하는 것을 방해함으로 인하여 나타나는데 코고는 사람은 숨이 막혀 잠에서 깨어났다가도 다시 코를 골면서 잠을 잔다. 수면중에 이런 현상이 거듭되면서 혈액내의 산소량이 감소하면 심장병과 심장마비에 걸리게 된다.

🐭 심장병 예방에 특효 있는 정어리

쇠고기와 돼지고기를 비롯한 육류는 훌륭한 동물성 단백질의 공급원이지만 동시에 거기에는 콜레스테롤을 높이는 물질도 많이 함유되어 있다. 혈액내에 콜레스테롤이 증가하면 그것이 혈관벽을 막히게 하므로 동맥경화를 일으키는 원인의 하나로 된다. 그러나 동물성 단백질의 다른 하나의 공급원인 생선 특히, 정어리에는 육류와는 달리 혈액내 콜레스테롤을 감소시키는 성분이 함유되어 있다.

그러면 수많은 생선중에서도 왜 정어리가 심장병을 예방하는데 가장 좋을 수 있는가? 우선 정어리에는 에이코사펜타엔산이라는 물질이 풍부하게 함유되어 있다. 이 물질은 혈전이 생기지 않도록 하는 작용을 한다. 다시 말하면 정어리에 함유되어 있는 에이코사펜타엔산이 동맥경화를 방지하므로 심근경색을 예방한다. 또한 정어리에는 타우린이라는 물질도 함유되어 있는데 타우린은 혈압을 정상화해 주는 작용과 시력감퇴를 예방하는 작용을 한다. 그밖에도 정어리에는 육류에 없는 이로운 성분이 많이 함유되어 있다. 비린내가 난다고 하거나 고급어족의 먹이로 쓰는 저급의 생선이라고 하면서 소홀이 하였던 정어리가 심장병을 예방하는 성분의 보고라고 말할 수 있다. 그러나 정어리가 몸에 좋다고 하여도 이것만 먹으면 심장병에 걸리지 않는다는 것은 아니다. 육류의 동물성 단백질은 뇌혈관의 세포를 혈기 왕성하게 하는 작용을 하고 뇌졸중의 예방에 크게 이바지한다. 그러므로 정어리를 많이 먹는 동시에 육류와 채소등 여러 가지 식품들을 균형있게 먹는 것이 중요하다.

🐭 사람의 심장을 보호하는 생선과 겨자기름

생선에는 심장병을 예방하고 치료할 수 있는 지방산과 기타 여러 가지 영양소들이 함유되어 있다. 일주일에 2~3종의 각종 생선을 200g씩 먹는 것이 좋다. 이때 중요한 것은 몸에 필요한 영양소와 미네랄을 보충하기 위해 지나치게 삶거나 굽지 말아야 한다. 겨자기름에 야채를 볶든가 혹은 겨자기름을 야채에 버무리는 방법은 생선을 요리할 때 지나치게 삶거나 굽는 것을 방지하는 효과가 있다.

🐭 맥주가 심장병 예방에 효과가 있다는 설

과학자들은 맥주를 조금씩 먹인 쥐들이 물만 먹인 쥐보다 6배나 더 오래 살았으며 그들의 혈액 내에는 콜레스테롤도 더 적었고 심장확대도 더 적었다는 실험 결과를 발표하였다. 그러나 이와 같은 결과가 알코올로 인한 것은 아니다. 일반적으로 혈액속에 콜레스테롤이 축적되는 것은 체내에 동이 모자라는 것과 관련된다고 한다. 맥주를 먹인 쥐의 간에는 어느 쥐보다 동성분이 3배나 더 많았다.

하지만 맥주 자체에는 그렇게 차이가 날만큼 동성분이 함유되어 있는 것은 아니므로 결국 맥주가 쥐의 먹이 안에 포함된 동이 더 잘 흡수되도록 하는 그 어떤 성분을 가지고 있다는 것이 분명하다고 보고 있다.

🐭 심장병 환자의 사망율을 낮출 수 있는 새로운 방법

의학자들의 연구에 의하면 구급차에서 의사가 심장병 환자의 팔에 리도카인을 주사하면 많은 심장병 환자들이 병원에 도착하기 전에 사망하는 것을 막을 수 있다는 것을 확증하였다. 일반적으로 말해서 심장병 환자를 응급실에 후송하면 심장병 환자의 초기에 흔히 의사는 환자에게 리도카인을 주사하였다. 그러나 일반적으로 심장병 환자가 병원에 도착하기 전에는 리도카인을 주사하지 않는 것이 상례이다. 의학자들은 리도카인으로 심장병으로 인한 사망을 예방할 수 있는 이 약물을 적시에 주입하는가, 주입하지 않는가에 달려 있다고 말하고 있다. 만약 이러한 치료 방법을 광범위하게 적용하면 심장병 환자들이 병원에 도착하기 전에 사망하는 비율을 30% 정도 감소시킬 수 있다.

🐭 새로운 심장이식법 개발

어느 한 나라의 심장외과 의사들이 세계에서 처음으로 온열외과 수술법을 심장이식에 적용하였다. 전통적인 심장이식법은 이식하려는 심장을 수술이 끝날 때까지 4~6°C로 냉각시키는 데 체외에서 보존하는 최대 허용 시간은 4시간이었다. 왜냐하면 산소가 부족되어 심장 자체가 기능을 수행할 수 없게 되기 때문이다. 이러한 점을 고려하여 환자의 혈액순환 계통에 즉시 연결하여 보존할 것을 제의하였다.

환자의 대동맥이나 흉부정맥에 카테타를 꽂고 이식하려는 심장과 연결시키는데 그렇게 되면 혈액이 순환하여 새로운 심장은 정상온도까지 덥혀지며 산소를 충분히 공급받아 본래의 상태로 신속히 돌아가게 된다. 이식수술을 하는 동안에 특별 카리용액속에 넣어 일시적으로 보존하는데 이렇게 하면 이식된 심장이 훨씬 쉽게 회복되기 시작하며 수술 후에 곧 새로운 인체 내에서 쉽게 기능을 발휘한다. 온열외과수술법은 수술시간을 1시간 줄이고 여러 가지 불합리한 일이 발생하지 않아 좋다.

🐭 심혈관 계통에 좋은 참외

참외가 인체의 진정 및 전신강장 작용을 한다는 것은 이미 오래전에 학자들에 의하여 증명되었다. 심혈관 계통기능에 장애가 있을 때에도 참외가 치료약으로 쓰이고 있다. 참외는 뇌수혈관과 심혈관의 분류성 동맥 경화증에 이환된 중노년기 사람들에게 좋다. 참외는 좋은 이뇨제로, 변비시에는 완하제로 쓰이며 간장질병에도 쓰인다. 참외 속에 함유되어 있는 비타민 성질을 가지는 이노지트는 탈모를 방지하며 간장에 지방과 콜레스테롤이 침착되는 것을 막는다. 그 외에도 참외 축출물로 기침을 치료하며 류마치스에서는 즙을 바른다.

심장병에 좋은 식사

첫째: 빵이나 쌀 등의 곡물과 야채를 많이 먹는다.
둘째: 신선한 과일이나 말린 과일을 매일 먹고 육류와 생선을 일주
　　　일에 두 번 정도 먹는다.
셋째: 음식을 살짝 익히고 염분을 삼가한다.
넷째: 식용 기름으로는 올리브 기름이나 야채씨 기름을 사용한다.
다섯째: 매끼 한 컵의 붉은색 포도주를 마신다.

 ## 부정맥 치료에 마그네슘을 이용

　음료수에 함유되어 있는 마그네슘 양이 적은 지방일수록 심장병
의 발생율이 높다. 약을 써도 치료가 난이한 부정맥의 치료에 마그
네슘이 최근 많이 이용되고 있다. 환자의 정맥에 오랜 시간 유산마
그네슘을 점적하는 방법이 이용되고 있는데 매우 좋은 결과가 나타
나고 있다. 마그네슘이 결핍되면 심장의 기능이 약화되고 맥박의 이
상을 일으키는 부정맥이나 혈압이 발생할 가능성이 있다는 것이 밝
혀졌다. 마그네슘이 많이 함유되어 있는 대표적인 식품으로는 쌀겨,
현미 등 정제하지 않은 곡류와 녹황색 채소를 들 수 있다. 그리고
생선과 어패류에도 마그네슘이 많이 함유되어 있다.

고혈압 환자가 지켜야 할 15가지 법칙

① 규칙적인 생활을 한다.

② 식사는 각가지 영양소를 고루 섭취한다.
③ 적당한 운동을 한다.
④ 충분한 수면을 취한다.
⑤ 체중이 증가하지 않도록 한다.
⑥ 지나치게 짜게 먹지 않도록 한다.
⑦ 야채, 해조류를 충분히 섭취한다.
⑧ 금연해야 한다.
⑨ 변비가 발생하지 않도록 한다.
⑩ 금주해야 한다.
⑪ 더운 목욕탕을 삼가한다.
⑫ 몸을 지나치게 차게 하지 말아야 한다.
⑬ 급히 달리거나 빨리 계단을 오르는 것을 삼가한다.
⑭ 초조, 불안, 스트레스를 받지 말고 정서가 안정되어야 한다.
⑮ 정기적인 검진과 혈압을 측정하고 의사의 지시에 따른다.

🐭 마그네슘 부족이 고혈압을 유발한다.

핀란드, 일본, 캐나다의 뉴파운드랜드 주민들은 고혈압 발생률이 매우 높다. 미국 학자들이 밝힌 바에 의하면 그 원인은 음료수 속에 마그네슘이 적게 함유되어 있기 때문이라 한다. 과거에는 마그네슘을 주로 곡류와 설탕에서 섭취하였다. 지금은 이들 식료품들이 가공을 거치는 과정에서 많은 양의 마그네슘이 감소된다. 실례로 각설탕에는 마그네슘이 사탕수수에서 보다 천 배나 적게 들어 있다고 한다. 부족한 마그네슘은 효모, 쌀겨, 맥아, 동물의 간, 껍질이 단단한 과일, 땅콩에서 보충할 수 있다. 마그네슘이 부족하면 머리가 갑자기 어지럽고 눈꺼풀이 떨리며 눈앞이 아찔하고 발톱이 갈라지고 쉽게 피로해진다. 또한 부정맥이 발생하며 불면증이 되고 아침에 잠자리에서 일어나기 힘들게 된다.

고혈압을 예방하는데는 칼슘과 칼륨이 좋다.

최근의 연구에서 칼슘과 칼륨을 충분히 섭취하면 고혈압이 잘 발생하지 않는다는 것이 확인되었다. 칼슘이 많이 함유되어 있는 우유 제품들은 칼슘 원천으로는 대단히 좋으나 그와 동시에 고혈압인자인 나트륨, 지방 등이 많다. 이런 점에 비추어 볼 때 지방이나 나트륨이 적은 콩제품을 많이 섭취하는 것이 좋다. 콩제품에는 칼슘뿐만 아니라 기타 유효한 성분이 많이 함유되어 있다. 생선통조림은 뼈체로 먹을 수 있기 때문에 칼슘과 칼륨을 충분히 섭취할 수 있는 좋은 식품이다.

고혈압 치료에 좋은 참나무버섯즙

최근 연구 자료에 의하면 여러 가지 성인병에 참나무버섯이 고혈압 치료 및 예방 효과가 크다는 것이 확인되었다. 특히 고혈압에 대한 참나무버섯의 약효에 대해 여러 가지 연구가 진행되었다. 참나무버섯즙을 고혈압 환자에게 투여한 경우 사람에 따라 그 효과가 약간씩은 달랐다. 사람마다 식사내용이 다르고 생활 환경이 다르기 때문에 그럴 수 밖에 없다. 그러나 전반적으로 보아 하루에 한 컵의 참나무 버섯즙이 고혈압에 일정한 정도의 효과를 나타낸다. 참나무 버섯즙은 부작용이 없고 콜레스테롤 수치를 낮추어 주므로 암 예방, 면역증강 등에도 효과가 있다. 참나무버섯즙을 만드는 방법도 매우 간단하다. 컵에 마른 참나무버섯 1개를 넣고 물을 부어두었다 가 다음날 그 물을 마시면 된다. 물론 참나무버섯으로 요리를 만들 어 먹어도 좋다. 끓여도 효과에는 변함이 없으므로 끓였다가 식은 후 마셔도 좋다.

 ## 고혈압에 효과 있는 약죽

고혈압 치료에는 홍당무죽, 미나리죽, 마늘죽, 연꽃잎죽, 콩나물 죽, 칡뿌리가루죽, 질경이죽이 좋다.

① **홍당무죽**은 신선한 홍당무 120g을 잘게 썬 후 백미 100g과 함께 죽을 쑨다.

② **미나리죽**은 미나리를 뿌리채로 120g 다듬어 썬 후 백미 100g 과 함께 죽을 쑨다.

③ **마늘죽**은 껍질을 벗긴 마늘 30g을 끓는 물에 넣어 1분간 끓 이다가 건져내고 그 물에 백미 100g을 넣고 죽을 쑨다.

④ **콩나물죽**은 콩나물을 적당하게 넣고 거기에 백미를 넣고 죽을 쑨다.

 ## 고혈압에 대한 한삼덩굴의 효능

한삼덩굴은 다른 이름으로 율초, 껄껄이풀, 범상덩굴이라고도 한다. 한삼덩굴은 각지의 산기슭, 들, 길가에서 덩굴로 뻗으며 자라는 데 줄기에는 갈구리 모양의 가시가 있으며 잎은 손가락처럼 갈라졌다. 한삼덩굴 달인액은 혈압을 낮추는 작용이 있으며 이뇨작용과 항균작용도 있다. 여름철 꽃피는 시기에 줄기와 잎을 채취하여 햇볕에 말려 부드럽게 분말을 만들어 1회에 3~4g씩 1일 3회 식전에 복용하는 방법으로 30일간 복용한다. 일반적으로 약을 복용하여 8일 정도 지나면 혈압이 내려가기 시작한다.

고혈압과 동맥경화에 대한 양파껍질의 치료 효과

양파껍질이 고혈압과 동맥경화의 치료에 효과가 있다. 고혈압과 동맥경화 진단을 받은 91세 노인과 60세 여성이 양파껍질을 삶아서 그 물을 마셨더니 6개월 후에 혈압이 떨어져 정상으로 되었다고 한다. **제조법**은 양파껍질을 비닐주머니에 넣어 하루 정도 말린 다음 보통 크기의 냄비에 물을 가득 붓고 거기에 양파껍질 한 개분, 감나무잎과 은행나무잎, 쑥, 약효모를 한 줌씩 넣는다. 그리고 약한 불에 1시간 끓인다. 이때 검붉은 국물이 되는데 이것을 2배의 물에 희석해서 마시면 된다. 다 마신 다음에는 냄비에 다시 물을 부어 끓여 마셔도 된다.

혈압강하에 효과 있는 연근

연근에는 식물성 섬유와 칼륨, 비타민 C가 풍부하게 함유되어 있는데 식물성 섬유는 장을 깨끗이 하고 변비를 없애며 콜레스테롤을 내리게 함으로써 혈관을 튼튼하게 한다.

칼륨은 체내에 불필요하게 남아 있는 나트륨을 체외로 배출시키기 때문에 고혈압을 치료하고 성인병을 예방한다. 연근에는 토마토보다 3배나 더 많은 양의 비타민 C가 함유되어 있는데 이는 감기나 피로, 스트레스 등에 효과가 있으며 피부의 기미, 주근깨의 원인인 멜라닌 형성을 억제한다. 또한 연근은 한약에서 감기나 천식의 요약으로 부종억제작용, 지혈작용도 있는 좋은 약으로 간주하고 있다. 제조법은 껍질을 벗긴 연근과 사과를 채칼로 썬 다음 삼베에 싸서 짜면 된다.

고혈압과 변비에 좋은 상엽

상엽은 혈압을 낮추고 혈액내 높아진 콜레스테롤과 중성지방을 낮추는 작용이 있다는 것이 밝혀졌다. 영양학적으로 볼 때 상엽에는 칼슘과 칼륨, 식물성 섬유들이 많아 기능이 풍부한 약콩으로 알려져 있다. 고혈압 환자가 상엽차를 복용한 후부터 혈압이 높고 머리가 무거운 불쾌한 증상이 완전히 없어졌고, 반년 정도 마신 다음 혈압이 145/82mmHg까지 내려갔으며 상엽차를 계속 복용하면서 술과 음식을 제한하지 않았는데도 이 수치를 유지하였다고 한다. 변비 환자가 상엽차를 복용하기 시작하여 3개월째부터 변비가 완전히 없어지고 매일 대변을 쉽게 볼 수 있게 되었다고 한다. 상엽차를 하루 3회 데워 1~1.5컵 정도씩 마신다. 맛이 산뜻하고 냄새가 없으며 식욕을 증진시킨다.

제조법은 상엽과 순(단오가 지난 다음 독성이 있는 것이 좋다) 을 너비 30 × 30cm, 높이 7~8cm 정도 넣고 물 세 그릇을 넣어 달인다. 달인 물의 양이 400ml 되게 줄인 것을 짜서 받는다. 1회에 30ml 정도씩 하루 3회 공복에 복용한다.

🐭 고혈압과 마비에 효과 있는 솔잎

솔잎즙으로 뇌졸중 휴유증에서 오는 마비, 견비통, 냉증, 통풍, 변비 등을 치료할 수 있다. 솔잎은 고혈압, 빈혈, 동맥경화, 뇌졸중, 기침, 천식, 인후종통, 불면증, 신경통, 류마치스, 치통 등에도 효과가 있으며 강장작용이 있다. 솔잎에 있는 엽록소, 비타민 A, C, P, 정유의 종합작용이 혈액 순환을 좋게 하고 전신의 물질대사를 활발하게 한다는 것이 밝혀졌다.

제조법은 신선한 솔잎을 성인 손으로 가볍게 한 줌을 물로 씻어서 물 200ml에 넣고 믹서에 간다. 이것을 천으로 짜서 여러 번 나누어 마신다. 효과는 복용 후 1개월이면 두통이 없어지고 3~4개월이면 완치된다.

🐭 새로운 고혈압 치료제-식초콩과 대추잎

고혈압 환자는 식초콩과 대추잎 달인 물이 좋다.

식초콩 제조법 : 식초에 검정콩을 48시간 정도 담가두었다가 1일 3회, 1회에 10~15알씩 식후에 먹는다.

대추잎 달인물 제조법 : 신선한 대추잎 3kg에 물 25L 정도로 하여 2시간 정도 달인 다음 여기에 설탕을 40~60% 정도 넣는다(대추잎이 마른 경우에는 잎 1kg에 물 25L 정도 한다). 이것을 1일 3회, 1회에 30ml씩 식전에 복용한다.

 ## 천연 혈압강하제 - 줄풀뿌리

줄풀뿌리는 이뇨작용과 갈증을 제거하는 작용을 할 뿐 아니라 알코올의 독성과 기타 독을 없애는 작용도 한다. 고혈압 약으로 쓰려면 줄풀의 뿌리를 물로 잘 씻은 다음 생체로 잘게 썰어서 하루 30~40g을 달여 먹는다. 변비약으로도 이용할 수 있다.

 ## 혈압을 안정시키는 쑥갓

쑥갓은 독특한 쓴맛을 가지고 있다. 쑥갓의 이 쓴맛은 심장의 기능을 강화한다. 또한 쑥갓에 다량으로 함유되어 있는 마그네슘은 모세혈관을 확장시키고 혈압을 하강시키는 작용을 한다. 쑥갓의 영양소를 많이 섭취하려면 쑥갓을 살짝 익혀 먹는 것이 제일 좋다. 익힐 때 중요한 성분의 일부는 물에 용해된다. 끓인 물을 그대로 마시려면 조미료를 넣는 것이 좋다.

감기에 걸린 것 같이 생각될 때에는 쑥갓을 데쳐낸 물에 소금을 약간 넣고 그 속에 파를 잘게 썰어 넣은 것을 마시면 맛도 좋고 효과도 크다. 데친 쑥갓을 짓찧어 먹으면 설사에도 효과가 있다.

🐸 혈압을 낮추고 노화방지에 좋은 두충나무잎

두충나무잎은 혈압을 서서히 낮추고 혈액순환 장애를 없앤다. 두충나무잎은 광물질의 고급식료품으로써 가장 적당하다. 두충나무잎에는 칼륨, 칼슘, 마그네슘, 철과 기타 각종 광물질이 대단히 많은 것이 특징이다.

🐸 손발을 더운물에 담그면 혈압이 자연스럽게 낮아진다.

손과 발을 따뜻하게 덥혀주는 것은 피로를 회복하며 고혈압 환자들에게는 매우 좋은 방법이다. 손끝과 발끝을 따뜻하게 해 주면 손발의 혈관이 확장되기 때문에 혈액순환이 좋아진다. 이와 같이 손발을 더운물에 담그는 방법은 고혈압에 좋기 때문에 환자들에게 권고하고 있다.

🐸 해초는 혈압을 낮춘다.

해초는 직접 또는 간접적으로 혈압을 낮춘다. 혈압을 낮추는 데는 2가지 방법이 있다. 그 하나는 강압제와 같이 직접 혈압에 작용하는 것이며 다른 하나는 혈압을 높이는 원인을 제거함으로써 간접적으로 혈압을 낮추는 방법이다. 혈압을 낮추는데 직접 작용하는 것은 라미닌이라는 특수한 아미노산이 함유되어 있기 때문이다. 해초가 가지고 있는 특수성분 유산다당은 혈액내의 콜레스테롤 수치를 낮추고 동맥경화를 예방하며 혈관을 튼튼하게 하여 혈압을 서서히 낮추게 한다. 다시마나 미역 등의 해조류는 주로 탄수화물로서 아르긴산이 있다. 아르긴산은 나트륨 형태로 몸에 흡수되어 동맥경화와 고혈압을 치료하는 작용을 한다. 경험자에 의하면 다시마의 뿌리를 하룻밤 물에 담그었다가 그 즙을 매일 아침 일어나자마자 한 컵씩 반년간 계속 마시면 혈압이 서서히 떨어지면서 여러 가지 증상이 점차 나아졌다고 한다. 그 후 다시마를 원료로 하여 만든 알약을 하루 20알씩 복용하였더니 1년 후에 혈압이 정상으로 회복되었다고 한다.

 ## 혈압을 낮추는 간단한 식이요법

① 설탕을 적당히 식초에 녹여 식후에 한 숟가락씩 1일 3회 복용하면 혈압이 낮아지고 콜레스테롤 수치가 떨어진다.
② 검정귀버섯 3g을 물에 불려 그릇에 담아 1~2시간 정도 찐 다음 설탕을 적당히 넣어 복용한다. 매일 1회 복용하면 혈압을 낮추고 혈관이 굳어지는 것을 막을 수 있다.
③ 수박껍질과 초결명자를 각각 9g씩 달여 차 대신 마시면 혈압이 낮아진다.

 ## 고혈압시 미지근한 물로 목욕하면 좋다.

고혈압에는 목욕하는 것이 위험하다고 생각하는 사람이 많지만,

그것은 잘못된 생각이다. 미지근한 물(39℃ 정도)에 목욕하면 근육과 신경이 이완되며 혈압이 떨어지고 잠을 편히 잘 수 있는 상태로 된다. 때문에 목욕하고 바로 잠자리에 들면 숙면을 하게 되고 숙면을 하면 근육과 신경의 긴장이 풀리면서 혈압이 떨어지게 되는데 밤 2시부터 5시 사이에 제일 많이 떨어진다. 깊은 잠을 잘 때 혈압이 떨어지는 것은 교감신경의 긴장이 풀리기 때문이다. 그러므로 미지근한 물에 목욕하고 바로 잠자리에 드는 것은 고혈압 환자의 하루 생활에서 지켜야 할 생활습관의 하나이다.

 ## 혈압을 낮추는 간단한 자극 방법

고혈압인 사람들은 손이나 발이 저리는 경우가 있다. 이것은 손, 발의 혈액 순환이 나빠졌기 때문에 오는 증상이다. 혈압을 안정시키기 위해 손을 자극하는 방법은 어디서나 간단히 할 수 있는 방법이다. 손을 비비는 운동을 하면 손이 자극을 받아 손의 혈액 순환이 순조로와지면서 심포경의 작용에 의해 정신이 안정되며 그 결과 혈압도 안정된다. 손가락 끝을 효과적으로 자극하기 위해서는 한쪽 손의 손가락을 다른쪽 손의 손가락으로 둘러싸는 식으로 손가락을 구부리고 둘러싼다. 이렇게 하고 서로 주무르면 손가락 끝과 손바닥이 충분히 자극된다. 얼마간 이렇게 한 다음 좌우 손을 바꾸어 한다. 세게 자극할 필요는 없다. 긴장을 풀고 천천히 주무른다. 손바닥과 손가락을 비비면 기분이 안정되는데 이 때 중지한다. 수시로 손바닥, 손가락을 비비는 습관을 갖는 것이 중요하다. 어깨가 뻐근하거나 목이 뻣뻣하거나 기분이 좋지 않는 것 등 혈압이 불안정해지는 징조가 있을 때 손바닥, 손가락 비비기를 하면 혈압이 불안정해지는 것을 방지할 수 있다.

 ## 한증이 고혈압에 좋다.

고혈압 때 한증치료가 좋다. 한증치료법의 온도는 60~100℃ 정도가 좋다. 한번 한증하는 시간은 10분 정도로 하고 한증이 끝나면 40℃ 정도의 온수로 목욕을 하고 30분 동안 안정한다. 1차 한증 치료 주기는 평균 10일로 하되 1일 1회 하며 2차 치료 주기는 하루건너 1회 5~7회, 3차 치료 주기는 4~5일에 1회씩 5회, 4차 치료주기는 5~6일에 1회씩 5회, 5차 치료 주기는 한 달에 2~3회 하는 것이 좋다.

 ## 혈압과 음악

음악으로 치료효과를 내는 방법이 제기되고 있다. 음악을 감상하는데 따라 마음이 안정되고 통증이 감소되는데 이는 오래전부터 알려져 있다. 원리는 부정적 감정이 혈압을 높인다면 부드럽고 서정적인 음악은 신경의 긴장을 풀고 혈압을 점차 내리게 한다는 것이다. 어느 정도 혈압을 낮추며 얼마만한 기간 지속되겠는가 하는 것에 대해서는 좀더 연구해야 할 것이다.

저혈압으로 오는 불쾌한 증상을 없애는데 좋은 인삼 엑기스

저혈압 환자들의 식생활에서 주의해야 할 점은 다음과 같다. 우선 단 것을 지나치게 많이 먹지 말 것, 찬 것을 먹지 말 것, 아이스크림과 청량음료 같은 것은 물론이고 과일과 야채도 삼가는 것이 좋다. 야채를 섭취하는 경우에는 질 좋은 식물성기름으로 볶은 색깔이 진한 야채를 먹는 것이 좋다. 인삼 엑기스를 더운물이나 홍차에 몇 방울 넣은 것을 조석으로 마시기만 하여도 아침에 일어나기 힘든 증상을 비롯한 불쾌한 증상이 빨리 개선된다. 이러한 보약을 쓰는 것과 함께 생활습관을 개선하는 것이 중요하다. 아침에 식욕이 없는 사람들은 간단히 집 주변을 산책하여 몸 전체가 잠에서 충분히 깨어나게 한 후 식사를 하는 것이 좋다.

원발성 저혈압 치료법

원발성 저혈압은 흔히 체질이 약한 여성에게 발생하는데 증상은 현훈, 무력감, 건망증, 호흡곤란 등이다. 검사로는 심장혈관의 기질성 병리현상은 나타나지 않는다. 이런 환자가 한약으로 치료를 하면 효과도 좋고 재발할 가능성도 전혀 없다. 황기 60g, 황정 40g, 만삼 30g, 맥문동, 갈근 각각 20g, 오미자, 아교, 자감초, 각각 10g, 부자 3g, 매일 한 첩씩 달여 15~20첩 복용하면 효과가 있다.

심근경색의 3요소를 피하자!

협심증이나 심근경색을 일으킬 수 있는 위험인자로서 3요소가 있는데 이는 **운동, 식사, 감정**의 변화이다. 심장의 동맥이 동맥경화로 좁아졌다 해도 보통 때는 특별한 이상이 없다. 그러나 운동, 식사, 감정의 변화가운데서 어느 하나가 이상이 있든지, 2~3가지가 겹치면 협심증이나 심근경색이 발생하게 된다. 아침 출근길에서 발병이 많은데 이때에는 3요소가 일치한다. 아침에 일어나기 바쁘게 식사를 하고 계단을 뛰어내려려가며 조급해 하는 것은 심장병환자에게서 최악의 상태, 3요소의 일치순간이라고 말할 수 있다. 따라서 심장병환자는 물론 다른 사람들도 아침에 일찍 일어나는 습관을 갖고 서서히 식사를 하고 여유 있게 출근하도록 하여야 한다.

 심근경색의 예방은 관상동맥경화를 막는 것이다.

심근경색은 생명을 위협하는 매우 위험한 심장병이므로 무엇보다 이 병에 걸리지 않도록 하는 것이 중요하다. 심근경색 예방을 위해서는 먼저 협심증 환자들을 **빠짐없이** 등록하여 심근경색으로 진행되지 않도록 대비하여야 한다. 다음 50대 이후에는 심근경색의 발병 유인들을 잘 알고 사업과 생활에서 적극적으로 주의 하도록 한다. 또한 허혈성 심장병의 위험 인자들을 찾아서 하나하나 제거하여야 한다. 심근경색을 포함한 허혈성 심장병의 병인이 관상동맥경화인 것만큼 관상동맥경화를 일으키는 여러 가지 인자들을 제거해야 한다. 그러나 허혈성 심장병의 위험인자가 반드시 심근경색의 직접적인 원인으로 되는 것은 아니며 심근경색을 일으킬 위험성이 있다는 것을 의미한다. 다시 말하면 위험인자는 원인적인 인자로 될 수도 있지만 반드시 그런 것은 아니다. 심근경색의 위험인자로서는 흡연, 고혈압, 고지혈증, 당뇨병, 비만증, 음주, 다혈증, 혈액 응고성이 높은 것, 심전도변화, 운동부족, 가족력(친척가운데 심근경색 경과자가 있는 것), 폐활량감소, 고뇨산혈증 등 여러 가지가 있다. 이 가운데서 흡연, 고혈압, 고지혈증은 3대 위험인자로서 매우 중요시되고 있다. 이러한 인자들은 단독으로 또는 몇 가지가 서로 얽혀서 복합적으로 작용할 수 있다. 개개의 위험인자를 없애는 것도 중요하지만 그 위험성을 줄이도록 하여야 한다.

심근경색의 예방은 금연으로부터 시작한다. 담배는 협심증과 심근경색을 악화시킨다. 담배에 함유되어 있는 니코틴은 관상동맥을 긴축시키며 부정맥을 일으키고 혈압을 높인다. 나아가서 허혈심근을 일으켜 협심증을 발생시킨다. 니코틴과 체내의 암모니아와 결합된 니코틴아민은 자율신경의 말초부를 마비시켜 혈관의 긴장과 심장박동을 방해한다. 또한 혈소판의 응집력을 높여 혈전을 형성한다. 담배연기 속의 일산화탄소는 건강한 심근에는 크게 영향을 미치지 않지만 허혈심근에 작용하면 심근수축력을 낮춘다.

자료에 의하면 40세 이상의 심근경색 환자들을 조사한 결과 담배를 피우지 않는 사람들에 비하여 하루에 담배를 20개비 이상 피운 사람들이 심근경색에 걸릴 확률이 2배 이상이었다. 위에서 본 바와 같이 협심증, 심근경색, 부정맥은 물론 고혈압 등 여러 가지 심장혈관 질병을 예방하기 위해서는 가능한한 금연을 해야 한다.

엽산부족이 심근경색을 일으킨다.

심근경색 연구에 의하면 엽산을 비롯한 비타민이 체내에 부족함으로 인하여 남자들의 30~40%가 심근경색을 일으키고 있다고 한다. 엽산을 충분히 공급하면 15~20% 정도 심근경색을 예방할 수 있을 것이라고 추측하고 있다. 엽산은 최근 태아에 미치는 영향이 높게 인식되고 있다. 이것은 분만시 나타나는 각종 기형을 근본적으로 감소시킬 수 있게 된다. 엽산은 종합비타민제 외에도 신선한 야채, 시금치, 배추 등 푸른색야채와 귤, 사과 등 과일에도 풍부하게 함유되어 있다.

 ## 사냥꾼은 심근경색에 걸리기 쉽다.

미국의 심장병 전문가들의 연례총회에서 발표한 자료에 의하면 사슴사냥이 심장질병 발생 위험성이 높다고 한다. 이러한 견해는 미시간주의 사냥꾼들을 대상으로 조사한 결과에 의하면 관찰대상 25명 중 17명이 심장혈관 질병을 가지고 있었다고 한다. 학자들은 야생 동물들의 발자취를 찾아내는데 신경을 쓰고 야생 동물들을 잡은 다음 그것을 먼 거리까지 운반하는데 신경을 써 갑작스러운 심장발작을 일으킨다고 보고 있다.

생선기름은 심근경색을 예방한다.

고등어, 연어, 멸치, 청어, 정어리 등 일정한 종류의 생선류에 불포화지방산이 특별히 많이 함유되어 있다. 이 불포화지방산은 혈관을 폐쇄하는 분류성 동맥경화의 형성에 중요한 역할을 하는 혈액내의 저밀도 콜레스테롤 함량을 급격히 낮춘다. 이 지방을 서양에서는 〈 오메가-3 〉 라고 명명하고 러시아에서는 〈 에이조놀 〉 이라고 명명하였다. 오메가-3가 풍부한 생선을 일주일에 3 회 이상 먹으면 분류성 동맥경화증과 그의 합병증 등을 예방할 수 있다.

 ## 급성 심근경색의 치료법

① 입원전의 치료

현장치료와 후송도중 치료(구급차 안에서의 치료)로 구분한다. 치료에서 기본은 진통제를 먼저 주사하고 될수록 빨리 혈전 용해제와 항부정맥 약을 투여하는 것이다.

② 입원치료

비교적 순조롭게 진행한다면 3~5 일간 응급실에서 치료하고 그 다음 일반병실로 옮겨서 치료를 계속한다. 응급실에는 교대로 근무할 수 있는 회복전문의들이 배치되고 심전도 감시 체계를 비롯한 회복시설, 산소 공급 체계, 의약품이 완비되어 있어야 한다.

ⓐ **안정과 진통대책**　　심근경색이 매우 위험하다고 하는 것은 증상이 경한것처럼 보여도 갑자기 상태가 나빠질 수 있다는데 있다.

이렇게 되지 않게 하기 위하여 처음 1~2일간은 절대 안정하여야 한다. 진통이 심할 때에는 염산모르핀, 프로메돌, 돌라르간을 디메드롤과 같이 쓰거나 펜타닐, 드로페리돌을 주사하며 정신안정을 위하여 디아제팜을 주사하거나 먹는다.

ⓑ **산소공급**　심근경색 시에는 심장박출량이 적어 발병 후 5~10일 사이에는 산소공급이 잘 안된다. 허혈심근에 산소를 충분히 공급하면 쇼크와 심부전을 미리 예방하거나 경하게 하며 또한 위험한 부정맥을 예방할 수 있다.

ⓒ **부정맥치료**　심근경색 환자의 95%에서 부정맥이 나타난다. 심근경색 환자들은 부정맥이 나타나기 전에 항부정맥 약을 투여한다. 항부정맥 약으로는 리도카인을 들 수 있다. 심근경색이라고 판단될 때에는 잠시도 쉬지 말고 심전도를 감시해야 하며 부정맥이 나타나면 즉시 대책을 세워야 한다.

③ **외과적인 치료법**

최근에 심장수술의 발전에 따라 심근경색에도 관상동맥 우회로 수술, 심장파열의 수술, 혈관에 삽입하여 확장시키는 방법, 혈관내경에 알맞은 구경의 인공혈관을 삽입하여 혈액순환을 순조롭게 하는 것, 괴사된 심근부위를 절개하고 건강한 부분을 이식하는 수술 등 여러 가지 방법이 나오고 있다.

 협심증과 심근경색의 예방법

심장병으로 인한 사망의 최대원인은 협심증과 심근경색 등 허혈성 심장질환이다. 30대부터 그 환자수가 늘어나기 시작하는데 남자들이 절대적으로 많은 비중을 차지한다. 협심증과 심근경색은 모두가 심장의 근육에 영양분을 공급해 주는 관상동맥의 경화에 의해 일어난다. 관상동맥의 혈액순환이 불량해지면 심근이 일시적인 산소결핍상태가 되는데 이것이 바로 협심증이다. 관상동맥이 완전히 막히면 심근의 끝이 파괴되는 것이 심근경색이다. 일상생활에서 주의 할 점은 다음과 같다.

협심증이나 심근경색의 위험인자는 고혈압, 고지혈증, 흡연의 3대인자이다. 또한 스트레스, 비만, 운동부족, 유전 등이 원인이 되기도 한다. 이러한 위험인자들을 주위해야 한다. 다음으로 중요한 것은 운동이다. 처음 한 달은 하루 간격으로, 다음 한 달은 매일 20분씩 걷는다. 그 다음 한 달은 30분씩 걷는데 속도를 점차 빠르게 한다. 다음으로 달리기를 하며 금연을 하고 혈압의 조절, 체중감소 등을 하며 운동을 해도 지장이 없는가에 대한 검사를 받아야 한다. 이것을 실시한 사람도 6개월에 한번 정도는 전문의의 검진을 받아야 한다. 제일 위험한 것은 일주일에 한 번이나 한 달에 한 번 무질서하게 운동을 하는 사람이다.

심장을 튼튼하게 하기 위한 식생활 10가지

① 영양의 균형을 유지하고 적당한 칼로리를 섭취하여 점차 표준체중((키 - 100) × 0.99)을 유지한다.
② 소금은 하루에 10g 이하로 제한한다.
③ 야채나 해조류를 최소한 하루에 한 번은 섭취한다.
④ 야채나 두부, 감자류 등 섬유질이 많은 식품을 자주 섭취한다.
⑤ 자연식품을 많이 섭취한다.

⑥ 가공식품은 염분이 많기 때문에 가능한한 먹지 않는다.

⑦ 하루 세끼 식사를 정확히 하며 간식을 하지 않는다.

⑧ 동물성지방과 콜레스테롤이 많은 식품은 삼가해야 한다.

⑨ 식사는 아침과 점심은 충분히 하고 저녁식사는 가볍게 한다.

⑩ 배가 부를 때까지 맘껏 먹지 말고 약간 부족할 정도로 한다.

 ## 최근에 알려진 쑥차의 협심증 치료 효과

쑥이 여러 가지 치료 효과를 나타내는 데 대해서는 널리 알려져 있다. 쑥에 함유되어 있는 네시올이라는 성분은 요통, 관절염, 기침 복통, 치질 등의 치료에 효과적으로 쓰이고 있다. 쑥차는 특히 심장병이 있는 중고령층에서 심계정충이 있거나 숨이 차는 증세와 협심증에 좋은 효과가 있다는 것이 최근에 알려지고 있다. 쑥잎에는 비타민 A, B_1, B_2, C, 콜린과 철, 칼슘, 인 등의 광물질이 풍부하다. 이러한 쑥잎에 함유되어 있는 성분들의 복합작용으로 심장이나 혈관의 기능이 높아진다고 한다. 말렸다가 한 숟가락의 쑥잎을 뜨거운 물에 넣었다가 차 거르는 망으로 걸러서 조석으로 한 컵씩 마신다.

 ## 다량으로 쓰지 말아야 할 협심증 약

협심증 약으로는 니트로글리세린과 그 밖의 질산염 제제들이 대표적이다. 이 약들은 심장에 영양분을 공급하는 관상동맥을 확장시켜 혈액순환을 좋게 하며 산소의 공급도 훨씬 높여준다. 그러나 이 약을 장기간 다량으로 쓰게 되면 전신의 동맥이 지나치게 확장되어 동맥압이 낮아지며 심장으로 돌아오는 혈액량이 줄어든다. 심장은 이러한 손실을 보충하기 위하여 심박동 수를 늘이고 수축력을 강화하며 산소 소모량이 증가하므로 오히려 협심증이 더 심해지게 된다. 이 밖에도 아질산염을 많이 쓰면 산소 공급력이 없는 혈색소량이 많아져 혈액내에 산소 결핍 상태가 생기고 생명이 위험해진다.

 협심증에 좋은 은행나무잎

협심증환자는 은행나무잎이 좋다. 마른 은행나무잎을 작말하여 1일 3회 1회에 3~4g씩 식후에 복용한다. 또는 마른 은행나무잎 20~30g을 물 600ml에 넣고 그 양이 반으로 될 때까지 달인다. 이것을 1일 3회 식사 후에 복용한다.

40대 이후의 동맥경화 특효약─비타민 B_2

40대부터 주의해야 할 동맥경화는 혈관 벽에 콜레스테롤이 축적되어 탄력성이 없어지면서 혈관이 약해지는 현상이라는 것은 잘 알려져 있다. 그렇기 때문에 콜레스테롤 축적의 원인으로 되는 지방이 함유되어 있는 음식물을 많이 먹지 않도록 의사들은 권고하고 있다. 최근 관심을 끌고 있는 것이 지질개선 효과가 있는 비타민 A이다. 그러나 동맥경화의 발생 과정을 자세히 조사해 보면 비타민 B_2도 중요한 역할을 하고 있다는 것이 밝혀졌다. 비타민 B_2는 세포가 산소를 흡수하고 탄산가스를 배출할 때 없어서는 안될 비타민으로서 알려지고 있었으나 지질의 대사(체내에서 기능을 수행하기 위해 화학반응을 일으키는 것)에서도 중요한 역할을 하고 있다. 특히 동맥경화에 대해 살펴보면 과산화지질(지질이 썩은 상태의 것)이 생성되는 것을 저지시키고 분해시키는 작용도 한다. 비타민 B_2가 부족하면 간장에 중성지방이 많아지고 글리코겐(당질의 일시 저장형)이 현저히 감소된다는 것이 알려지고 있다. 비타민 B_2가 결핍되면 간장에서 지방을 분해시키는 것이 장애가 되기 때문에 지방이 증가한다. 많은 동물실험과 임상실험 결과 비타민 B_2에는 지질대사의 개선, 즉 과산화지질의 생성을 방지하는 작용이 있다는 것이 확인되었다. 따라서 과산화지질을 억제하고 동맥경화를 예방하기 위해서는 비타민 B_2를 많이 섭취해야 한다. 비타민 B_2는 동물의 간, 효모, 계란, 쌀눈, 고기, 녹색야채, 우유 등에 많이 함유되어 있다. 그렇지만 비타민 B_2는 열에는 파괴되지 않으나 알칼리성 액체에서는 가열하면 쉽게 파괴되기 때문에 비타민 B_2의 화합물인 비타민 B_2 젖산 에스테르를 섭취하는 것도 좋은 방법의 하나이다. 비타민 B_2 젖산 에스테르는 천연 비타민 B 보다도 항과산화 지질작용이 크다는 것이 확인되었으며 〈하이폰〉이라는 이름으로 판매되며 동맥경화의 예방 및 치료제로써 널리 이용되고 있다.

 ## 동맥경화에 효과 있는 비타민 B_6

비타민 B_6와 동맥경화 사이의 관계가 중요시 되면서 동맥경화증 치료에 비타민 B_6가 적극적으로 사용되게 되었다. 한 학자는 실험적으로 토끼에게 동맥경화증을 일으키고 비타민 B_6를 집중적으로 투여하여 확실한 치료 효과를 얻었다. 동맥경화에는 동맥내막면에 병적효과가 일어나 혈전이 발생하기 쉬운데 이 혈전형성을 예방하기 위해서는 될수록 혈액이 응고되지 않도록 하여야 하는데 바로 비타민 B_6가 이런 작용을 한다. 비타민 B_6가 많이 함유되어 있는 음식물은 소나 돼지의 간, 메주, 콩, 생선(정어리, 연어, 고등어 등), 돼지고기, 홍당무, 감자 등이다.

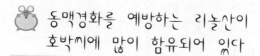

동맥경화 치료에 좋은 민간요법

① 다시마가루를 1회에 3～5g씩 1일 2회 조석으로 먹는다.
② 다시마 20g, 검정콩 20알을 물에 달여 1일 2-3회 나누어 식후에 복용한다.
③ 메밀가루 200g으로 약죽을 쑤어 1일 1-2회 먹는다.
④ 산사를 1일 50～100g씩 식간에 먹는다.

동맥경화를 예방하는 리놀산이 호박씨에 많이 함유되어 있다

성인병의 원인인 동맥경화를 예방하는데 리놀산이 매우 좋다는 것은 잘 알려져 있다. 호박씨에는 리놀산 뿐만 아니라 단백질, 비타민 B_1도 많이 함유되어 있다. 호박씨를 직접 까먹는 것도 좋지만 호박씨를 요리에 이용하는 것도 좋다.

뇌동맥 경화증이 시작되는 증상

① 머리가 무거울 때가 많다.
② 두통이 잦다.
③ 몸이 나른하고 피로하기 쉽다.
④ 목뒤덜미가 뻐근하고 무겁다.
⑤ 어깨가 결린다.
⑥ 눈이 피로하기 쉽다.
⑦ 눈이 뿌옇고 잘 보이지 않는다.
⑧ 때때로 어지럽다.
⑨ 귀가 울린다.
⑩ 자칫하면 울고 싶어한다.
⑪ 자주 화를 낸다.
⑫ 최근의 일도 생각이 안나고 잘 아는 사람 이름도 떠오르지 않는다.
⑬ 피부에 무엇이 닿으면 예민하거나 둔하다.
⑭ 손이 떨린다.
⑮ 손발의 동작이 둔하다.
⑯ 걷다가도 비틀거리는 때가 있다.
⑰ 말을 하다가 혀가 잘 돌아가지 않는다.
⑱ 손발에 힘이 없고 손에 쥐었던 것을 잘 떨어뜨린다.

🐭 심장동맥 경화증이 시작되는 증상

① 어지럽다.
② 몸이 나른하고 피로하기 쉽다.
③ 계단을 오르면 숨이 차다.
④ 걷기만 해도 숨이 차다.
⑤ 춥거나 식사 후에 가슴이 답답하다.
⑥ 새벽에 가슴이 답답해서 잠을 깬다.
⑦ 가슴이 짓눌리며 조이는 듯한 느낌이 있다.
⑧ 가슴이 쑤시는 듯이 아프고 그 아픔이 왼쪽어깨나 손에까지 뻗친다.
⑨ 불에 달군 젓가락으로 가슴을 지지는 듯한 통증이 있고 그 통증이 오래간다.
⑩ 다리가 무겁고 나른하다.
⑪ 발등이 붓는다.
⑫ 소변이 시원하지 않다.
⑬ 야간에 소변이 잦다.

🐭 발동맥 경화증이 시작되는 증상

① 발이 차다.
② 발이 붓는다.
③ 발이 저리다.
④ 발끝이 덴 것처럼 붉은 보라색을 띤다.

⑤ 발의 피부에 윤기가 없다.

⑥ 걸을 때 발이 아프다.

⑦ 가만히 있는데도 발이 아프고 밤에 제대로 자지 못한다.

⑧ 발의 피부에 무엇이 약간 닿기만 해도 몹시 아프다.

 콩팥동맥 경화증이 시작되는 증상

① 다리가 붓는다.

② 얼굴이 늘 부석부석하다.

③ 소변이 시원하지 않다.

④ 취침 중에 3번 이상 소변을 보려고 일어난다.

⑤ 소변 검사시 단백뇨가 있다.

 감자와 생강을 발바닥에 붙이면
무릎관절염이 호전된다.

민간요법에는 감자와 생강을 짓찧어 발바닥에 붙혀 무릎에 고인 물을 자연상태에서 없애는 독특한 방법이 있다. 이 방법을 적용하면 무릎을 직접 자극하지 않으면서 큰 효과를 볼 수 있다. 감자 2개, 감자와 동량의 밀가루, 감자량의 5분의 1 정도의 생강을 준비한다.

감자를 잘 씻어 껍질을 벗긴 다음 눈을 떼낸다. 감자의 눈과 껍질에는 솔라닌이라는 유독성 물질이 함유되어 있으므로 말끔히 제거해야 한다. 감자와 생강을 짓찧고 여기에 밀가루를 넣고 혼합한

다. 이것을 천에 바르고 발바닥에 붙인 다음 붕대로 고정시킨다. 발
바닥에 붙이기 전에 두 손의 엄지손가락으로 발바닥의 중심에 있는
오목한 곳을 잘 문질러 주면 효과가 더 크다. 1~2시간 후 말라 붙
기 때문에 다시 바꾸어 붙인다. 이때에도 오목한 곳을 주물러준 다
음 붙인다. 될 수 있는데로 자주 갈아붙이면 효과가 빨리 나타난다.
하루종일 그렇게 할 수 없는 경우에는 자기 전에 붙이고 자는 것이
좋다. 감자와 생강의 붙임약은 편도선염과 견비통에도 효과가 있다.

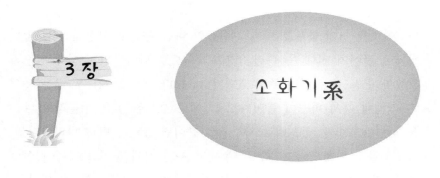

3 장

소화기系

 위궤양의 재발을 막는 양배추와 시금치의 특수 비타민

양배추의 특수 성분인 비타민 K는 위궤양에 효과 있는 항궤양성 물질로 앞으로 연구에 주목해야 한다. 이 비타민은 출혈성 질병 즉 출혈성 궤양이나 혈뇨, 치질에 의한 혈변에 효과가 있다. 비타민 K는 이러한 출혈을 멎게 하는데 필요한 프로트롬빈이라는 것이 간장에서 합성될 때 반드시 필요한 비타민이다. 비타민 K는 양배추 뿐 아니라 시금치 등의 녹색채소에도 비교적 많이 함유되어 있다. 따라서 각종 출혈증이 있는 사람, 위병이 있는 사람, 위궤양의 재발 가능성이 있는 사람들은 비타민 K의 효과를 참작하여 양배추 등을 먹을 필요가 있다.

십이지장궤양 환자는 고구마를 주의해야 한다.

고구마는 영양가가 매우 높기 때문에 예로부터 장수식품이라고 하였다. 그러나 위병과 십이지장궤양이 있는 환자는 고구마를 적게 먹거나 전혀 먹지 않는 것이 좋다. 고구마에는 섬유소가 많이 함유되어 있을 뿐 아니라 기화요소라는 물질도 함유되어 있어 위와 장에서 이산화탄소가 대량 생산되기 때문에 위내의 압력이 상승하면서 궤양이 있는 위점막 혈관이 파열되어 출혈이 생길 수 있다. 고구마는 또한 당분 함유량이 높으므로 위와 장점막을 자극하여 상복부에 통증을 유발할 수 있다. 그렇기 때문에 위통 환자와 십이지장궤양 환자는 고구마를 적게 먹거나 먹지 않는 것이 좋고 더구나 생고구마는 절대로 먹지 말아야 한다.

 위궤양으로 오는 통증에 좋은 생감자

생감자 즙은 위궤양에 아주 좋다. 특히 생감자즙은 위궤양으로 오는 통증을 잘 멈추게 한다. 어린이 주먹만한 감자 한 개에서 짜낸 즙이면 충분하다. 감자를 채칼에 쳐서 그대로 먹으면 감자에 많이 함유되어 있는 농마의 작용으로 점막에 대한 보호 효과가 있으므로 통증이 가라앉는 시간이 단축된다. 그러므로 위궤양시 통증이 잘 가라앉지 않으면서 자주 재발하는 데는 감자즙을 이용하는 것이 좋다.

위궤양에는 우유가 좋다.

위 및 십이지장궤양 환자로 위액의 산도가 높을 때에는 우유가
좋다. 우유에는 단백질이 많이 함유되어 있어 산성을 중화시켜 위
액의 산도를 낮추는 작용을 한다. 우유에 함유되어 있는 지방은 위
산이 분비되는 것을 억제하는 작용도 하며 위의 운동을 적게 하기
때문에 궤양이 치유되는 데 좋다. 또한 우유의 단백질과 비타민 성
분도 궤양을 치유시키는 작용을 한다.

 ## 위궤양과 위염 치료에 효과가 있는 다시마

다시마에 함유되어 있는 알긴산은 위점막을 보호하는 작용을 할
뿐 아니라 염증, 궤양 또는 상처를 빨리 치유되게 하는 작용도 한
다. 심근염, 위염, 위궤양, 십이지장궤양, 수술후의 위장장애, 식도
암, 위암 등에 보조약으로 이것을 이용하면 효과를 얻을 수 있다.
다시마를 1회 20~30g씩 1일 3회 복용한다. 미끈미끈한 물질은 단
순한 점막 보호제일뿐 아니라 방어인자를 강화해 주고 세포의 활력
을 증강하여 치유력을 높여준다.

위궤양을 속히 치료하는 법

위궤양은 대부분의 경우 유문나선균에 의해 발생한다. 이 미세한
병원체가 만성위염을 유발시키고 그것이 왕왕 위궤양이나 십이지장

궤양으로 진전된다. 유문나선균에 감염되면 치료하기 힘들기 때문에 독일의 한 의사가 새로운 치료방법을 개발하였다. 그는 28명의 환자를 동시에 세 가지 약으로 치료하였다. 그 중 한 가지는 판토프라졸이고 다른 두 가지는 항생제인 클라리스토미진과 메트로니다졸이다. 판토프라졸은 위산을 감소시키며 항생제들은 병균에 작용한다. 모든 환자가 시험 전에 위궤양에 걸렸거나 심한 위염에 걸렸다는 것이 확진되었고 검사에서 유문나선균이 발견된 환자들이었다. 시험 결과는 새로운 치료 방법이 환자의 고통을 며칠 사이에 효과적으로 없애준다는 것이었다. 28명의 환자중에서 유문나선균에 감염된 24명이 완치되었다. 이것은 그 병원체가 위궤양환자로부터 완전히 없어졌다는 것을 의미한다. 그리고 병원체가 없어진 후 90%의 위궤양환자가 완치되었다.

🐭 새로운 위궤양 치료제

알렉스가스트론은 위 및 십이지장궤양을 치료하는 새로운 약이다. 2개월간 궤양 치료를 받은 후에는 궤양이 치유되며 석회화 된다. 식물로 만든 이 약은 화학혼합물이 함유되어 있지 않으므로 여러 가지 궤양치료에 사용할 수 있다.

🐭 위 및 십이지장궤양의 특효약

사람들은 건강 장수에 대하여 논할 때 흔히 심장에 대하여 강조한다. 그것은 심장이 인체에서 차지하는 중요성 때문이다. 그런데 사실상 건강 장수에 대하여 말할 때 응당 위의 중요성을 잊지 말아야 한다.

인체를 공장에 비유한다면 세상에 둘도 없는 가장 복잡하고 가장 정밀하고 최고도로 자동화 되고 최신식으로 현대화된 종합공장이라고 말해야 할 것이다. 여기에서 심장은 제품 판매 공급소와 같고 위는 제조회사와 같다고 볼 수 있다. 만일 제조회사가 자기의 기능을 제대로 수행하지 못한다면 판매공급처는 어떻게 될 것인가? 때문에 옛날부터 한의학에서는 소화기관을 후천지본, 그 기능을 중기라고 하였다. 영양섭취를 떠나서 건강장수에 대하여 생각할 수 없고 위를 떠나서 영양섭취를 원만히 보장할 수 없다. 위를 보하라 바로 이것이 건강장수의 비결이 아니고 무엇이겠는가!

위의 기능이 문제가 되는 것은 유아기부터 노령기까지 일생 동안을 포괄한다. 때문에 세상에는 위병을 치료하는 방법도 많고 약도 매우 많다. 그러나 위 및 십이지장궤양(소화성궤양) 환자들의 고통을 원만히 해결해 줄 만한 약은 아직 잘 알려지지 않고 있다. 소화성 궤양의 발생병리에서 기본은 공격인자와 방어인자의 균형파괴설, 헤리코박터균감염설이다. 이런 측면들을 충분히 고려하지 않는다면 궤양치료의 성과를 기대할 수 없다. 과거 소화궤양 치료제들의 취약점은 치료 효과가 높지 못하거나 높다고 해도 쉽게 재발되는 것이다 (재발율을 70~80%, 지연 90% 이상으로 보는 것이 세계적으로 공인됨).

최근에 항헤리코박터균 치료약(푸라졸리돈, 메트로리나졸 등)이 등장하였으나 치료 효과가 높은 반면에 독성이 많은 약들이므로 이러한 약들을 복용한 사람들은 간을 비롯한 내장 장기들에 대한 중독작용이 나타나 문제시 되고 있으며 많은 사람들의 환영을 받지 못하고 있다. 새로운 항생제, 항원충제가 소화성 궤양 환자 치료에 인기를 끌던 시기는 금방 지나가고 현재는 그 여파만이 남았다고 해도 지나친 것이라 할 수 없을 것이다. 어떻게 하면 완치율과 재발율의 차가 최대치에 이르면서 독성이 없는 궤양치료제를 만들것인가? 어떤 연구팀들은 문제를 이렇게 설정하고 수년 간 연구를 진행하던 끝에 마침내 이 문제를 해결함으로써 소화성궤양 치료에 획기적으로 치료 효과가 있는 특효약인 오단알약을 만들어 내는데 성공하였다. 오단알약은 전통적인 민족 의학인 한방의학의 원리와 현대의학적 원리에 기초로 처방을 만들고 충분한 임상의학적 실험을 하여 약리학적 특성을 확인하였다. 오단알약은 소화성궤양 환자들이 40~50일 복용하였을 때 궤양성 진통(1주 이내), 자각증상소실(3주 이내), 완치기간(8주 이내)이 빨라 믿기 어려울 정도로 신속히 회복될 뿐 아니라 완치율은 90%에 가깝고 재발율은 16% 밖에 되지 않는다(완치율과 재발율의 차는 약 7.4%).

이미 광범위하게 수백 명의 환자들이 이 약을 사용하고 궤양성 고통으로부터 해방되었을 뿐만 아니라 그들은 모두 수년이 지나도 별다른 이상이 나타나지 않았다. 즉 무독하다는 것이 확인된 것이다. 오단알약은 선학초, 오적골, 황기 등 한약들을 가지고 만들었는데 진통 및 제산 작용, 위벽에 대한 미소순환개선작용, 항헤리코바터균작용, 육아조직생성 및 회복작용이 매우 원만하게 나타났다. 현재는 이 약이 많은 사람들로부터 각광을 받고 있다.

🐭 십이지장궤양 환자는 반드시 금연해야 한다.

십이지장경으로 135명의 십이지장궤양 환자의 치료되는 과정과 재발상태를 비교한 바에 의하면 흡연자와 비흡연자들 사이에는 차이가 있었다. 비흡연자 궤양 환자는 95%가 단기간에 치유되었지만 흡연자는 치료율이 6.5% 밖에 되지 않았다. 담배를 많이 피울수록 궤양이 치유되는 시일이 길었고 또 잘 치유되지도 않았다. 12개월 동안 아무런 치료도 받지 않은 환자들을 관찰한 결과 재발율이 비흡연자는 53%였으나 흡연자는 84%였다. 이것은 담배가 십이지장궤양의 치료 과정에 영향을 주며 재발율도 높다는 것을 보여주는 것이다.

🐭 간염을 치료하는 식초요법

간장병 환자에게 쌀로 만든 식초(술잔 1개 정도)를 마시기 쉬운 정도로 물에 희석하여 1일 3회 마시게 하면서 비타민 B_1을 함께 복용하도록 하였다. 결과 4일째에는 증상이 경감되고 그 이후 식초를 계속 마신 결과 단기간에 회복기에 접어들었다고 한다. 효과가 가장 뚜렷한 것은 식욕이 좋아진 것이다. 쌀로 만든 식초에 함유된 아미노산이 간의 기능을 보강하여 준 것으로 여겨진다.

약품으로는 다음과 같이 만들 수 있다. 냄비에 돼지뼈, 백설탕을 넣고 이것들이 잠기도록 식초를 붓는다. 30분 동안 끓인 다음 돼지뼈를 꺼내고 깨끗이 거른다. 거른 액을 1회에 30~40ml씩 식후에 마신다(아이들의 경우에는 10~15ml). 마시기 힘들 경우에는 물을 적당히 희석하여 마신다. 기간은 1개월을 1료정으로 하고 그래도 효과가 없을 경우에는 1주일 정도 쉬었다가 다시 시작하면 된다.

🐭 간기능을 강화시켜주는 무

무에는 전분 소화효소인 디아스타제와 SH기를 가지고 SH효소의 활성을 높여주는 시스테인이 함유되어 있다. 즉, 시스테인은 간의 해독작용을 높여주는 효소이다.

각종 식품 100g중에 함유되어 있는 시스테인의 양을 보면 아래와 같다.

꿀: 37.262mg

밀배아: 1.9357mg

밤: 574.4mg

감: 467.3mg

옥파: 257.5mg

무: 181.8mg

따라서, 무를 각종 식물들과 함께 먹는 것이 좋다.

🐭 간의 해독기능을 강화시켜주는 옥파

옥파는 지방간을 예방한다. 옥파 속에는 간에서 해독작용을 하는데 불가결한 글루타티온 물질과 거의 같은 씨스틴 유도체가 다량 함유되어 있기 때문이다. 간기능을 유지하고 있는 것은 몇 개의 효소인데 그 효소중 중요한 것이 글루타티온이다. 옥파는 날 것이든 열을 가한 것이든 효력이 거의 변하지 않는다.

🐭 간염을 한약으로 치료

최근 성인병 중에서 가장 관심을 끌고 있는 것이 간염이다. 인공 조미료를 사용하거나 강한 농약으로 재배한 채소를 먹는 것을 삼가고 자연상태에 가까운 식품을 이용하려는 사람들이 늘어나고 있다. 이것은 모두 직접 또는 간접적으로 간을 보호하는 데 그 목적이 있다. 오미자, 구기자, 산수유 등 간을 건강하게 해주는 생약을 주성분으로 한 약제를 쓰고 간경변에 이르면 목단피, 복숭아씨 등 거어제를 사용하게 된다. 말기에 이르러 복수가 차면 이수약과 함께 거어제약, 보심약을 함께 사용해야 한다. 이와 같이 한의학계에서는 병의 진행상태와 그 때의 증상에 따라 적절한 처방을 선택하여 치료한다. 한약을 이용하면 GOT와 GPT가 정상으로 되는 경우가 많다.

 새로운 간경변 치료법 개발

러시아의 한 의학교수는 새로운 간경변 치료법을 발표하였다. 정맥주사로 약을 주입한 다음 진공방법으로 담즙을 뽑아내어 흡착 방법으로 깨끗해진 담즙을 환자의 체내에 다시 주입시킨다. 그 후 특수 치료법에 따라 약품으로 면역기능을 촉진시킨다. 이렇게 25~30일 동안 치료를 받으면 환자는 실제로 건강하게 퇴원한다. 이와 같은 방법으로 심한 만성간염도 완치시킬 수 있다. 새로운 치료방법을 수십 명의 환자들에게 시험적으로 적용해 본 결과 약 70% 정도 성공하였다. 이러한 결과는 현대 임상의학에서 치료율이 매우 높은 것이다.

 간을 건강하게 하는 콩나물

콩나물은 아미노산이 풍부하고 소화 흡수가 잘 되므로 간을 건강하게 하는데 아주 좋다. 콩에서 싹이 돋아나올 때에는 비타민 C와 B_1이 증가할 뿐 아니라 원래 콩에 함유되어 있는 식물성단백질도 원상태로 보존되는 것이 특징이다. 콩나물에는 아밀라제, 인벨다제 등의 소화 효소가 들어 있기 때문에 콩보다 소화가 더 잘된다. 콩나물에는 리진, 트립토판, 메티오닌 등의 필수아미노산이 다량으로 함유되어 있는데 이 아미노산들은 간에 영양분을 공급해 주는 작용을 한다. 당분과 지방질이 많은 음식물을 계속하여 섭취하면 지방간이 형성될 위험성이 있다. 그렇기 때문에 균형있는 영양분을 골고루 섭취하여 간을 건강하게 하기 위하여 콩나물에 함유되어 있는 아미노산을 섭취하는 것이 대단히 중요하다. 콩나물에는 또한 칼륨이 많고 나트륨이 소량 함유되어 있다. 칼륨은 체내에서 남는 나트륨을 배출시키기 때문에 혈압을 강하시키는 효과도 있다.

🐭 간기능 회복에 좋은 팥 달인물

간장병에 이환된 환자가 팥물을 마시면 몸이 피곤하고 나른한 증상들이 없어지고 간기능이 회복된다. 먼저 10~20g의 팥을 60ml 정도의 물과 함께 끓인다. 물이 끓기 시작하면 불을 약하게 하여 30분 정도 더 끓여 물이 반으로 줄어들 때까지 달인다. 다 달인 후에 약간의 소금을 넣는다. 이 물을 하루 3회에 나누어 마신다.

간이 나쁜 경우에는 팥 달인물 600ml를 만들어 놓고 하루 6회로 나누어 마셔도 된다. 건강한 사람은 달이고 난 팥을 먹어도 좋다. 팥 달인물을 마시면 소변을 잘 본다. 이렇게 소변을 잘 보면 한 주일이 다르게 간의 상태가 점점 좋아지는 데 1개월 정도 매일 팥 달인물을 마시면 간기능 검사수치도 좋아질 뿐 아니라 몸이 피곤하고 근육이 긴장하는 증상이 없어지고 몸이 거뜬해진다.

 ## 간염에 치료 효과가 좋은 실리붐

실리붐이라는 약초의 씨앗에서 축출한 약효성분인 실리마린이 간염치료에 좋다. 실리마린은 간중독을 예방하고 간세포를 보호하며 담즙 배설작용을 하므로 급성 및 만성 간염, 간경변, 중독성 간손상, 담낭결석, 담도염 등 간 및 담낭 질병 치료에 특효약으로 이용할 수 있다. 또한, 이 약을 복용하면 식욕이 좋아지며 맥이 없거나 헛배가 부르는 증상이 없어질 뿐 아니라 간부위의 통증이나 부종도 없어진다.

 ## 간기능을 높여주는 미꾸라지

미꾸라지에는 중요한 트리프로판과 메티오닌이라는 필수아미노산과 비타민 B_2가 다량 함유되어 있다. 미꾸라지는 간기능을 활발하게 해주는 건강식품이다. 나이가 많아짐에 따라 음주량이 줄어들고 즉시 취하는 것은 간기능이 그만큼 저하되었다는 것을 의미한다. 따라서 간의 기능을 북돋아 주는 질좋은 단백질을 섭취하는 것이 중요하다. 미꾸라지에는 비타민 B_2도 다량 함유되어 있다. 이 비타민은 조혈작용이 강한 물질로서 간기능을 높여주는 영양소이다. 미꾸라지는 간병변증이 발생할 위험성이 있는 사람들에게는 더욱 좋다.

🐭 간염환자는 설탕이 좋지 않다.

일반적인 생활에서 간염환자는 하루에 섭취하는 전분류 음식물에서 분해된 포도당 정도면 체내에서 수요를 충족시킬 수 있다. 그러므로 간염환자에게는 설탕을 많이 섭취시킬 필요가 없다. 만일 설탕을 많이 섭취시키면 장내에 가스가 차게 되고 식욕이 떨어지며 영양흡수장애가 오게 된다. 특히, 물질대사 문란이 온 환자에게 설탕류 음식물을 먹이지 말아야 한다. 왜냐하면 사탕의 중간대사물질인 포스포트리오트가 간의 대사를 거쳐 트리그리세리드로 되기 때문이다. 만일 혈액내에 트리그리세리드가 지나치게 많으면 산소와 혈액이 부족하게 되어 간염 증상이 더욱 악화된다. 그러므로 간염환자에게 설탕을 많이 공급하지 말아야 한다.

🐭 간기능을 보호하는 가막조개

가막조개는 황달에 이용되는 약으로 간장질환에 효과가 있고 단백질 공급원으로도 이용되지만 여기에는 인체의 성장에 필요한 필수아미노산과 철, 칼슘 등이 다량으로 함유되어 있다. 가막조개 속에는 대합조개의 약 2배의 철분이 함유되어 있으며 비타민 B_{12}, A도 다량으로 함유되어 있다. 가막조개 엑기스로 급성간염이나 전이되기 전 간암을 치료하였다는 보고도 있다.

간을 보호하는 방법

엎드린 자세에서 손바닥과 발끝을 방바닥에 대고 팔을 똑바로 세우면서 몸을 들어올린 자세에서 허리를 상하 좌우로 움직이는 동작을 각각 2~3번씩 한다. 반듯이 누운 자세에서 팔과 발뒤축만 방바닥에 대고 몸을 들어올린다. 그 다음 허리를 상하 좌우로 2~3번 움직이는 동작을 2~3회씩 한다. 반듯이 누워서 양쪽무릎을 벌리고 가볍게 세운다. 두 손을 배위에 얹고 머리와 발바닥으로 방바닥을 지지하고 허리를 힘껏 추켜올리고 허리를 상하 좌우로 움직이거나 돌린다. 취침시 우측 협부를 하향으로 하여 모로 누워서 자면 간에 많은 혈액이 흐르게 된다.

 ## 간염과 당뇨병, 고혈압을 울금으로 치료

최근 연구 자료에 의하면 간염, 당뇨병, 고혈압 등을 개선하는 울금의 폭넓은 약효에 대하여 연구가 한창이다. 울금을 복용하기 시작하여 3개월 후의 간기능 검사에서 현저한 호전을 보였다. 또한 당뇨병에 울금을 복용하여 상태가 매우 호전되었다고 하며 고혈압 치료에도 효과가 대단히 좋았다고 한다. 한약은 효과가 서서히 나타나기 때문에 인내성 있게 꾸준히 복용하여야 한다.

변비를 예방하는 간단한 방법

아침에 일어나는 즉시 냉수 2~3컵을 한꺼번에 마시는 것이 좋다. 냉수가 위에 들어가면 위와 대장에 반사작용이 일어나고 대장의 활동이 활발하게 시작된다. 그리고 변비로 대변이 굳어졌기 때문에 부족된 수분을 보충해 주는 의미에서도 이렇게 냉수를 많이 마시는 것이 좋다. 탄산수, 사이다, 맥주 등 탄산음료는 수분의 보급이나 자극을 주는 효과 뿐 아니라 탄산가스가 위를 자극하며 대장의 활동을 촉진해 준다. 그러나 가스로 복창이 있을 경우에는 오히려 통증을 유발시킬 수 있으므로 탄산음료를 삼가는 것이 좋다.

변비증 치료법 몇 가지

① 잘 성숙한 감자를 깨끗이 씻어 수분을 없앤 다음 생즙을 내어 한 번에 1컵씩 1일 3회 공복용한다.

② 대황과 물을 1 : 3의 비율로 약 1시간 동안 달여서 보통 6ml 씩 1일 3회 공복에 마시면 습관성 변비에 매우 효과가 있다. 그러나 임신, 월경, 맹장염 증상이 있는 사람은 복용하지 말아야 한다.

③ 꿀에 소금을 넣어 약간 끓여서 조금씩 복용하면 변비가 없어진다.

④ 호마인과 호두를 볶아서 기름을 내어 조금씩 복용한다.

⑤ 유아의 변비에는 막 돋아난 파잎을 항문에 넣어준다.

변비가 심할 때 좋은 결명자

만성변비는 운동을 하거나 복부를 안마하거나 식이요법을 실시해도 별 효과가 없다. 이런 경우에 초결명자 가루를 작은 스푼으로 한 스푼씩 복용하면 대변이 용이하지만 이것이 습관되면 나중에는 별 효과가 없다. 이 때에는 3일에 한 번씩 초결명자 가루를 작은 스푼으로 1/3스푼 정도 복용하면 습관되지 않고 쉽게 대변을 볼 수 있다. 이런 방법을 써도 변비가 계속되면 물을 마시는 데, 물을 하루에 여러 컵 마시되 단번에 마시지 말고 일정한 시간 간격으로 한 컵씩 마시고 식사 후 3시간 지난 후에 마시는 것이 좋다.

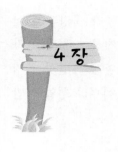

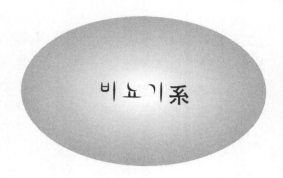

4 장

비뇨기系

 신석증 치료에 좋은 민간요법

자료에 의하면 마늘, 수박, 귤즙 그리고 전통적인 자연식품들이 신석증 치료에 효과가 있다. 마늘 5개를 술 500g에 10일 동안 담궈 둔다. 이 즙을 하루에 3회 반 스푼씩 복용한다.

 새로운 신석증 치료기 개발

신석증 환자가 이제는 통증과 수술로부터 해방되게 되었다. 신석증 환자들이 작은 진동기를 허리에 차고 다니면 신석이 자연히 없어진다. 이 치료기는 음향파 발생기와 복사기로 이루어져 있는데 건전지에 의해 가동된다. 음향파 발생기는 주머니에 넣고 다니며 복사기는 신장부위의 허리에 찬다. 상의를 입으면 흔적이 없으므로 누구도 알 수 없다. 이 기구는 일정한 프로그램에 따라 음향파를 신장에 정기적으로 보낸다. 아무런 부작용도 없이 신석이 저절로 자신도 모르게 배출된다. 새로운 치료기구는 초기 단계의 만성 신기능부전에 효과적인데 신장의 기능을 개선시킬 뿐 아니라 혈압도 안정시킨다.

🐭 팥은 좋은 이뇨약

팥을 끓일 때에는 한번 끓은 다음, 그 물을 버리고 다시 서서히 끓여야 한다. 팥에는 단백질, 지방, 탄수화물, 광물질을 비롯하여 비타민 B_1, B_2, 아데닌, 콜린, 소량의 사포닌 등이 함유되어 있다. 한의학에서는 팥을 이뇨제, 해독제, 변비 치료제로 쓰이고 있다. 팥은 각기병 치료에도 효과가 있다. 각기병 치료시는 팥을 삶아서 웃물을 버리고 쌀겨를 약간 볶은 것을 섞어 복용하면 비타민 B가 공급되고 이뇨작용을 촉진하므로 부종이 없어지고 신속히 치유된다. 하루에 30~60g 정도 먹으면 좋다.

🐭 이뇨제와 진통제로 이용되는 접골목

접골목의 건조한 잎은 골절치료제, 이뇨제로 이용된다. 이뇨제로 이용할 때에는 접골목 생가지나 생잎 30g에 물 700ml를 부어 달여 마시면 된다. 말린 가지나 잎의 경우에는 1일 분량이 10g이면 된다. 접골목은 가을부터 겨울에 잎이 말라 떨어지기 때문에 여름부터 채취하여 잘 말려 보관해 두어야 한다. 접골목 가지는 소염작용과 진통작용을 한다. 접골목 가지를 잘게 썰어서 달인액은 타박상 등으로 부어 있는 부위를 찜질한다. 이렇게 하면 통증이 없어지고 열이 내리면서 부은 것이 가라 앉는다.

방광염 치료에 좋은 연근

이뇨작용을 하는 식품들이 많이 있지만, 그 대표적인 것이 연근이다. 연근은 기의 순환을 촉진시키는 식품이다. 또한 소화기계의 기능을 활발하게 하며 여러 가지 병을 치료한다. 몸을 차게 하는 작용이 있으므로 냉증으로 고생하는 사람들은 주의하여 섭취하여야 한다. 방광염이 재발될 위험성이 있을 때는 연근을 쓰는 것이 좋다. 연근은 몸을 차게 하는 작용이 있으므로 날것으로 먹는 것은 피해야 한다. 가열하여 요리한 것도 지나치게 많이 먹지 않도록 해야 한다. 평소 1주일에 1번은 연근을 먹고 소변이 잘 나오게 하면 방광염의 재발방지에 효과가 있다.

자주 재발하는 방광염 예방법

한번 방광염에 감염된 사람은 재발되는 경우가 많은데 이것은 재발이 아니라 그 때마다 세균이 방광에 들어가 감염되어 염증을 일으키기 때문이다. 방광염에 감염되면 짧은 시간에 완전히 치료하는 것이 중요하다. 치료중에는 물론 완치된 후에도 물의 공급과 위생관리에 주의하고 저항력이 약해지지 않도록 과로와 한냉을 피해야 한다. 보다 구체적인 예방책은 대장균의 침입을 막는 것이 중요하

다. 제일 좋은 것은 대소변 후에 항문으로부터 외뇨도구 주위를 깨
끗이 씻는 것이다. 뒤를 씻는 경우에도 화장지로 앞에서부터 뒤로
씻고 수건으로 닦는 것이 좋다. 방광염에 감염되기 쉬운 사람은 이
러한 점에 주의해야 한다.

 ## 요로결석과 시금치

요로결석의 가장 주된 성분은 싱아산칼슘이다. 보통 어른이 하루
에 소변으로 내보내는 싱아산염은 12~40mg이다. 음식물을 통한 싱
아산염의 섭취량이 지나치게 많고 소변내의 싱아산칼슘이 과포화
상태에 있게 되면 나머지 싱아산칼슘이 소변과 한데 엉키어 결석을
형성하게 된다. 음식물 가운데서 싱아산염이 제일 많은 것이 시금
치이다. 시금치를 많이 섭취하였을 때 소변으로 배설되는 싱아산칼
슘 배설량이 많아진다. 10명의 건강한 사람에게 푹 삶거나 잘 볶은
시금치를 먹인 다음 소변을 검사한 결과 200g의 시금치를 먹었을
때 소변에서의 싱아산칼슘 배설량이 뚜렷하게 늘어났다. 특히 식후
2~4시간 지나서 최고에 이르렀으며 8시간 지난 후에도 2명은 시금
치를 먹지 않은 사람보다 소변에서 싱아산칼슘 배설량이 더 많았다.
요로결석 환자들이 수술을 하여 결석을 제거한 후 병이 재발하는
것을 방지하기 위해서도 시금치를 먹지 않는 것이 좋다. 건강한 사
람들이 시금치를 먹을 때에는 소변을 통해 나가는 싱아산칼슘의 농
도를 낮추기 위해서 물을 많이 마시는 것이 좋으며 시금치를 약간
삶아서 먹는 것보다 푹 삶아서 먹는 것이 요로결석을 예방하는데
효과적이다.

호도씨로 요로결석 치료

호도씨 150g을 기름에 튀긴 후 설탕을 약간 섞어간다. 이것을 2~3일 동안 여러 번 나누어 먹으면 영양 보충도 되고 결석도 배출 시킬 수 있다. 한 번 해서 안 되면 결석이 나올 때까지 계속 먹을 수 있다.

레이저광선으로 전립선 비대증을 치료

보고서에 의하면 13명의 전립선 비대증 환자에게 레이저광선에 의한 최신 치료법을 도입하여 환자의 육체적 부담이 줄어들고 전에 는 2~3주일이나 걸리던 치료 기간이 2~3일로 줄었다고 한다. 남성 노인 3명 중 1명은 전립선 비대증으로 고생하는 데 원인은 고령화 와 함께 호르몬의 균형이 파괴되기 때문이다. 전립선이 비대되어 방 광이나 요도를 압박하며 마지막에는 소변이 완전히 배설되지 않게 된다. 레이저광선을 이용한 치료법에서는 요도에 레이저광선 발사 장치가 달린 소형기계를 꽂고 전자선관에 비치는 영상을 보면서 비 대해진 전립선을 소각한다. 이 치료법의 이점은 출혈이 없고 통증 이 없는 것이다.

남성들의 성기능 저하는 기분과 연관된다.

학자들은 40세가 넘는 남성들의 성기능 저하가 호르몬의 작용에 의해서가 아니라 심리상태 즉, 기분상태와 관련된다고 한다. 남성들은 근심에 쌓여 지나간 일들을 기억하는데 항상 좋은 일만 기억하는 것이 아니다. 이것은 자신에 대한 내적 불만과 초조감을 자아내는데 그 결과로 성기능 저하가 온다고 한다.

음위증 치료에 좋은 약제

학자들은 음위증 발생 원인의 하나가 남성호르몬인 테스토스테론의 부족에 있다는 것을 밝혀냈다. 혈액내의 남성호르몬수치를 회복시키는 약제들 중에서 가장 널리 알려진 약은 안드리올이다. 또한 합성의 방법으로 제조된 성기능을 높이는 회춘약은 혈액내에 들어가면 천연 테스토스테론의 모든 특성을 가지게 되며 인체에 강장작용을 하고 기억력을 증진시키며 체력을 강하게 한다.

남성의 성기능을 높이는 간단한 발끝 자극법

혈액이 음경해면체에 모이는 작용을 한의학에서는 간경이라는 경락이 담당한다고 한다. 간경은 엄지발가락으로부터 무릎안쪽을 지나 성기를 거쳐 간을 통과한다. 간경의 출발점인 엄지발가락 끝 혈을 자극하면 혈액순환이 개선되고 해면체에 대한 충혈이 잘 되며 음위증이 없어진다. 엄지발가락은 마치 남성의 음경귀두와 그 모양이 비슷하다고 하여 귀두혈이라고 한다. 이 혈은 여자들의 불감증에도 효과가 있다. 이 혈을 자극하면 중추의 활동이 활발해지고 물질대사가 개선되며 성기능이 회복된다.

🐭 음위증을 치료하는 특효혈

스트레스 등 심리적 원인에 의한 음위증일 때 혈자극은 특이한 효과를 나타낸다. 아랫배에 있는 관원혈은 정력을 높이는 중요한 혈이다. 이 혈과 중극혈의 자극은 성기를 충실하게 하는 효과가 있다. 그 밖에 정력을 높이는 대돈혈, 신체상태가 좋아지게 하는 신유혈과 골반내 장기의 기능을 활발하게 하는 방광유혈도 효과적이다. 삼음교혈도 보조적으로 쓰는 것이 좋다. 혈을 자극하는 방법에는 마사지, 지압, 뜸이 있는데 어느 것이나 좋다.

또한 마늘을 쪼개서 중극, 관원혈에 대고 자극하여 정력 특히 성욕과 발기를 높이는 방법도 있다. 1회에 20~30회 자극하는 데 일주일 정도 계속하면 발기력이 강해지고 음위증이 없어진다. 남자나 여자에게 모두 효과 있다.

🐭 음위증을 수술법으로 치료

음위증 치료에 관한 국제 학술회에서는 남성 성기능을 높이기 위한 수술 결과가 논의되었는 데 어느 한 연구소가 발표한 자료에 의하면 2년간 133건의 수술 중 75%가 성공적이고 15%는 뚜렷한 효과가 없으며 10%는 후회한다고 한다. 이에 대하여 어느 한의사는 비관적인 평을 하였으며 중국의 한의사는 이와 견해를 달리하였다. 수술을 받은 경우에도 환자가 남자로써 의무를 원만히 수행하지 못하는 경우도 있었기 때문이다.

정자가 생성되는 것을 통제하는 유전자를 분리

정자가 생성되는 것을 통제하는 유전자를 분리해냈다는 연구자료가 있다. 과학자들은 이 발견으로 남성불임증을 치료하는 새로운 방법이 나올 수 있고 남성의 피임에 새로운 방법을 제공해 줄 수 있다고 보고 있다. 과학자들은 불임증의 병례에서 약 1/3의 남자는 활성정자가 충분치 못하다는 것을 발견하였다. 유전자는 정자결핍 유전자 단백이다.

아직까지 이 유전자의 확실한 기능에 대해서는 잘 모르고 있지만 그것이 정자를 만들어 내는 유전자의 활동을 억제하고 있다는 것만은 확실하며 이 유전자가 세포 속에서 진행되는 정보단백질의 합성에 직접 관여, 이를 억제한다고 본다. 이 유전자가 변이되거나 결핍되어 정보를 잃게 되면 정상적인 단백질의 합성이 되지 않아 남성이 정자를 충분히 생성하지 못하게 되거나 정자를 전혀 생성하지 못하게 되어 생식능력을 상실하게 된다고 보고 있다.

쥐, 양, 소 등 포유 동물들의 체내에서도 정자가 생성되는 것을 억제하는 유전자를 발견하였다. 이 유전자의 발견은 DNA분석법을 통하여 남성불임증을 진단하는 데 중요한 첫단계이다. 이 유전자의 기능을 파악하면 우리가 남성피임을 실시하는 새로운 방법을 발견하는 데 큰 도움이 될 것이다. 의사들은 유전자요법을 통하여 불완전한 유전자를 바로 잡을 수 있으며 따라서 남성의 불임증을 치료하는 목적을 달성할 수 있고 이 유전자를 봉쇄하는 방법으로 피임목적을 실현할 수 있다고 한다.

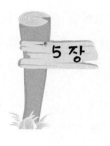
5 장

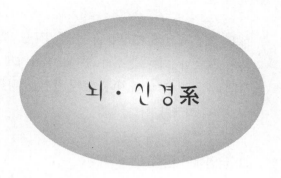
뇌·신경系

 21세기 인류의 주요 사망 요인—정신질환

최근 영국 잡지(뉴싸이엔티스트)에 실린 글에 의하면 2020년 경에는 정신질환이 개발도상국들의 질병 발병율이 제일 높을 것이며 정신 질환을 예방치료하는 데 연구 사업과 비용을 집중시켜야 할 필요가 있을 것이라고 한다. 잡지는 세계보건기구가 발표한 〈위생 연구개발투자〉라는 제목의 보고문을 인용하면서 21세기에는 정신 질환이 주요 사망 요인으로 될 것이며 교통 사고와 심장혈관 질병으로 인한 사망이 그 뒤를 이을 것이라고 지적하였다.

 뇌출혈 예방을 위한 몇 가지 조언

① 화를 내지 말아야 한다.

매우 격분하거나 긴장감을 주는 TV를 보다가 고혈압 환자들이 갑자기 뇌출혈 되는 경우가 있다. 지나치게 기뻐하거나 갑자기 화를 내는 것, 우울해 하거나 많은 생각을 하는 것, 잘 놀라는 것 등은 모두 주의해야 한다.

② 금연해야 한다.

담배에 함유되어 있는 니코틴은 인체의 혈관을 수축시킴으로써 혈압을 높인다. 담배를 연속하여 2개피 피운 후 혈압을 측정하여 보면 담배를 피우기 전보다 10mmHg 정도 상승한다.

③ 대변시 너무 힘을 주지 말아야 한다.

대변이 굳으면 조용히 숨을 안정시키고 힘을 주어야 한다.

④ 산책과 체조를 정기적으로 해야 한다.

⑤ 기름기가 적고 싱거운 식사를 해야 한다.

⑥ 야채와 과일을 많이 먹어야 한다.

야채와 과일에는 여러 가지 비타민과 섬유소가 많기 때문에 건강에 좋으며 대변을 순조롭게 한다.

⑦ 충분한 수면을 취하고 금주해야 한다.

충분한 수면을 취하지 못하면 혈압이 상승한다. 술을 마시면 혈압이 불규칙하며 혈액순환에 변화가 온다.

🐭 뇌출혈이 잘 오는 시간

뇌출혈 환자의 발생시간을 조사한 바에 의하면 아침 8시부터 9시 사이에 제일 많았고 다음은 오후 3시부터 4시 사이였다. 반면에 발생빈도가 가장 낮은 시간은 0시부터 1시 사이, 새벽 3시부터 4시 사이였다. 이 시간의 발생빈도는 뇌출혈이 가장 많이 발생하는 시간에 비해 12분의 1밖에 되지 않는다.

🐭 뇌출혈의 치료는 일초가 긴박하다.

뇌출혈로 의식을 잃고 쓰러진 순간부터 병이 심하게 진행되면서 1시간 이내에 위험한 경지에 도달하는 경우가 많기 때문에 뇌출혈 환자에 대한 치료는 초를 다투게 된다. 뇌출혈 환자의 예후는 발병 초기에 응급치료를 어떻게 하였는지 여부에 따라 크게 좌우된다. 그것은 뇌출혈이 된 순간부터 3~6시간 사이에 병의 모든 증상들이 나타나고 생체의 모든 조절기능과 반사기능이 파괴되며 따라서 뇌가 붓고 의식장애가 심해지면서 환자가 중태에 이르기 때문이다. 때문에 가족이나 주변 사람들은 뇌출혈 환자가 발생하면 30분~1시간 이내에 전문적인 치료를 받도록 최선을 다해야 한다.

뇌출혈 환자에 대한 첫 치료법으로 지혈, 뇌압을 낮추고 뇌부종을 예방하기 위한 대책을 세우는 것이 급선무이다. 지혈이 급선무라고 하여 의사의 지시 없이 가정에서 지혈제를 쓰는 일은 없어야 한다. 왜냐하면 뇌출혈과 뇌혈전 증상이 서로 비슷하므로 뇌혈전을 뇌출혈로 오인하여 지혈제를 투여하면 악화되기 때문이다.

🐸 뇌출혈시 가정에서 주의할 점

환자의 방과 침실: 뇌출혈 환자를 눕히는 방은 조용하고 약간 어두워야 한다. 방이 너무 밝거나 소란하면 의식이 있는 환자는 물론 의식장애가 경한 환자도 불안해 하거나 흥분될 수 있다. 반대로 방이 지나치게 어두우면 의식이 있는 환자는 불안해 하고 의식이 없는 환자의 얼굴색과 병상태의 변화를 잘 알아 볼 수 없다.

방안 온도를 겨울에는 20°C 안팎, 여름철에는 20~25°C 정도로 하는 것이 좋다. 환자의 방에서 담배를 피우지 말고 자주 공기 순환을 시켜주어야 한다. 환자의 침구를 잘 준비하는 것은 뇌출혈 환자의 간호에서 매우 중요한 것이다.

뇌출혈 환자의 침구를 치료 목적에 맞게 해주지 못하면 환자에게 심한 고통을 줄 뿐 아니라 여러 가지 후유증이 더 빨리 더 심하게 올 수 있다. 환자의 침구는 방바닥에 이불 두 체를 겹쳐서 깔고 낮은 베개를 사용하며 가벼운 이불을 덮도록 하는 것이 좋다. 지나치게 푹신한 침구나 침대에 눕히면 환자의 허리가 굽고 반대로 지나치게 딱딱한 침구에 눕히면 욕창이 생기기 쉽다. 지나치게 높은 베개를 사용하면 뇌의 혈액 순환 양이 적어지기 때문에 회복에 좋지 않다.

뇌출혈 환자를 눕히는 자세: 환자가 의식이 없을 때는 반듯하게 눕히고 낮은 베개를 목에서부터 어깨까지 깊이 넣어주어 얼굴이 약간 뒤로 젖혀지게 해야 한다. 이는 인후부로 혀가 들어가 기도를 막을 수 있는 것을 예방할 수 있다. 옆으로 눕히는 경우에는 마비되지 않은 팔다리가 밑으로 가게 눕히는 것이 좋다. 옆으로 눕히면 뇌출혈로 오랫동안 누워있으므로 이로 인한 마비쪽의 폐에 쉽게 발생 할 수 있는 폐염을 예방하는데도 좋고 인후두 반사가 잘 일어나 기도로 들어가는 이물을 쉽게 내보낼 수 있다.

환자의 팔다리가 변형되지 않도록 눕혀야 한다. 뇌출혈 된 지 일주일 정도 지나면 마비된 팔다리가 죄여들기(긴축) 시작한다. 그러므로 환자의 팔다리 위치를 바로잡아 주지 않으면 팔은 견관절에서 안쪽으로 들어가고 팔굽, 손목, 손가락 마디들이 구부러지면 넙적다리 마디는 바깥쪽으로 돌아가고 무릎 마디는 구부러지며 발목은 안쪽으로 돌아간 상태로 될 수 있고 발뒤축에는 욕창이 생길 수 있다. 이를 막기 위하여 환자의 가슴에 낮은 베개를 놓고 마비된 팔굽을 약간 굽혀 팔뚝을 베개 위에 놓아주고 손에는 수건을 잡아서 쥐어 주어야 한다. 어깨 밑에는 담요를 깔아주고 넙적다리 바깥쪽에는 담요를 말아 끼워주거나 낮은 베개나 모래주머니를 받쳐주면 마비된 넙적다리가 바깥쪽으로 돌아간 상태로 변형되는 것을 막을 수 있다. 무릎 밑에는 낮은 베개를 고여 주어 무릎이 약간 구부러지게 하고 발끝이 들리지 않게 발바닥에 널판지를 대주어 발뒤축이 언제나 서 있을 때와 같은 자세로 되게 하고 욕창이 생기지 않도록 약 5cm 두께로 솜을 받쳐주어야 한다.

뇌출혈 초기부터 뇌출혈 환자는 오랫동안 누워있기 때문에 후두, 어깨, 허리, 둔부, 발뒤축, 팔꿈치 등 뼈가 튀어나온 곳이 눌려져 혈액순환이 장애 되면서 욕창이 발생하기 쉬운데 뇌출혈 된 지 2~3일 지나면서부터 발생할 수 있다. 그러므로 뇌출혈 환자에 대한 간호 초기부터 욕창을 예방하기 위하여 환자의 피부를 깨끗하게 마른 상태로 유지되도록 환자의 자세를 2~3시간 간격으로 자주 바꾸어 주어야 한다. 절대안정 기간에는 하루에 여러 번 환자의 몸을 약간 들어주어 침대의 압박에 의한 혈액순환 장애를 막아야 하며 욕창이 잘 발생하는 부위에는 공기주머니나 솜을 대주고 혈액 순환이 잘 되게 가볍게 골고루 쓰다듬고 문질러 주는 방법으로 안마를 하며 10% 캄파알콜로 자주 닦아 주어야 한다.

또한 욕창을 막기 위해서는 환자가 깔고 있는 백포에 주름이 잡히지 않게 해 주고 침구가 소변에 젖거나 더러워졌을 때는 피부에 닿지 않게 해야 한다. 욕창 방지 침대를 이용하는 것도 좋다. 욕창이 생겼을 때에는 찬 비눗물로 씻고 알코올로 닦은 다음 말리거나 외용 살균산이나 땀띠약 또는 파우더를 뿌려주고 욕창이 번지지 않게 고무원자 또는 솜으로 또아리를 만들어야 한다. 가정에서도 가능하면 프레드니솔론과 항생제 연고 또는 파우더를 발라주거나 고삼 달인 물로 씻어주고 고무원자를 대주는 것이 좋다.

 ## 뇌출혈시는 재활 치료법이 필수적이다.

뇌출혈 환자를 의식 회복 후에 아무런 운동도 시키지 않고 약이나 쓰면서 그대로 방치하면 마비된 팔의 손목과 손가락은 구부러진 상태에서 뻣뻣해지고 어깨마디는 굳어져서 앞뒤, 양 옆으로 들 수 없게 되고 어깨관절낭이 이완되어 상지가 탈골될 수 있고 아킬레스건이 위축되는 등 팔다리가 심한 변형을 일으키게 된다. 이처럼 무서운 불구를 가져오는 뇌출혈 후유증을 사전에 예방하거나 그 정도를 가볍게 하려면 반드시 뇌출혈 된 지 일주일 정도 지나서부터 환자의 팔다리 운동과 기능 회복 훈련을 하루도 빠짐없이 계속해야 하는데 재활치료 의사의 치료에만 의존할 것이 아니라 하루에 2~3번 하는 것이 더 좋으므로 간호자와 환자 자신도 배워서 의사의 치료와 병행하면 효과가 더 크다.

뇌혈전증의 전조증

뇌혈전증의 특징적인 전조증상은 아래와 같다.

① 얼굴과 한쪽 손발이 마비되고 감각이 둔해진다.

② 구음 장애, 실어증, 의식 장애가 서서히 오고 혼수에 빠질 수 있다.

③ 뇌혈전증은 뇌출혈과는 반대로 혈압이 하강하는 시간인 잠자는 시간, 잠에서 깨어날 때, 안정하여 휴식을 취할 때 발생하는 경우가 많다. (뇌출혈은 주로 정신적 육체적 활동이 많은 낮시간에 갑자기 발생하는 경우가 많다.) 그리고 뇌혈전이 오기 전에 뇌의 일정한 부위에 혈액공급이 제대로 되지 못하여 일시적으로 신체의 한쪽마비, 지각장애, 언어장애, 시력장애 등 증상이 나타났다가 24시간 이내에 아무런 증상도 남기지 않고 회복되는 일과 뇌혈관 발작이 한 번 또는 여러 번 반복되다가 발생하는 경우가 많다. 그러므로 뇌혈전증 환자에게 물어보면 병이 발생하기 전에 침대에서 일어나려고 하면 어지럽고 감기가 오지 않았는데 뒷머리가 몹시 아프고 눈앞이 아찔아찔하며 한쪽 팔다리가 제대로 말을 듣지 않고 숟가락을 들었다가도 손에 힘이 없어 자신도 모르게 떨어뜨렸다고 한다. 아이들이 세게 꼬집어도 그다지 아픈 것을 모르며 말이 제대로 되지 않고 한쪽 눈이 잘 보이지 않다가는 하루이틀 지나면 이러한 증상들이 사라졌다는 말을 자주 듣게 된다. 이것이 앞으로 뇌혈전증이 올 수 있다는 것을 미리 알리는 예고나 마찬가지다. 이런 증상이 있던 사람들의 15~30% 정도에서 뇌혈전증이 발생하는 것으로 보고 있다.

뇌동맥 경화 등 뇌혈전증이 발생할 수 있는 병을 가지고 있는 환자들은 뇌혈전증의 위험 신호를 잘 기억하고 있다가 그런 증상이 나타날 때 즉시 대책을 세우면 그처럼 위험한 뇌혈전증을 미리 예방할 수 있다.

뇌혈전증의 위험 신호는 다음과 같다.

① 갑자기 늘 쓰던 젓가락이 자신도 모르게 손에서 저절로 떨어지고 한 쪽 발이 잘 움직여지지 않으며 계단을 오를 때 발이 말을 잘 듣지 못할 뿐 아니라 한 쪽 팔다리의 살이 남의 살 같고 찌르거나 꼬집는 자극이 둔하게 느껴지고 말이 잘 안되고 눈이 잘 보이지 않으며 기억력이 없어지는 등의 증상이 나타났다가 24시간(대체로 10분) 안팎에 아무런 증상도 남기지 않고 회복되는 일과 뇌허혈성 발작이 있은 뒤 한달 또는 1년 안에 뇌혈전증이 오는 경우가 많다.

② 혈압이 정상의 절반 정도로 떨어지거나 뇌혈액 순환이 60% 이하로 감소하는 경우에 뇌혈전증이 발생하기 쉽다.

③ 심전도 검사에서 ST단이 낮아지고 파가 높아지는 소견이 나타날 때는 뇌혈전이 발생하기 쉽다.

④ 비뇨기 질병이 없으면서 야간에 소변을 4회 이상 보는 것은 뇌혈전증의 위험을 미리 알리는 중요한 신호이다.

⑤ 혈액내 콜레스테롤 양이 200~260mg이고 콜레스테롤 1 레시틴 수가 14이상, 중성지방이 200mg 이상일 때 뇌혈전증이 발생하기 쉽다.

⑥ 프로트롬빈 지수가 110% 이상(또는 105% 이상), 혈소판 수가 mm^{3}당 30만 개 이상, 혈구 용적비 Ht가 50% 이상 (정상 32~45%)일 때는 뇌혈전증이 발생하기 쉽다.

뇌혈전증의 위험성이 있는 환자들은 의사와 긴밀한 관계를 갖고 위와 같은 증상이 나타나지 않는가하는 것을 주의 깊게 관찰하는 것이 뇌혈전증을 사전에 예방하는 데 중요한 의의를 가진다는 것을 언제나 명심해야 할 것이다.

🐭 뇌혈전증 환자의 치료 효과의 열쇠는 치료 시작 시간

뇌혈전증 환자는 의식을 잃고 쓰러진 그 상태에서 절대 안정시키는 것을 원칙으로 해야 하지만 즉시 구급차편으로 전문병원 응급실로 가는 것이 가족이나 주위 사람들이 조치해야 할 응급처치다.

그러면 의사가 아닌 가족이나 주위 사람들이 어떻게 뇌혈전증이라는 것을 알 수 있는가? 항상 혈압이 정상이거나 저혈압이던 사람이 위에서 말한 증상이 나타났을 때는 뇌혈전증으로 보아도 된다. 그러나 고혈압을 앓던 사람인 경우에는 분별하기가 어렵다. 뇌혈전증은 주로 아침에 잠자리에서 일어나려고 할 때 발생하는 데 이런 때는 감별이 어렵지 않다. 뇌혈전증은 낮에 활동할 때도 발생할 수 있지만 이 때는 의식이 뚜렷하거나 의식장애가 있어도 심하지 않으며 한쪽 팔다리에서 마비가 나타난다. 또한 팔다리에 마비 없이 혀가 마비되고 얼굴의 아랫 부분이 마비되어 말을 제대로 할 수 없을 때도 뇌혈전증으로 볼 수 있다. 그러나 의식장애가 주 증상이고 계속해서 병이 심해지다가 정신을 완전히 잃는 혼수상태에 이르면 뇌출혈로 보아야 한다.

가정생활에서 뇌혈전증일 때

뇌혈전증일 때는 뇌의 정서를 지배하는 일정한 부위가 손상되면서 일시적이지만 인격변화가 온다. 즉 아무런 이유도 없는데 우울하면서 쉽게 울거나, 우습지도 않는데 웃거나, 필요 없이 성을 내고 고함을 지르는 등 인격이 변하며 모든 행동이 병이 발생하기 전과 변화된 것을 볼 수 있다. 또한 뇌혈전증 환자는 자신을 수치스러워하면서 다른 사람과 같이 있는 것을 싫어하거나, 모든 일에 무관심하거나, 나태해지고, 싫증이 나며, 자기는 벌써 세상의 움직임에 관계하지 않고 고립되어 있다는 감정에 사로잡혀 있는 경우도 있다. 어떤 환자는 자신을 사람으로서 아무런 가치도 없는 존재로 느낀다. 때문에 가족들이 그에 맞게 도와주는 것이 뇌혈전증 환자의 간호에서 매우 중요한 문제가 된다.

 뇌혈전증 예방에 효과 있는 마늘

마늘은 우리 나라에서 5,000년 전부터 강장강정 작용을 하는 장수 보약으로 애용했다는 기록이 있다. 마늘은 영양가가 높아서 일상적으로 먹으면 체력이 강해지고 피로 회복이 잘 되며 신진 대사가 잘 된다. 또한 위액 분비를 왕성하게 하고 소화를 도우며 배설물을 체외로 신속히 배설하는 작용도 한다. 마늘은 동맥 경화를 예방하고 혈액을 맑게 하며 뇌혈전을 예방하는 작용이 있다는 것이 과학적으로 뚜렷하게 증명되었다. 즉 마늘의 정유 속에 함유되어 있는 알리신이라는 물질이 분해되면서 디아닐리틀리드라는 중간 대사 물질이 형성되는 데 이 물질은 혈소판이 엉켜 붙는 것을 억제하여 뇌혈전증을 예방한다. 한 끼에 생마늘 1~2쪽씩 먹거나 마늘 500g을 잘게 썰어 술 1L에 담가두었다가 조금씩 먹으면 뇌혈전증 예방에 효과가 좋다. 마늘 10쪽을 술 1L에 1년 정도 담가두었다가 복용해도 좋다.

🐭 뇌졸중 예방에 좋은 감

떫은 감즙을 뇌졸중 예방약으로 옛날부터 이용하여 왔다. 떫은 감을 될수록 푸른 때에 따서 꼭지를 제거하고 금속제가 아닌 그릇에 넣고 짓찧어서 1년 동안 보관하였다가 생겨난 즙을 마시는 것이다. 하루에 마시는 양은 작은 술잔으로 1잔 정도이다.

🐭 물을 자주 마시면 뇌졸중 등을 예방할 수 있다.

혈액 점도가 높아지면 혈관의 안벽에 혈액의 끈끈한 성분이 침착한다. 이것이 많이 침착되어 혈관이 막히면 매우 무서운 질병이 발생한다. 뇌졸중에는 뇌출혈과 뇌경색이 있다. 뇌출혈은 압력이 높아진 뇌혈관이 파열되어 발생한다. 뇌경색은 뇌혈관의 안벽에 점성이 높은 혈액이 침착되고 그것이 굳어지면서 뇌동맥의 혈액순환이 막힌 결과 발생한다. 그리고 혈관이 막히지 않아도 끈끈한 혈액이 혈관의 안벽에 침착되어 혈류량이 줄어들면서 발생하는 병이 동맥경화증과 심근 경색이다. 이와 같이 혈액 순환이 나빠졌을 때 혈액 순환을 좋게 하려고 심장이 힘들게 박동하면 혈압이 높아진다. 그렇기 때문에 점성을 낮추어 혈액이 굳어지는 것을 방지하는 것이 중요하다. 혈액의 점도를 낮추기 위해서는 물을 마시는 것이 좋다. 마신 물은 위와 장에서 흡수되어 혈액내로 들어가 혈액의 점도를 낮추어 준다. 물을 마시기 제일 좋은 때는 아침 기상시이다. 약 8시간 정도 취침하는 동안에 땀과 피부를 통한 증발로 수분이 체외로 나가고 소변으로도 나간다. 따라서 아침 기상시 혈액은 수분 결핍상태로 되어 있다. 그것을 보충하기 위해서 우선 물을 마시는 것이 좋다. 취침시 혈액의 점도가 높아지고 동맥의 내경이 좁아지는 경향이 있으므로 그것을 방지하기 위해서도 물을 마셔 혈액을 묽게 하고 혈관을 확장시켜야 한다.

이밖에 땀을 흘렸을 때, 운동하였을 때, 짠 것을 먹었거나 설사를 하였을 경우에도 물을 마셔야 한다. 적절한 운동과 적절한 휴식, 항시 몸을 따뜻하게 하는 등 건강관리에 관심을 갖는 동시에 아침, 점심, 저녁에 물을 마시는 것을 습관화 하여야 한다.

혈압을 낮추고 뇌졸중을 예방하는 정어리와 고등어

고등어와 정어리에서 EPA를 추출하여 그것을 하루 1.8~2mg을 먹으면 일반적으로 사람들의 혈액이 잘 굳어지지 않는다. 그러므로 뇌혈전, 심근경색을 예방하는 데 좋다. 1일 EPA를 약 2mg, 생선은 200g을 먹는 것이 좋다.

뇌졸중 후의 재활에 좋은 손놀림

손을 쥐었다 폈다 할 수 있게 한 탄력성 있는 간단한 기구를 이용하여 손가락을 놀리면 뇌졸중 후의 기능회복에 큰 도움이 된다. 뇌졸중 환자가 이 방법을 쓰면 마비되었던 손발의 움직임이 원활해 진다. 가벼운 환자의 경우는 손을 쥐었다 폈다 하는 운동을 중심으로 한 기능회복 훈련을 열심히 하면 몇 개월 이내에 원상태로 회복 되는 경우도 있다. 손을 쥐었다 폈다 하는 간단한 기구가 없으면 단순히 손을 쥐었다 폈다 하기만 하여도 좋다. 그러나 기구가 없으면 바로 싫증이 나기 때문에 호두를 손에 쥐고 쥐었다 폈다 해도 좋다. 이런 운동은 뇌졸중 후 뿐만 아니라 보통 사람들의 노화 방지에도 좋다.

 낮에 짧은 웃옷과 짧은 바지를 입으면
밤에 단잠을 잘 수 있다.

인체내 온도는 낮에는 높고 밤에는 떨어진다. 이러한 규칙은 주로 손발의 방열과 관련되어 손발의 혈관이 확장되고 또 방열량이 많아지게 되면 피부 온도가 높아지고 열량이 흩어지며 체내의 온도 가 떨어진다. 다시 말하여 손발의 방열량이 적게 되면 피부 온도가 떨어지고 체내의 온도는 높아진다. 연구원들은 간편한 옷을 입는 것 이 체온 변화와 수면에 어떤 영향을 미치는가에 대해 조사하였다.

실험은 7명의 여학생이 온도 26℃, 습도 50%를 조절하는 인공기 상실에서 반소매 상의와 반바지를 입고 지내게 하면서 그들의 체내 온도, 피부 온도와 수면시 몸의 움직임 등을 측정하였다. 약 2주일 후에 그들로 하여금 팔이 긴 옷과 긴 바지를 입게 하고 같은 실험 을 하면서 비교하여 보았다. 그 결과는 다음과 같다. 체내의 온도 는 짧은 상의와 짧은 바지를 입었던 기간의 평균 체온은 37℃였고 긴 바지와 긴 상의를 입은 기간의 체온은 36.9℃보다 낮았다. 수면 시 몸의 자세를 바꾸는 과정을 보면 짧은 바지와 짧은 상의를 입었을 때 1시간 동안 체형을 바꾼 횟수가 3.5회이고 긴 상의와 긴 바지를 입었을 때는 무려 6.1회, 즉 짧은 바지와 짧은 상의를 입었을 때는 밤에 쉽게 잠을 이루고 아침에 거뜬히 깨어난다.

새로운 우울증 치료법

학자들은 우울증환자 치료에 잠을 재우지 않으면서 약을 먹이는 방법을 써 보았다. 그리고 각종 수면 방법들을 실험하면서 수면 조건들을 변화시켰다. 보통 잠을 재우지 않는 치료는 36~40시간, 즉 밤, 낮, 밤동안 계속된다. 모두 6~8회 하는 데 처음에는 1주일에 두 번 하고 다음부터는 1주일에 한 번씩 하면 된다. 이 치료를 2~3회 하고 나면 그 효과를 측정할 수 있다. 또한 부분적인 수면 부족 방법도 있는데 이 방법은 환자를 보통때처럼 21~22시에 잠자리에 들게 하고 밤 1시 반에 깨우면 그는 다음날 저녁까지 계속 18~20시간 정도 자지 않는다. 치료는 매일 하되 5회 진행한다.

학자들은 체온과 수면, 우울증 사이의 상호 관계를 연구한 결과 체온을 인공적인 방법으로 높이면 체내에서 소량의 갑상선 호르몬이 분비된다는 것을 발견하였다. 바로 이 호르몬이 기분이 저하되거나 높아지는 것을 통제하는 일종의 조절기로 작용한다는 증거라고 본다. 실험 결과 서늘한 방에서 밤을 새운 사람들은 기분저하 증상이 명백하게 없어진다는 것이 관찰되었다. 이것은 침실의 온도가 높으면 기분이 저하되는 원인이 된다는 것이다.

🐭 견비통을 쉽게 치료하는 법

45~55세 사이에 있는 사람들은 자주 견비통이 발생하고 기능 장애로 고통 받는 경우가 있는데 흔히 오십견이라고 한다. 이 때 약을 쓰지 않고 다음과 같은 방법으로 쉽게 치료할 수 있다.

① 먼저 통증이 있는 팔을 가볍게 2~3회 잡아당긴다. 잡아당길 때에는 팔에서 힘을 뺀다. 혼자서 할 때에는 가방같이 손잡이가 있고 어느 정도 무게가 있는 물건을 한 손으로 쥐고 끌어올리는 형식으로 해도 된다.

② 통증이 있는 쪽 어깨 전체와 겨드랑이 밑을 잘 주무르고 쓰다듬는다. 지나치게 힘을 주지 말고 통증을 느끼지 않을 정도로 하는 것이 좋다.

③ 솜뭉치 안마방망이로 통증이 있는 쪽 팔과 겨드랑이를 두드린다. 처음에는 팔을 내린 상태에서 상지의 4면(전면, 후면, 내측면, 외측면)과 겨드랑이 밑을 두드린다.

④ 팔을 똑바로 앞으로 편 상태에서 상지의 4면(전면, 후면, 내측면, 외측면)과 겨드랑이 밑을 두드린다.

⑤ 만세를 부를 때처럼 팔을 위로 수직으로 올린 상태에서 상지의 4면과 겨드랑이 밑을 두드린다.

🐭 좌골신경통을 치료하는 안마법

좌골신경통에는 솜뭉치 안마방망이로 두드리는 치료법이 효과적이다. 우선 하지 외측면을 약간 세게 몇 번 반복하여 두드린다. 다음으로 양측 하지 뒤 측면을 약간 세게 몇 번 반복하여 두드리고 계속하여 좌골신경점을 각각 20번씩 두드린다. 허리 가운데를 중심으로 하여 뒷잔등의 우측, 중앙, 좌측을 각각 몇 번 반복하여 두드린다. 마지막으로 발바닥의 용천혈을 양쪽 각각 10회 정도씩 두드린다. 하지 전면에 통증이 있는 사람은 위의 방법과 함께 하지 전면도 두드린다. 한편에만 증상이 있는 경우에도 치료는 반드시 양쪽에 한다.

 ## 두통에 효과 있는 국화

두통이 있을 때 말린 국화꽃을 뜨거운 물에 넣어 우린 다음 식혀서 국화꽃채로 마시는 것이 좋다. 국화꽃은 혈압 강하, 해열, 소염작용이 있다. 국화꽃은 말린 것을 먹어도 좋고 생 것을 먹어도 좋다. 야산과 들에서 야생국화꽃을 채취하는 것이 좋다. 국화꽃을 말려두면 1년은 이용할 수 있다. 국화꽃은 식용 뿐 아니라 베개속으로 이용해도 두통 예방에 효과가 좋다. 두통이 심하여 일어나 앉아 있을 수 없는 사람은 손에 국화꽃을 쥐고 있으면 한결 편안해 진다. 눈썹 사이에 국화꽃을 붙여 놓는 것도 좋은 방법이다. 국화꽃이 효과를 나타내는 것은 특별한 원인이 없는 일반적인 두통, 정신적 긴장에 의해 발생하는 두통 모두에 적용할 수 있다.

 ## 청색을 정신안정제로 이용

홍색은 혈압을 상승시키고 호흡근육의 긴장을 증대시키며 청색은 혈압을 하강시키고 호흡근육의 긴장을 감소시킨다. 청색은 불안상태의 신경증에는 정신안정제로 이용하며 눈의 흥분을 완화하는 작용을 한다. 불면증 환자들은 푸른색 모포를 사용하는 것이 좋다고 주장하는 학자들도 있다.

냄새로 신경병을 치료할 수 있다.

식물에서 추출된 생리적 활성이 강한 휘발성 화합물인 피톤찌드에 관한 연구에 의하면 냄새로 병을 치료한다고 한다. 타완다(향기로운 다년생 상록수), 박하, 살비야와 같은 식물에 다량 함유되어 있는 피톤찌드는 약품의 성분으로서 의학에서 전통적으로 이용되어 왔다. 학자들은 소량의 자연적인 피톤찌드의 직접적인 냄새가 인체에 좋은 영향을 줄 것이라고 생각하였다.

처음 동물을 대상으로 한 실험은 매우 성공적이었다. 그 후 인간을 대상으로 한 연구는 피톤찌드 목욕이 피로를 풀어주고 일의 의욕을 높이며 시력과 사고력을 개선하여 준다는 것을 확인하였다.

과학자들이 제작한 자동 향기계량기 〈피톤-1〉형은 사무실이나 공장, 휴식 장소와 비행기 내에 설치할 수 있다. 전문가들은 일종의 생산성회복종합체인 예방 치료 기관을 설치할 수 있을 것이라고 생각하고 있다. 여기서 피톤찌드 치료는 운동과 자동 기계치료 등으로 보충될 수 있을 것이다. 피톤찌드 치료를 질병 치료에 이용할 수도 있다. 심장활동을 안정시키거나 자극하는 효과를 나타내는 합성 냄새를 생산할 수 있다. 향기 치료는 다른 방법들과 함께 신경병과 그로부터 유발되는 질병들인 심장신경증, 위염, 위궤양 치료와 예방에 이용할 수 있다고 생각된다.

유전 인자를 이용한 파킨슨씨병 치료법

일종의 특수한 유전 인자를 실험용 쥐의 뇌세포에 주입하여 파킨
슨씨병이 악화되는 것을 예방하는 데 성공하였다. 이 방법은 앞으
로 5~10년 내에 인간의 파킨슨씨병 치료에 적용될 수 있을 것이라
고 한다. 자료에 의하면 바이러스를 운반체로 이용하여 GDNF라는
일종의 유전 인자를 파킨슨씨병을 앓는 6마리의 실험용 쥐의 뇌세
포 속에 주입하였는 데 6주가 지나서 이 실험용 쥐들의 뇌세포 중
에서 죽어버린 세포 개수가 뇌세포 총 수의 20%에 달하고 유전자
치료를 받지 못한 실험용 쥐들의 뇌세포 중에서는 69%에 달하는 뇌
세포가 죽어버린 것을 발견하였다.

이들에 의하면 파킨슨씨병 환자들의 경우 대뇌에 있는 도파민을
만드는 신경 세포가 점차 퇴화되면서 대뇌 흑질이 신경 전달 매체
인 도파민을 분비하지 못하도록 하므로 증세가 계속 악화된다. 현
재 파킨슨씨병 치료에서는 약물을 이용하여 대뇌에 부족되는 도파
민을 보충하거나 태아의 뇌세포 혹은 도파민을 만들 수 있는 유전
인자를 환자의 대뇌에 이식하는 방법을 적용하고 있다. 그러나 이
러한 치료법들은 뇌세포의 퇴화를 방지하는 데 목적을 둔 것이 아
니라 대뇌에서 도파민을 직접 만들어 내자는 것이므로 그 효과가
그다지 이상적인 것이 못 된다. 그러나 의사들은 종전과는 다른 치
료법을 택하였으며 신경원 세포의 사멸기전을 억제하여 파킨슨씨병
이 더욱 악화되는 것을 막는 것을 자기들의 연구 목표로 설정하였
다. 이들은 인간의 뇌교질 세포에 들어 있는 일종의 신경친화성 유
전 인자를 선택 이용하는 데 이 유전 인자는 신경 활동에 필요한
신경원을 보호하는 작용을 한다. 그들은 바이러스 운반체를 이용하

여 이 유전인자를 실험용 쥐의 뇌세포 속에 정확히 주입하여 이 병든 쥐의 뇌세포 중에서 죽어버리는 세포의 개수를 현저히 감소시킴으로써 파킨슨씨병이 악화되는 것을 방지하였다.

🐭 파킨슨씨병에 대한 전기 치료법에 대한 실험

의사들은 전기 자극기를 가지고 파킨슨씨병과 전간 치료의 효과 여부를 검사하는 실험을 진행하고 있다. 운동을 통제하는 뇌 부위에 놓인 선줄로부터 전파된 전자기파의 짧은 순간 파동은 환자의 손이나 발에서 짧은 반응이 나타나게 한다. 반응 형태와 시간에 따라 뇌의 흥분도가 결정된다.

🐭 정신성약물 부작용시 비타민 B_6 의 치료 효과

심장병 치료약 복용시 특이한 부작용 때문에 고생하는 65세의 여성이 있었다. 이 여성은 햇빛을 받으면 습진이 생기고 심한 소양증이 발생하였다. 이 환자에게 비타민 B_6 를 복용토록 하였더니 이러한 증상들이 사라졌다. 비타민 B_6 는 체내에서 적어도 60종류 이상의 효소적 기능과 관련을 가지고 있기 때문에 폭넓은 치료 효과를 나타낸다고 한다. 정신병에 대한 비타민 B_6 의 작용도 의사들의 관심을 끌고 있다. 최근 18세의 환자가 정신 혼란, 불면, 초조감 등의 증상이 있어 진단 결과 정신 분열증이라는 진단을 받고 약물 치료를 하였으나 부작용이 심하여 비타민 B_6 을 복용토록 하였다. 1일 0.52g의 비타민 B_6 를 복용토록 하였는데 48시간 후부터 좋은 반응이 나타나기 시작하여 7개월 후에는 완쾌되었다.

 ## 신경통 환자에게 좋은 음식물

　신경통 환자는 비타민 B_1이 많이 함유되어 있는 음식물을 섭취하여야 한다. 콩에는 비타민 B_1과 단백질이 풍부하게 함유되어 있는데 이것으로 두부나 순두부, 콩나물, 비지, 콩국물 등을 만들어 식용으로 하면 좋다. 잣에는 비타민 B_1이 푸른콩보다 2배나 더 많이 함유되어 있고 지방과 단백질도 많다. 생잣을 먹는 것도 좋지만 잣죽으로 해서 먹으면 더욱 좋다.

　돼지고기는 단백질이 풍부할 뿐 아니라 비타민 B_1도 풍부하므로 식물성 기름에 볶아서 먹거나 두부와 함께 끓여 먹으면 좋다. 이 밖에 비타민 B_1과 단백질도 많으면서 신경통 치료에 좋은 식료품으로는 계란이나 동물의 간 등을 들 수 있다. 야채 가운데서는 특히 미나리가 신경통 치료에 좋다. 신경통에 짠 음식은 유해하다. 술이 신경통에 나쁜 이유는 알코올 성분이 체내에 있는 비타민 B_1을 많이 소모하기 때문이다.

 ## 요통의 예방과 치료에 효과 있는 물욕법

　요통은 누구에게나 발생할 수 있는 흔한 질병이다. 체중이 70kg인 사람이 단순히 서 있기만 해도 허리에 부담을 주므로 중압에서 벗어나려면 누워 있을 수 밖에 없다. 반듯하게 누워도 25kg, 옆으로 누으면 45kg의 압력이 발생한다. 수중에서는 수압이 육지의 5~8

배나 되는 데 이것이 요통의 치료에 아주 좋은 것이다. 환자는 물의 저항을 뚫고 나가면서 간단한 운동을 하는 것만으로도 평소 많이 쓰지 않는 척추기립근 등 요추 주위의 근육을 단련할 수 있다. 이때 부력과 저항 때문에 관절에 부담을 주지 않으면서 주위의 근육만을 단련할 수 있으므로 요통 환자의 물욕은 아주 좋은 방법이라고 할 수 있다. 대체로 3단계로 하는 것이 좋다.

1단계: 가슴까지 물에 잠긴 상태에서 25m 구간을 왕복한다. 팔꿈치를 옆으로 올리고 물 밖으로 주먹을 쥐고 좌우 90°로 돌리면서 균형있게 걷는다.
2단계: 좀더 빨리 걷고 오른손을 어깨 위로부터 뒤쪽으로 돌리고 아래로부터 올린 왼손을 잡고 걷는다. 이렇게 하면 허리만으로 균형을 잡게 되고 허리를 더 세게 단련하는 동시에 견관절의 운동도 할 수 있으므로 좋다.
3단계: 50m 구간을 전속력으로 걷는다. 이밖에 경계 표시를 붙잡고 발을 차거나 물속에 들어가 경계표시를 차고 물위로 나오는 등 자기 마음에 드는 방식으로 헤엄쳐 보는 것도 좋다.

수영과 물속에서의 걷기 운동 모두가 몸에 좋은 것인 만큼 요통으로 고통을 받는 사람들은 수영장을 이용하는 것이 좋을 것이다.

 ## 신경질환에 특효약인 거미의 독

자료에 의하면 거미의 독은 신경질환의 특효약이며, 또한 뇌기능을 검사하는 데 이용될 수 있다. 뇌졸중이 일어나면 글루타민산이 뇌세포로부터 대량으로 방출되어 뇌세포가 죽는 데 글루타민산을 차단하는 거미의 독을 잘 이용하면 뇌세포가 죽지 않게 하며 기억 장애 등의 후유증도 예방할 것이라는 연구 자료도 있다. 또한 거미의 독은 전간 치료에도 이용되고 있다.

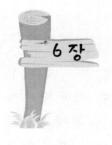

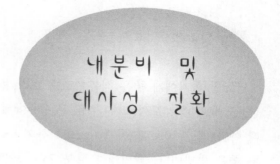

내분비 및
대사성 질환

세계 당뇨병 환자 수가 2025년 경에 2억 5천만 명으로 증가

세계보건기구가 발표한 바에 의하면 세계적으로 당뇨병 환자 수가 현재의 약 1억 2천만 명으로부터 2025년 경에는 2억 5천만 명으로 늘어날 것이라고 한다. 이러한 증가는 인구의 고령화와 건강에 해로운 식생활, 비만, 2차적인 생활 습관 등으로 인하여 선진국들과 개발도상국들에서 다같이 증가할 것이라 한다. 세계보건기구에 의하면 당뇨병 환자들 중 약 20%가 일명 인슐린 의존형 당뇨병 환자로 발전할 것이며 인슐린 비의존형 당뇨병 환자들의 약 30%도 인슐린 주사를 맞아야 할 것이라고 한다. 세계보건기구는 인슐린을 필수적인 약으로 간주하고 있다. 그러나 일부 개발도상국들에서는 인슐린이 아직도 충분히 이용되지 못하고 있다고 세계보건기구는 지적하고 있다.

당뇨병 치료에 좋은 식품

　당뇨병 환자에게 좋은 식품으로는 보리, 콩, 땅콩, 녹두, 호박, 생선, 조개, 미역, 토끼고기, 우유, 우엉, 야채 등이다. 또한 매 식사 때 마다 백반 100g과 콩 100g으로 하여 다른 부식을 같이 먹는 것도 좋은 방법이다. 백미에는 당분 75%, 단백질 7.9%, 지방 1.3%가 함유되어 있으며 콩에는 당분 26.2%, 단백질 40%, 지방은 20%가 함유되어 있다. 그 밖에도 콩에는 불포화지방산과 비타민이 다량으로 함유되어 있다.

　식후 30분부터 혈액내 당이 증가하기 시작하는 데 이것은 백반에 당분이 많이 함유되어 있기 때문이다. 그러나 콩으로 만든 음식을 섭취하면 백반처럼 혈액내 당이 신속히 증가하지 못한다. 그것은 단백질과 지방이 포도당으로 전환하려면 일정한 생화학적 대사 과정이 필요하기 때문이다. 두부 한 가지만 먹으면 금방 싫증을 느낀다. 때문에 두부, 콩밥, 콩나물, 콩죽, 콩우유, 청국장 등 여러 가지로 바꾸어 가며 먹어야 한다. 콩이 아무리 좋다고 하여 하루에 필요한 열량을 초과하여 먹는 것은 삼가야 한다.

　식이요법에서 중요한 것은 식사 횟수다. 〈소량다식〉이라는 말이 있다. 즉, 조금씩 여러 번 먹으라는 뜻이다. 한 번에 많은 양의 식사를 하여 소변으로 포도당을 내보내는 것보다 조금씩 여러 번 식사하여 당을 밖으로 내보내지 않게 하자는 데 있다. 하루에 취해야 할 식사량을 여러 번에 나누어 식사하는 것이 이상적이다. 간식으로는 콩조림, 땅콩, 우유, 콩우유 등이 좋다. 일상생활에서 단음식을 삼가해야 한다. 설탕물 1병은 400칼로리로 백반 200g에 해당한다. 그러나 식은땀과 허기증이 있는 저혈당 증상이 나타나는 환자는 즉시 설탕류를 섭취하여야 한다.

🐭 당뇨병 초기부터 꾸준히 해야 할 식이요법

최근 세계보건기구에서는 건강에 유의하지 않는 생활 방법으로 인하여 현 세기말에는 약 1억 명의 당뇨 환자들이 생명을 잃을 것이라는 보고를 하였다. 〈당뇨병의 예방〉이라는 명제 하에 전문가들의 공통된 점은 당뇨병의 원인은 지방질이 다량 함유된 음식물의 섭취, 운동부족, 비만, 지나친 긴장(스트레스)과 관련된다고 했으며 식이요법과 운동요법은 당뇨병 치료에서 자동차로 말하면 두 바퀴와 같다고 표현하였다. 당뇨병을 앓으면 체내의 인슐린이 적어지므로 식이요법과 운동요법을 병행하여 인슐린 요구량을 줄여야 한다.

식이요법에서 주의해야 할 점: 환자들의 상태, 비만 정도, 나이, 직업과 환경 조건, 노동 시간, 폐결핵과 같은 소모성 질병의 유무, 치료의 방법 등에 따라 식사량과 질, 식사 횟수 등이 다르기 때문에 다음과 같은 점에 주의해야 한다.

① 과도하게 식사를 절제하면 체력이 떨어져 활동이 불가능 해진다. 그러므로 식사량과 질을 적절히 조절해야 한다. 그리고 주식과 부식물의 양을 조절해야 한다.

② 하루에 섭취하는 음식물의 양과 횟수는 인슐린 주사량과 먹는 약의 용량에 따라 조절한다.

③ 하루 3회분의 식사를 합리적으로 나눈다. 매일 식사 시간을 정확하게 지킨다. 인슐린 주사를 맞을 때 저혈당이 일어나는

것을 사전에 예방하기 위하여 필요한 양만큼 더 먹어야 한다. 병이 심하여 인슐린 주사를 맞은 사람은 일을 한 다음에 많이 먹고 그 대신 인슐린 주사량을 줄이는 것이 좋다. 그러나 다음날 쉬는 사람은 조금만 먹어야 한다. 먹는 약으로 치료받는 사람들도 지나치게 활동하면 저혈당이 될 수 있다.

하루에 먹어야 할 영양소의 양: 당뇨병 환자는 탄수화물을 하루에 적어도 125g 이상 섭취해야 한다. 탄수화물이 부족하면 지방질이 잘 분해되지 않아 지방질의 중간대사 산물인 케톤체가 체내에 축적되므로 병이 더 악화된다. 당뇨병이 잘 조절되지 않을 때에는 탄수화물의 양을 늘여야 하는데 매일 섭취하는 탄수화물의 양을 200~250g으로 하며 혈당량과 소변내 혈당량이 낮아지고 증상이 좋아지면 250~350g 정도 먹는다. 건강한 성인은 매일 50g 정도의 단백질을 섭취하면 단백질대사의 균형을 보장할 수 있다.

 ## 당뇨병 환자의 식이요법

환자의 상태, 체중, 근로 조건에 따라 몇 가지로 나누어 볼 수 있다.

① **표준형 당뇨 환자의 식사:** 비만하지 않은 당뇨병 환자들에게 적용된다. 가벼운 일을 하는 사람들은 매일 주식을 150~250g, 중노동을 하는 사람들은 250~300g을 먹는다. 부식물 가운데서 단백질은 30~40g, 지방은 50g 안팎으로 조절한다. 이 밖에 콩과 같은 식물성 단백질을 많이 섭취하는 것이 좋다.

② **비만형 당뇨 환자의 식사:** 운동을 많이 하면서 탄수화물과 지

방을 적게 섭취하고 단백질을 정량대로 섭취한다. 매일 주식
은 200g 이하로 하고 지방은 알곡류에 포함된 것까지 계산하
여 40g 정도 한다. 그대신 야채류를 많이 섭취한다.

③ **허약형 당뇨 환자의 식사**: 허약한 환자와 어린이, 임산부, 젖먹
이가 있는 여성, 소모성질환(폐결핵) 등 합병증이 있을 때에
이 식이요법을 쓴다. 주식은 1일 200~300g, 부식은 50~60g,
지방은 60g 안팎으로 조절한다. 다음과 같은 간단한 계산법을
이용하여 식단을 만들 수 있다.

예를 들어, 키가 170cm인 사람의 체중이 52kg 이하이면 허약형
에 속하고 78kg 이상이면 비만형에 해당된다. 그 사이를 표준체중
으로 보고 다음과 같이 조성한다.

체중이 표준범위에 있을 때 가벼운 노동을 하는 사람의 주식은
하루에 50~350g, 중등도의 육체노동을 하는 사람은 350~450g, 중노
동을 하는 사람은 450~550g으로 하며 부식으로는 계란 1개, 생명
태 150~210g 또는 마른명태 50g, 돼지고기 100g, 두부 100g, 야채
250g을 먹는다. 기아 현상이 뚜렷한 환자의 체중이 65kg 이상이면
당분이 적게 함유되어 있는 야채를 적절히 늘리면서 단백질이 많은
콩류, 마른명태, 생선류 등의 고지방을 섭취한다. 표준체중을 초과
하는 비만형은 지방과 당분을 적게 섭취하고 중등도의 노동을 할
때에는 주식물을 하루에 300g을 넘지 말아야 한다. 이 때 콩류
100g 정도 섭취하며 야채를 많이 섭취해야 한다. 표준체중 이하일
때에는 주식은 300~450g을 섭취하고 단백질은 늘린다. 명태 100g,
계란 1~2개, 콩류 150g 먹는다.

당뇨병 환자가 금지해야 할 음식

설탕이나 꿀, 엿, 당분이 많은 과자 등 단음식은 장에서 빨리 흡수되어 혈당이 갑자기 높아지기 때문에 금지하여야 한다. 생선알은 콜레스테롤 함량이 높다. 이런 식품을 많이 먹으면 혈액내 콜레스테롤이 많아져서 동맥경화증에 걸릴 수 있다. 또한 당뇨병이 잘 낫지 않아 간기능 장애가 되면 콜레스테롤이 더 빨리 증가한다. 그러므로 당뇨병일 때는 콜레스테롤이 많이 함유되어 있는 음식을 절제하여야 한다.

당뇨병 환자들은 규칙적이고 명랑한 생활을 하여야 한다.

인체내 모든 장기들과 조직들은 일정한 주기를 가지고 규칙적으로 활동한다. 당뇨병 환자들이 건강한 사람들처럼 일생 동안 생활하기 위해서는 이러한 체내의 장기와 기관들의 규칙적인 활동에 맞게 생활을 절도 있게 하여야 한다. 건강한 사람들도 일정한 시간 일하고 나면 피로가 오는데 하물며 우리 몸이 활동하는데 필요한 에너지의 원천인 당대사 장애된 당뇨병 환자들이야 더 말할 필요가 있겠는가!

체내의 조직과 장기들은 일정한 잠재력을 보유하는 데 평소에는 자기 능력의 일부만을 이용하다가 지나친 부담이 가해지면 잠재된 능력을 발휘하게 된다. 그러나 잠재력도 한계가 있으며 당뇨병 환자인 경우에는 이 잠재 능력이 아주 적다. 그만큼 당뇨병 환자들은 규칙적으로 생활하여 잠재 능력을 정상적으로 보존해야 한다. 일하는 시간과 휴식하는 시간, 식사 시간과 식사량, 운동 시간과 운동량을 일정하게 정해 놓고 규칙적으로 생활하여야 한다.

 ## 흰고구마가 항당뇨병 작용을 한다.

동물실험에 의하면 인공적으로 당뇨병을 유발시킨 흰쥐는 혈액내 인슐린이 증가됨과 동시에 혈당치가 떨어졌다. 건강한 사람에게 흰고구마 가루를 섭취하도록 하였더니 혈당치가 내려가지 않았다. 흰고구마는 인슐린 분비촉진작용과 인슐린 저항성개선작용을 하는데 예로부터 지금까지 당뇨병 치료약으로 효과를 보지 못한 환자에게도 효과적으로 작용할 가능성이 있다고 한다.

 ## 새로운 당뇨병 치료약 개발

알에서 깨어나 20일 자란 누에를 초저온냉동법으로 건조시켜 분말로 만든다. 복용하기 간편하고 현재의 약들과 같은 효과를 가지며 혈당치 상승 억제 효과가 누에를 복용하는 민간요법보다 약 22% 높다는 것이다. 임상실험 결과 이 약은 맥아당이 포도당으로 변하는 과정을 지연시키면서 서서히 인체에 흡수되므로 지금의 약들과는 달리 공복에도 저혈당이 전혀 발생하지 않고 허기감도 느끼지 않는다.

새로운 당뇨병 치료약—인삼추출물

인삼추출물로 새로운 약을 제조하였는 데 여러 가지 형태의 당뇨병을 치료하는 데 효과가 좋다는 것이 증명되었다. 290명의 당뇨병 환자에게 복용시킨 결과, 이 약의 효능이 90%에 달하였다. 이 약은 물이나 음식물 섭취량과 소변량을 효과적으로 감소시킬 뿐 아니라 혈당과 뇨당치를 뚜렷하게 낮춘다. 새로운 당뇨병 치료제들에 비하여 면역 계통을 높이고 부작용도 없이 혈당치를 잘 조절한다.

 ## 당뇨병 환자들을 위한 식이요법

야채생선국
재료: 감자 4~5개, 홍당무 한 개, 마른 버섯 150g, 식물성기름 한 스푼 반, 내장과 머리, 꼬리를 제거한 생선 한 마리, 물 2L.

조리법: 마른 버섯을 물에 담근다. 감자와 홍당무를 썰어 익히고 양파를 썰어 기름에 볶는다. 그리고 버섯을 단지에 넣고 끓이다가 이미 볶아놓은 재료들을 첨가하여 푹 끓인다. 국을 퍼놓기 전에 삶은 생선의 뼈를 제거한 후 국그릇에 담는다.

야채볶음
재료: 가지 한 개, 토마토 한 개, 식물성기름 한 스푼, 우유비지 두 스푼, 계란 한 개, 양파 한 개, 쌀 한 스푼, 소금, 양념.

조리법: 잘게 썬 양파를 기름에 볶다가 링 모양으로 썬 고추와 쌀, 약간의 물을 붙는다. 그리고 3~5분 동안 끓이다가 토마토와 소금을

넣는다. 썰어서 데쳐낸 가지는 마지막으로 냄비에 넣고 물을 부은 다음 끓인다. 쌀이 익었을 때 계란과 우유비지를 넣고 겉이 노릇노릇할 때까지 볶는다.

들장미엿

재료: 들장미 네 스푼, 커피 두 컵, 엿.

조리법: 들장미를 깨끗이 씻어 펄펄 끓는 물(400~500g)에 삶다가 4시간 이상 우린다. 이것을 받아 커피와 섞은 다음 엿으로 맛을 낸다.

당뇨병 환자들의 과일 먹는법

과일 속에 함유된 무기염, 비타민과 섬유소는 혈당을 조절하는데 일정한 역할을 한다. 그러므로 당뇨병 환자들은 과일을 먹어야 한다. 그러나 과일 속에 당이 함유되어 있으므로 적당히 먹지 않으면 혈당이 올라가 병의 호전에 영향을 줄 수 있으므로 과일을 먹을 때 다음과 같은 점에 주의해야 한다.

① 정도에 따라 과일 먹는 양을 결정해야 한다. 비만하지 않는 당뇨병 환자가 공복시 혈당이 140mg/dl이면 병이 호전되었다고 볼 수 있다. 비만하거나 나이가 많은 환자가 공복시 혈당이 150mg/dl에 접근하고 식후 2시간 혈당이 200~250mg/이하면 산화혈색소가 8~9%이고, 24시간 뇨당량이 5~10g 이하이면 병이 호전되었다고 볼 수 있다. 이때는 매일 1~2개의 과일을 먹어도 혈당에 큰 영향을 미치지 않는다.

② 당분 함량이 적은 과일을 선택해 먹으면 혈당에 주는 영향이 크지 않을 수 있다. 신선한 과일에는 당분이 4~20% 함유되어 있다. 수박에는 당분이 비교적 적게 함유되어 있으므로(약 4~5%) 당뇨병 환자는 이런 과일을 적당히 먹을 수 있다. 배, 복숭아, 앵두, 참외, 포도 등의 과일에는 당분이 8~10% 함유되어 있으므로 이런 과일을 많이 먹으면 좋지 않다. 사과, 파인애플, 감, 살구, 귤, 바나나 등 과일에도 당분이 8~10%이고 대추, 사탕수수 등 과일에는 당분이 20% 이상이므로 이런 과일 또한 먹지 않는 것이 좋다. 곶감, 건포도도 당분이 많이 함유되어 있고 해바라기씨, 호도, 땅콩에도 당분이 10% 이상 포함되어 있으므로 많이 먹지 않는 것이 좋다.

③ 당뇨병이 호전되지 않은 환자는 과일을 먹지 않는 것이 좋다. 먹고 싶은 생각이 들면 반드시 매일 먹는 총 칼로리량에서 과일을 먹은 후 생기는 칼로리량을 줄여야 한다.

④ 과일을 먹는 시간에도 주위를 기울여야 한다. 즉, 식사 직후에는 먹지 말고 끼니 사이에 먹는 것이 좋다.

 당뇨병에 좋은 콩우유

당뇨병 환자에게는 콩우유가 좋다. 콩우유는 첫째, 당뇨병을 유발하고 비만증을 예방하는 좋은 식품이다. 둘째, 콩우유에 함유되어 있는 트립신은 당뇨병 치료에 좋은 성분이다. 셋째, 콩우유에 함유되어 있는 식물성 지방이 당뇨병의 합병증인 동맥경화를 예방하는 효과가 있다. 콩우유에는 혈액내 콜레스테롤을 감소시키는 작용을 하는 불포화지방산이 우유보다 다량으로 함유되어 있다.

🐸 당뇨병 치료에는 호박과 야채가 좋다.

　당뇨병 환자는 단호박(떡호박)과 호박분말이 좋다. 단호박은 체내에서 인슐린 분비를 촉진시켜 혈당을 떨어뜨린다. 또한 단호박에는 카로틴, 비타민, 칼슘, 인과 같은 광물질이 다량으로 함유되어 있어, 당뇨병 환자들이 단호박을 먹으면 매우 좋다.

　어느 당뇨병 환자는 매일 단호박 500g을 아침, 저녁 1회씩 1개월 먹었더니 당뇨병이 치료되었다는 보고가 있다. 여름에는 신선한 단호박을 1회에 200~250g씩 아침, 저녁으로 연속 3~4개월간 먹으면 좋은 효과를 보며, 겨울에는 말린 단호박 20~30g씩 쪄서 먹는다. 호박분말은 진공 건조 방법으로 제조한다. 1회 6~10g씩 매일 2회 복용한다. 호박을 그대로 삶아서 하루에 400~500g을 2회에 나누어 먹어도 좋다. 공복에 혈당이 150mg인 경증환자는 호박분말만 먹어도 되고 그 이상인 환자는 식이요법과 운동요법을 병행하여 치료하며 200mg 이상인 중증인 환자는 약물요법과 함께 하는 것이 좋다. 경증환자는 3~4개월 치료하며 중증환자는 1~2년 치료하면 효과가 있다.

　신선한 야채도 매우 좋다. 신선한 야채만을 먹는 방법으로 당뇨병을 치료한 예가 적지 않다. 당뇨병 환자들에게 열처리를 하지 않은 신선한 야채를 5가지 이상 섞어 먹인다. 야채는 주로 무, 홍당무, 양배추, 배추, 시금치 등이 좋으며 이 밖에 부추, 오이, 가지도 좋다. 5가지 이상의 야채를 섞어 먹어야 몸에 필요한 비타민과 광물질을 섭취할 수 있다. 하루 섭취량은 1~1.3kg 정도이며 주로 점심과 저녁에 먹는다. 또한 잎과 줄기, 뿌리를 균등한 양으로 하는 것이 좋다. 양이 많아 먹기 힘들면 즙을 내 마셔도 좋다. 보통 1개월정도 먹고 경증환자는 2~3개월이면 치료된다. 비린냄새가 나서 마시기 힘들면 우유나 꿀을 약간 타서 마셔도 된다.

당뇨병 치료에 좋은 다시마뿌리 식초절임

다시마뿌리에는 건강에 좋은 영양분이 많이 함유되어 있다. 다시마뿌리를 식초에 절여 먹으면 당뇨병의 예방과 치료에 매우 좋다. 다시마뿌리에는 광물질 특히 칼슘, 칼륨, 인, 마그네슘이 많으며 대표적인 알칼리성 식품이다.

당뇨병 환자의 혈당치가 높아지면 혈액은 산성이 된다. 그런데 다시마뿌리를 먹으면 산성이 된 것을 알칼리성으로 변화시킨다. 또한 다시마 뿌리에 함유되어 있는 알긴산은 당분의 소화와 흡수를 용이하게 하기 때문에 포도당이 신속히 혈액내로 들어가는 것을 억제하여 혈당이 높아지는 것을 예방한다. 또한 다시마뿌리에 함유되어 있는 요드는 혈액내의 콜레스테롤의 양을 낮추고 혈관을 보호한다.

다시마뿌리에 함유되어 있는 아미노산의 일종인 글루타민은 혈압을 낮추고 식초에 함유되어 있는 레몬산은 체내의 레몬산 순환과정을 자극하여 물질대사를 촉진한다. 그리하여 젖산의 발생을 막고 혈액의 산성화를 막아 당뇨병의 예방치료에 효과를 가져온다. 식초는 단백질의 소화와 흡수를 촉진시켜 혈당치를 안정시키기도 한다.

다시마뿌리 식초절임을 만드는 방법은 다시마뿌리를 잘게 썰어 5~10분 정도 물에 담가 둔다. 다음 다시마뿌리가 물에 잠길 정도로 물을 붓고 약 1시간 정도 끓이면 다시마뿌리는 묵처럼 흐물흐물해진다. 여기에 적당량의 식초를 첨가하여 먹는데 매번 만들기 곤란하면 1주일 분량을 만들어 서늘한 곳에 보관하여 놓고 먹을 수 있다. 먹기 힘들면 여기에 간장, 소금 등을 약간 넣어 맛을 내 먹어도 된다. 다시마뿌리는 1회에 3~4개 정도 먹는다.

 ## 당뇨병에 벼뿌리 달인 물이 좋다.

벼뿌리 달인 물이 당뇨병 치료에 좋다고 한다. 벼뿌리에는 세파넥스라고 하는 다당류 성분이 함유되어 있는데 이것이 혈당을 낮추는 작용을 한다. 벼뿌리 달인 물을 만들기 위해서는 벼를 벤 후 즉시 벼뿌리를 채취하여 물로 깨끗이 씻은 다음 햇볕에 10일 정도 건조한다. 건조한 벼뿌리를 하루 분량으로 5~10g 준비하고 여기에 물 600ml를 넣어 절반으로 줄어들 때까지 끓인다. 벼뿌리 달인 물을 하루에 2~3번 나누어 마신다. 벼뿌리 달인 물은 효과가 천천히 나타나므로 매일 잊지 말고 마셔야 하는데 1개월 정도 지나면 점차 혈당이 떨어지고 피로가 없어진다.

 ## 노인 당뇨병 환자들이 쉬는 것이 좋은가, 일하는 것이 좋은가?

한마디로 말하여 일하는 것이 좋다. 노인 당뇨병은 대부분 인슐린 주사를 맞지 않는 I형 당뇨병이고, 또 몸이 비대한 사람들이 많은 것 만큼 노인들의 능력에 맞게 일을 계속하는 것이 좋다. 흔히 우리들은 일손을 놓았더니 빨리 늙는다는 말을 듣는다. 사람이 일을 하지 않으면 몸과 마음이 모두 빨리 늙는다. 그러므로 당뇨병 환자들은 늙었어도 움직일 수 있는 한 꾸준히 일을 하는 것이 좋다.

늙었고 게다가 당뇨병 환자라는 것을 구실로 하는 일 없이 허송세월을 보내면 몸이 더 비대해지고 신진대사가 잘 되지 않는다. 적당히 일을 하여 온 몸을 움직이면 근육이나 뇌수의 혈액순환이 잘 되어 포도당이 잘 이용되고 따라서 근육도 튼튼해진다.

사람의 근육에 있는 모세혈관의 길이는 아주 길다. 이처럼 모세혈관에 혈액을 정상적으로 보내려면 심장과 함께 근육도 수축작용을 원만히 해야 한다. 심장은 동맥혈을 전신에 내보내는 펌프작용을 하지만 정맥혈을 흡입하는 힘은 약하다. 전신에 분포되어 있는 정맥혈을 심장으로 보내는 일은 대부분 근육이 담당하고 있다. 그러므로 육체적 활동을 멈추지 않고 계속하면 근육이 튼튼해지고 전신의 혈액이 잘 순환되어 대사활동이 활발하게 진행되며 당뇨병 치료에 좋은 영향을 미친다.

 ## 당뇨병에 좋은 식초마늘

당뇨병을 억제하기 위한 보조 수단으로 식초마늘이 좋다. 마늘을 식초에 담그면 마늘 성분인 알리신이 췌장의 베타세포에 작용하여 췌장 기능을 활발하게 하고 혈당을 정상으로 유지하며 피로감과 정력 회복에도 좋은 작용을 한다. 식초마늘은 당뇨병 초기에 복용하면 좋은 효과를 볼 수 있는데, 이때 비타민 C와 함께 복용하면 더욱 좋다. 식초마늘과 함께 비타민 C를 하루에 1g 정도 복용하면 혈당이 훨씬 낮아져 완전히 정상으로 회복한다.

당뇨병시 메꽃의 약효과

메꽃은 당뇨병과 소변이 잘 배설되지 않을 때 사용하면 좋다. 메꽃은 들이나 밭에 서식하는 다년생 식물로 7~8월에 연분홍색의 나팔모양의 꽃이 낮에만 피는데 약에 쓰이는 부위는 메꽃풀 전체이다. 메꽃을 약으로 쓰려면 꽃이 피었을 때에 넝쿨을 거두어 깨끗한 물에 잘 씻어서 햇볕에 3~4일 동안 충분히 말린다. 말린 넝쿨은 곰팡이가 발생하지 않게 즉시 서늘한 곳에 보관한다. 하루 분의 약을 만들기 위해서는 주전자에 말린 넝쿨 10~15g에 물 500ml를 넣고 양이 절반으로 줄때까지 천천히 끓인 후 식혀서 천으로 거르면 된다. 끓인 즙은 하루 3회 나누어 식전에 마신다.

당뇨병 환자들의 사망 위험률을 10배나 증가시키는 담배

당뇨병 환자들이 담배를 피우면 증상이 더 악화될 뿐만 아니라 사망 위험률이 10배나 더 증가한다. 자료에 의하면 당뇨병 환자가 담배를 하루에 한 갑씩 5년 동안 피운 환자들의 사망률은 피우지 않은 환자들보다 10배나 더 증가하였다. 예로부터 당뇨병 환자의 사망율을 낮추는데 무엇보다 중요한 것이 금연하는 것이라고 했다. 때문에 당뇨 환자의 섭생에서 1무, 2소, 3다라는 말이 있는데 1무는 한 가지를 완전히 없애라는 것인데 금연하는 것, 2소는 식사와 음료를 적게 하라는 것이고, 3다는 운동을 많이 하고 사람들과 접촉을 자주 하고 충분히 휴식하라는 뜻으로 쓰이는 말이다.

임신과 당뇨병

당뇨병을 앓는 여성들이 임신을 하면 흔히 병세가 악화되면서 임신 중독이 되며 심한 경우에는 태아가 자궁내에서 사망할 수 있다. 순조롭게 출산한다 해도 유아는 저혈당증이 되는 경우가 많다. 그러므로 당뇨병이 있는 임산부들은 내분비 전문의사의 진찰을 받아 임신을 지속할 것인지, 유산시킬 것인지를 판단할 필요가 있다. 임신을 지속시킬 경우에 주의해야 할 사항들은 다음과 같다.

① 음식은 적당히 조절해야 한다. 자체 영양을 충분히 보장하는 것과 함께 태아의 성장에 필요한 열량이 충분히 보장되어야 하므로 식사 제한을 지나치게 하지 말아야 한다. 보통 하루에 주식은 300~400g, 단백질은 체중 kg당 1.5~2g을 섭취해야 한다. 하루 분의 음식을 4~6회로 나누어 먹는 것이 좋다.

② 임신 기간에는 혈당을 낮추는 약을 쓰지 말아야 한다. 혈당을 낮추는 술파민제는 태반을 거쳐 태아 체내에 들어가 인슐린 분비를 자극한다. 이렇게 되면 태아에게 저혈당이 나타나거나 심하면 사망하는 결과를 가져오는 경우가 있고 기형아를 출산하는 경우도 있다.

③ 인슐린을 적당히 사용해야 한다. 인슐린은 태반을 통과하지 못하므로 임산부에게 사용할 수 있다. 그러나 증상이 심하지 않은 임산부는 음식을 통해서 혈당을 조절하는 것이 좋다. 산모들에게 저혈당이 나타날 수 있으므로 주위해야 한다.

④ 출산 전에 정기적으로 검사를 받아야 한다. 안전검사(월 1회), 신장기능, 복부초음파, 태반기능, 태아상태 등을 검사할 필요가 있다. 안전검사 소견과 신장기능이 불량해졌을 때에는 임

신을 중절하여야 한다.

 ## 체중을 줄이는 3가지 방법

① 콩을 식초에 불려 먹으면 체중 조절에 효과가 있다. 콩에는 단백질, 식물성지방, 비타민 B, E와 칼슘, 식물성섬유 등이 함유되어 있고 식초에는 초산, 레몬산 등이 함유되어 있기 때문에 이것들은 지방합성을 억제하고 분해를 촉진한다. 그러므로 식초에 콩을 불려 먹으면 영양을 충분히 섭취할 수 있을 뿐아니라 체중도 줄일 수 있다. 콩을 식초에 불려 먹는 방법은 다음과 같다.
- 먼저 찬물에 콩을 깨끗이 씻는다.
- 콩이 마르면 20~25분간 타지 않게 볶는다.
- 볶아낸 콩이 식으면 입구가 큰 병에 콩을 절반 가량 넣고 식초를 가득 부은 다음 밀폐시킨다.
- 밀폐한 병을 냉장고에 넣은 후 5~9일이 지나면 먹을 수 있다. 매일 아침 저녁으로 2회, 1회에 5~6알씩 먹는다. 동시에 음식을 절제하고 적당히 운동량을 늘이면 좋은 효과를 볼수 있다. 이 방법을 약 2개월간 실시한 결과 체중이 77kg에서 58kg으로 감량되었다고 한다.

② 산책을 하면 체중을 감량할 수 있다. 식후 45분 정도 지나서 시간당 4.8km의 속도로 20분 동안 산책을 하면 에너지 소모가 보다 빠르므로 체중을 감소시키는 데 좋다. 식후 2~3시간 정도 지나 다시 한번 20분간 산책하면 더욱 좋다.

③ 동과에 고추를 섞어 먹으면 체중을 감소시킬 수 있다. 몸이

비만한 사람의 체내에는 물과 지방이 비교적 많다. 동과를 먹으면 소변이 잘 배설되기 때문에 체내의 수분의 양을 줄일 수 있고 고추를 먹으면 지방의 소모가 촉진된다. 따라서 동과와 고추를 먹으면 체중을 감량할 수 있다.

몸이 비대하여 체중을 감량하려는 사람들이 음식을 알맞게 조절, 제한하고 운동을 계속하는 것과 함께 위의 방법대로 하여 효과를 본 예가 많다.

🐸 여성의 비만은 더욱 나쁘다.

젊은 여성의 체중이 지나치게 증가하면 난소 기능이 쇠퇴하여 월경불순이나 월경과다, 희발월경 등 여러 가지 질병이 발생하며 거의 임신을 하지 못하는 경우가 많으며, 임신이 되어 비만임산부 또는 뚱뚱보임산부로 되는 수가 있는데 이런 경우에 출산이 어렵거나 이완성출혈(자궁출혈이 심하여 멎지 않는 것)로 유산된 예도 종종 볼 수 있다.

🐸 중년기 이후 비만은 운동부족

비만은 열량과 에너지 소비의 불균형의 결과라는 것은 잘 알려진 사실이다. 육체노동을 하는 사람의 비만은 찾아보기 힘들다. 주로 사무직 종사자들이 걷기 운동을 비롯한 운동을 잘 하지 않고 차를 타고 출퇴근을 하면서 운동을 적게 하는 것과 관련된다. 이런 사람들의 피로는 정신적 피로이지 육체적 피로는 아닌 것이다. 특히 중년기 이후의 비만은 운동부족이 원인이다. 적당한 진동도 식욕을 증가시킨다. 승용차를 타면 진동에 의한 부교감신경의 흥분으로 위나 장의 활동이 활발해지고 소화액 분비가 높아지기 때문에 과식하기가 쉽다. 그러므로 승용차를 타기보다 걷는 것이 더 바람직하다.

🐭 비만은 통풍(通風)과도 관계가 있다.

체내에서 단백질을 에너지로 이용하고 난 노폐물이 요산이며 이 요산이 혈액내에 지나치게 많으면 관절에 침착되어 급성관절염이 반복되면서 통풍결절이라는 뼈마디가 붓는 증상이 생기고 차츰 신장의 기능도 저하되며 심근경색까지도 생긴다. 거의 70%가 엄지발가락에 몹시 심한 통증이 나타나며 때로는 발목이나 무릎, 발가락이나 기타 뼈마디에 통증이 있을 때도 있다. 심한 통증 부위는 붉게 부어오르고 누르면 아프다. 이러한 통풍은 고지혈증, 고혈압, 동맥경화증, 신장장애 등과 함께 비타민과도 일정한 관계가 있다. 통풍은 대체로 중년기 이후의 남자에게 많고 여자에게는 거의 없다. 남녀에게 차이가 있는지 그 이유는 아직 밝혀지지 않았지만 어쨌든 중년기 이후 통풍은 남자가 더 많은 것은 사실이다.

🐭 비만은 간을 나빠지게 하는 근본이다.

비만은 영양의 과잉 상태이므로 담낭에 콜레스테롤 결석이 발생하기 쉽다. 술을 지나치게 많이 마시거나 좋아하여 비만이 된 경우

에는 간에 지방이 축적되어 지방간으로 되면서 간의 기능이 저하된
다. 뿐만 아니라 혈액 내 지질 즉, 중성지방이 높은 비만한 사람의
경우에도 간까지 지방이 침착되어 지방간을 일으키는 등 간기능에
이상을 주는 경우가 적지 않다.

비만증의 예방은 유아기부터

무엇보다 중요한 것은 비만은 하나의 질병이라는 인식을 철저히
가지는 것이다. 오늘날에는 비만한 것을 좋아하는 사람은 없으며 비
만증을 가리켜 미련한 사람, 건강관리를 게을리한 사람으로 비난하
고 있다. 일생에 비만증에 걸리기 쉬운 시기는 유아기, 사춘기, 중
년기 이후 등이다. 어릴 때 비만증에 걸리면 어른이 되어도 70~80%
가 비만이 된다. 왜냐하면 소년기의 비만은 지방 세포수가 절대적
으로 증가한 것이기 때문에 일단 비만증에 걸리면 체중 조절을 잘
한다고 해도 지방 세포수가 감소되지 않는다. 때문에 소년기에 비
만증에 걸리지 않도록 체중관리를 철저히 해야 한다.

비만은 당뇨병의 안내자

음식을 지나치게 많이 먹을 때 특히 당질(밥, 빵, 설탕 등)이나,
인슐린의 작용을 방해하는 기능을 갖는 음식물을 지나치게 많이 먹
으면서 운동을 하지 않으면 섭취되는 영양분에 비해 소비되는 에너
지가 적으므로 몸이 비대해져서 비만에 걸린다. 체중이 증가하기 시
작할 때는 이에 맞게 인슐린이 많이 분비되지만 이런 과정이 오래

지속되면 췌장의 랑게르한스섬에서 인슐린 분비가 감소되어 결국 비만해진 몸이 필요로 하는 인슐린을 충분히 분비하지 못하게 된다. 즉, 인슐린이 상대적으로 모자라서 당뇨병에 걸리게 된다.

비만증 때의 운동 요법

비만증 때의 운동 요법은 운동 부족으로 오는 대사장애성 지방의 침착을 예방하고 간에 침착된 지방을 전신에 고르게 분산시켜 일부는 열량으로 소비시키고 일부는 근육으로 전환시키는 작용과 비만증에 의하여 발생하는 고혈압, 허혈성심장병을 예방 치료하는 효과를 나타낸다. 운동에서 기본은 걷기 운동이다. 보통 비만한 사람은 걸음폭이 좁고 온몸을 흔들면서 걷기 때문에 속도를 낼 수 없을 뿐만 아니라 쉽게 피로해진다. 비만증 환자는 가능한 걸음폭을 크게 하면서 몸을 앞으로 약간 숙이고 걸어야 무릎이 잘 펴져서 빨리 걸을 수 있다. 발끝을 차면서 앞으로 내딛고 발뒤꿈치부터 땅을 밟는 식으로 걸어야 한다.

체중 조절법

① 동과: 이뇨작용을 하고 체내의 수분을 배설시키므로 체중을 감소시킨다.
② 팥: 장기간 복용하면 체중을 감소시킬 수 있다.
③ 식초: 아미노산이 있어 체내의 지방을 제거하고 설탕, 단백질의 신진대사가 잘 된다.

④ 옥수수 수염: 그늘에서 말렸다가 차처럼 끓여 마신다. 옥수수 수염 1스푼을 150g의 물에 타서 복용한다. 체내의 수분을 소변으로 배설시킨다.

⑤ 연꽃잎: 혈압을 강하시키고 지방을 감소시켜 체중을 줄이는 효과가 있다. 연꽃잎을 끓여서 차대신 마시거나 쌀과 함께 죽을 쑤어 먹어도 된다.

⑥ 국: 식사 전에 국을 마시는 것으로 식욕을 억제해도 체중이 감소한다.

⑦ 연잎, 연뿌리, 연꽃을 원료로 한 약들도 효과가 있다.

⑧ 야채, 갈대순, 집미나리, 통배추, 오이, 고추, 무, 시금치, 물냉이, 푸른호박을 자주 먹어도 체중이 감소한다.

소금을 이용한 체중조절

목욕할 때 거친 소금을 온몸에 바르고 붉게 될 때까지 맛사지한 다음 깨끗이 씻는다. 이렇게 소금으로 맛사지 한 다음 다시 38℃의 온수에서 약 20분 동안 들어가 혈액순환이 빨라지게 한다. 소금은 일련의 침투성을 가지고 있어 피부에 스며들어 모낭내에 있는 수분과 미세물질, 지방 등을 밖으로 내보낸다. 때문에 소금은 탈모증과 체중조절에 일정한 치료 효과를 나타낸다.

고지혈증에 걷기 및 아령운동

고지혈증 환자는 섭생을 잘하면 건강한 사람과 똑같이 생활할 수 있다. 고지혈증 예방 치료에서 필수적인 것은 운동요법이다. 운동은 고지혈증의 예방 치료에 좋은 수단 중의 하나이다. 운동을 자기 체격에 맞게 정상적으로 하면 병적으로 높아진 혈액내 지질이 운동 열량으로 소비되면서 그 함량이 낮아지는데 특히 인체에 나쁜 중성 지방량이 감소되고 인체에 유익한 고비중 지단백이 증가한다.

또한 운동을 하면 체내에서 지질 대사과정이 정상으로 될 뿐 아니라 고지혈증에 의하여 발생하는 동맥경화, 혈전증 등도 미리 예방할 수 있다. 운동으로 혈액내 중성 지방량이 감소되는 속도는 젊은 사람보다 중년기 이후에 더 빠른데 식후 1시간만에 운동을 하면 이런 효과가 더욱 뚜렷하다. 고지혈증 때 운동은 여러 가지 방법으로 할 수 있지만 걷기 운동이 간편하면서도 혈액내 지질 함량을 낮추는 효과가 큰 운동 중의 하나이다. 고지혈증 때의 운동은 보통 1분 동안에 120보 이상의 속도로 2,000~3,000보의 거리를 걷는 방법으로 한다. 달리기는 보통 1분 동안에 160~180보의 속도로 15,000~ 20,000보의 거리로 달린다.

수영은 먼저 100~200m 정도로 하고 쉬면서 거리와 속도를 조절한다. 이것은 누구에게나 맞는 절대적인 운동량은 아니다. 왜냐하면 나이에 따라 운동량이 다르고 같은 나이에도 체격에 따라 운동량이 다르기 때문이다. 그러므로 운동요법 전에 자기 체력에 맞는 운동 속도와 거리, 보폭을 정하고 그에 맞게 운동하는 것이 매우 중요하다. 이상의 운동외에 탁구, 테니스, 배구 등을 할 수 있다.

고지혈증 때 아령체조

① 아령(1.5~2kg)을 들고 두 팔을 엇바꾸어 가면서 팔굽을 굽히거나 펴기를 각각 10회씩 하며 깊은 복식 호흡을 하면서 한다.

② 아령을 들고 두 팔을 엇바꾸어 가면서 어깨를 앞뒤로 돌리기를 각각 10회씩 하는데 깊은 복식 호흡을 하면서 한다.

③ 아령을 들고 두 팔을 어깨 너비로 벌리고 서서 허리를 굽히면서 숨을 길게 내쉬고 허리를 뒤로 젖히면서 깊은 복식 호흡을 하며 각각 10회씩 한다.

④ 위와 같은 자세에서 몸을 옆으로 돌리면서 숨을 깊이 들이 쉬고 몸을 바로 하면서 숨을 길게 내쉰다. 양쪽을 번갈아 각각 6~10회씩 한다.

⑤ 아령을 들고 두 팔을 어깨 너비로 벌리고 몸을 옆으로 구부리면서 숨을 길게 내쉬고 몸을 바로하며 숨을 깊이 들이쉬면서 이를 6~10회씩 한다.

⑥ 아령을 들고 두 팔을 위로 들며 무릎을 굽혀서 쪼그리고 앉으면서 숨을 내쉬고 다시 바로 서면서 숨을 들이신다. 이를 10~40회씩 반복 실시한다.

⑦ 아령을 들고 권투를 하는 자세로 서서 제자리에서 달리는 것처럼 권투하는 동작을 3회씩 한다.

⑧ 아령을 들고 바로 서서 두 팔을 위로 들면서 숨을 깊이 들이쉬고 두 팔을 내리면서 숨을 길게 내쉬는 것을 4~6회씩 한다.

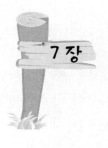

7장

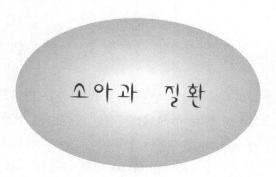

소아과 질환

 유아의 설사 예방에는 차가 좋다.

유아에게 자주 설사를 일으키는 병인으로서 로타바이러스가 있다. 이 바이러스의 감염을 예방하는 성분이 녹차에 함유되어 있다는 것이 밝혀졌다. 로타바이러스에 의한 사망 예는 선진국에서는 드물지만 개발도상국들에서는 년간 200만 명에 달한다고 한다.

최근 과학자들은 시험관에서 배양한 원숭이의 신장세포에 로타바이러스를 감염시키고 여기에 차를 첨가하여 바이러스의 감염, 증식을 억제하는 능력을 실험하였다. 그 결과 차에 저항력이 강한 유효한 성분이 함유되어 있으며 또한 유효성분의 추출에도 성공하였는데 과학자들은 앞으로 우유에 이 성분을 첨가시켜 바이러스 감염을 예방할 수 있는 방법도 연구하고 있다.

어린이가 설탕을 많이 먹으면 해롭다.

어린이들이 설탕을 너무 많이 먹으면 건강에 해로울 뿐 아니라 관상동맥경화증에 쉽게 걸릴 수 있다. 심장병 학자들이 연구한 바에 의하면 관상동맥경화증은 중년기 이후에만 발병하는 것 같지만 사실은 세상에 태어난 지 얼마 안 되는 어린아이 때부터 발병이 가능하다. 세계보건기구에서 발표한 자료에 의하면 관상동맥경화증 환자들은 3세 때부터 동맥이 굳어지기 시작하고 지방반점도 생긴다고 한다. 영양학자들이 시험하고 연구한 바에 의하면 당 함유량이 높은 음식을 장기간 먹게 되면 몸이 쉽게 비만해지고 평균 수명이 20년 감소한다고 한다.

 ## 어린이들은 인공음료수를 많이 마시지 말아야 한다.

아이들에게 각종 음료수를 많이 먹이면 좋다고 생각하는 사람들이 있는데 그것은 사실과는 매우 다르다. 영양학자들은 끓인 물이 어떤 음료수보다 가장 좋다고 말한다. 어린이들이 색소음료수를 많이 마시면 뇨붕증을 일으킬 수 있고 암발생의 잠재적 요인이 될 수 있다. 특히 찬 음료수를 많이 마시면 아이들에게 매우 해롭다. 아이들의 위점막은 매우 연약하여 찬 것과 더운 것의 자극에 비교적 민감하다. 만약 아이들이 찬 음료수를 많이 마시면 위액이 정상적으로 분비되지 못하여 소화불량이 되거나 설사를 하게 된다. 또한 아이들의 인후부 점막은 혈관 분포가 잘 되어 있으므로 평소에 찬 음료수를 많이 먹이면 인후 주위의 혈관이 수축되면서 혈류의 양이 적어지고 저항력이 약해지면서 인후 부위의 세균 감염으로 감기나 후두염에 감염되게 된다. 그러므로 아이들에게는 반드시 온수를 먹여야 한다.

 ## 선풍기를 어린아이에게 직접 틀지 말아야 한다.

무더운 여름철에 어린아이들은 특별히 더위를 타며 때로는 더워서 울기까지 한다. 아이가 편안히 잠을 잘 수 있도록 하기 위하여 어떤 부모들은 직접 선풍기를 틀어주고 있으며 어떤 부모는 아이가 알몸으로 선풍기 바람을 쏘이게 한다. 인체는 정밀한 기계와 같이 모든 계통과 부분들이 상대적으로 균형을 유지하고 있다. 체표의 발한 작용도 마찬가지이다. 어린 아이에게 선풍기를 오랜 시간 쏘이면 바람을 맞지 않는 부위의 발한 속도는 느리게 된다. 이렇게 되면 체표의 발한작용이 균형을 잃게 된다.

발한작용은 간단하지 않다. 그것은 신체의 혈액순환계통과 중추신경계통의 균형을 유지하는데 중요한 작용을 한다. 특히 갓난아이의 식물신경 조절기능이 완전히 성숙되지 못하고 상대적인 불균형 상태에 있으므로 거기에다 발한작용까지 불균형이 되면 쉽게 질병에 감염될 수 있게 된다. 경하면 비색, 비연, 상기도감염 등에 이환될 수 있으며 심하면 여러 가지 합병증이 발생할 수 있다.

어린이의 옷장에 좀약을 넣어두면 해롭다.

옷에 좀이 스는 것을 방지하려면 옷장 속에 좀약을 넣기 마련이다. 그러나 어린이의 옷을 넣어두는 옷장에 좀약을 넣으면 아이들의 건강을 해친다. 좀약은 석유나 석탄 타르에서 추출한 유기물을 가공하여 만든 것이다. 그 주요성분은 나프탈렌이며, 나프탈렌은 휘발성이 강한 유독성 물질이다. 사람이 나프탈렌이 흡수된 옷을 입으면 피부를 통하여 체내에 나프탈렌이 흡수된다. 하지만 성인의 경우에는 체내 흡수된 나프탈렌이 체내에 있는 글루쿠론산 효소와 결합되면서 무독성 물질로 된다. 성인들은 좀약이 묻은 옷을 입어도 중독되지 않지만 어린이들의 경우에는 다르다. 어린이들의 혈액 내에는 글루쿠론산 효소라는 유기물이 소량만이 함유되어 있기 때문에 좀약이 묻은 옷을 어린이에게 입히면 쉽게 나프탈렌 중독이 될 수 있다. 그러므로 어린이의 옷장에는 좀약을 넣지 않는 것이 좋다. 그리고 집에 오랫동안 보관한 옷을 입을 때에는 먼저 햇볕을 쏘여야 한다. 이유는 흰 결정체로 되어 있는 나프탈렌이 열에 의해 쉽게 휘발되기 때문이다.

 ## 어린이들이 삼가야 할 것들

① 썬그라스를 착용하지 말아야 한다.

유리나 플라스틱으로 만든 썬그라스는 두께가 정밀하지 않고 색도 맑지 못하기 때문에 어린이들이 그것을 착용하면 눈이 쉬 피로해지고 시력이 나빠진다.

② 파마를 하지 말아야 한다.

어린이들이 파마를 하면 살갗의 각질층이 손상을 받고 머리카락 결이 파괴되면서 탄성강도가 낮아진다.

③ 스프링침대에서 재우지 말아야 한다.

어린이들은 골질이 연하므로 골격이 쉽게 변형될 수 있다.

④ 뒤축이 높은 신발을 신기지 말아야 한다.

어린이들은 뒤축이 높은 신발을 신으면 발가락과 발바닥이 변형되며 관절이 원활하지 못하게 된다. 여자 아이들이 뒤축이 높은 신발을 신으면 골반의 변형으로 성인이 되어 출산시 난산이 될 수 있다.

⑤ 차를 마시지 않도록 해야 한다.

한창 자라고 있는 어린이들은 단백질, 지방과 각종 미량 원소를 많이 필요로 한다. 차에 함유되어 있는 탄닌산은 어린이들에게 요구되는 칼슘, 철, 아연 등 미량 원소와 결합되어 물에 용해되지 않는 화합물로 변한다. 차에 함유되어 있는 카페인과 테오필린은 어린이들의 대뇌혈관을 쉽게 흥분시키므로 초조감을 느끼게 한다. 때문에 어린이들은 차를 마시지 않는 것이 좋다.

🐭 어떤 경우에 아이에게 젖을 먹이지 말아야 하는가?

모유는 유아에게 가장 좋은 식량이라 할 수 있다. 그러나 다음과 같은 경우에는 산모가 애기에게 젖을 먹이지 않는 것이 좋다.

① 산모가 감기에 걸렸을 때에는 아기에게 직접 젖을 먹이지 말고 젖을 짜서 끓여서 먹이도록 한다. 산모가 폐결핵일 때에는 애기에게 젖을 먹이지 말아야 한다.

② 산모가 전염성 간염이나 암 또는 정신 질환일 때에는 아기에게 젖을 먹이지 말아야 한다.

③ 산모가 유선염일 때에도 아기에게 젖을 먹이지 않는 것이 좋다.

④ 포유 기간에 약을 많이 쓰는 어머니는 아기에게 젖을 먹이지 말아야 한다. 어머니가 약을 많이 쓰면서 아기에게 젖을 먹이면 아기는 약물 중독에 걸리기 쉽다.

⑤ 산모가 신장염일 때도 아기에게 젖을 먹이지 말아야 한다.

아이들이 갑자기 경련을 일으킬 때

아이들이 갑자기 경련을 일으키면 즉시 응급실로 가야 한다. 이유는 경련이 오래 지속되면 뇌산소 부족과 뇌수종이 오게 되므로 원인을 정확히 찾아 이에 맞는 치료를 하기 위해서이다. 병원에 가기전이나 병원에 가는 도중에 응급처치를 하는 간단한 방법을 알아야 예상외의 사고를 사전에 예방할 수 있다.

① 아이가 경련을 일으키면 당황하지 말고 아이의 옆에서 간호하면서 아이가 침대에서 떨어져 외상을 입지 않도록 해야 한다.

② 거즈나 손수건을 젓가락 같은 것을 감아서 아이의 이빨 사이에 밀어 넣어 혀를 깨물지 않도록 해야 한다. 아이가 이를 꼭 다물었을 때에는 강제로 벌리지 말고 젓가락을 이빨 사이에 조심스럽게 밀어넣어야 한다.

③ 기도가 잘 통하도록 하여야 한다. 아이의 옷깃을 헤쳐놓고 머리를 모로 돌리게 하며 토할 때 이물이 기도에 들어가지 않게

해야 한다. 잘못하면 질식되어 생명을 잃을 수 있다.

④ 인중혈에 침을 놓거나 손가락으로 힘껏 눌러준다.

머리 좋은 아이인가를 알려면

아이의 머리가 좋은 가를 알려면 몇 가지 능력 테스트를 해 보아야 한다.

관찰력: 만 5살 정도의 일반적인 아이는 동물장난감을 잠간 보고 주요 특징을 5~6가지 기억할 수 있지만, 관찰 능력이 예민한 아이는 주요 특징을 10가지 이상 기억한다.

기억력: 머리가 좋은가 나쁜가는 주로 사물에 대한 기억이 빠르고 정확하며 확고한가, 응용할 때 기억한 것을 재현하고 기억하는가에 따라 좌우된다. 만약 아이와 함께 무슨 게임을 하였으면 그 내용을 기억하는 것이 많은가, 그것에 대하여 말하는 것이 상세한가를 보아야 한다.

상상력: 상상이 많은 아이는 머리 속에서 지난날에 본 사물 현상이 재빨리 재현될 뿐 아니라 그것을 개조하여 새로운 형상으로 합성해낸다. 이를테면 아이에게 벽돌쌓기 놀이를 하게 하거나 그림을 그리게 하고는 새로운 점이 있는가를 볼 수 있다.

사유능력: 성냥개비 여섯 개로 정삼각형을 4개 만들게 하거나 칼로 사과를 세 번 잘라서 여덟 조각으로 만들게 하는 등의 문제를 제시하면 머리가 둔한 중학생은 쉽게 풀지 못하지만 사유능력이 뛰어난 아이는 쉽게 풀 수 있다.

언어발전: 발음하기 힘든 말을 빨리 외우게 하고 그것을 빨리 말하는가, 정확한가를 본다.

실천능력: 쉬운 집안일을 하게 하거나 간단한 생활을 스스로 하게 하고 그 동작이 빠른가, 질서가 있는가, 정확한가, 세심한가를 관찰해 본다.

머리가 좋아지는 보약

동의보감에 건망증이란 '자기가 한 일을 갑자기 잊어버리고 아무리 생각하여도 생각이 나지 않는 증세를 말한다' 라고 기록하고 있다. 이는 심장과 비장의 두 경락에 의해서 생기는 것이다. 심장과 비장은 생각하고 기억하는 것을 관장한다.

건망증이란 지나친 생각으로 인체의 영혈을 손상시키며 심장에 영향을 미쳐서 정신을 주관하는 신이 기능을 충분히 발휘하지 못하게 되고, 비장이 상하면 위장의 기능이 저하된다. 따라서 심신이 피곤해지면서 생각은 더욱 깊어지는 것이다. 이 두 가지가 사람으로 하여금 건망증을 일으키게 하는 것이다. 즉 정신과 생각을 조절하는 심장과 비장에 영양공급을 충분히 함으로써 건망증을 예방할 수 있는 것이다.

한방에서는 정신을 주관하는 심장과 정신활동에 영양을 공급하는 비장의 기능을 도와주는 것이라고 한다. 이는 지능지수에 직접적인 영향을 미치는 보약보다는 두뇌와 연결되는 장기를 보해 주는 양심건비제, 즉 심장을 보하고 비장을 건강하게 하는 약재들을 사용하는 법이다. 아이들의 건망증을 없애고 집중력을 향상시켜 머리가 좋아지고 성적을 올릴 수 있는 몇 가지 처방들은 다음과 같다.

총명탕: 건망증을 치료하니 장복하면 매일 천 마디의 말을 기억할 수 있다.

귀비탕: 지나친 근심걱정으로 심장과 비장을 상하게 하여 나타나는 건망증과 가슴이 두근거리는 증상을 치료한다.

정지환: 심기의 부족으로 오는 건망증과 신혼의 불안으로 자주 놀래며 겁이 많고 꿈자리가 좋지 못한 증세를 치료한다.

강심단: 심기와 신기가 모자라서 오는 건망증을 치료한다.

장원환: 심장을 보하며 신선한 혈액을 생성하여 신을 편안하게 하여 안정시키고 많은 독서 등으로 인한 피로감을 없애고 건망을 다스리며 심장의 요동으로 잠을 이루지 못한 증세를 치료한다. 특히, 장기간 복용하면 매일 천 마디를 기억할 수 있고 머리 속에는 만 권의 책을 간직한다고 한다.

주자독서환: 집중력을 향상시키고 건망증을 치료한다.

공자대성침중방: 정신을 총명하게 하는 처방이다.

자녀들을 튼튼하게 키우기 위한 몇 가지 방법

한의학의 고전인 황제내경에는 '바깥 날씨가 춥거나 덥거나 또는 갑자기 비바람이 몰아쳐도 몸이 허약하지 않으면 병들지 않는다'라고 기록되어 있다. 이는 정기와 체질이 허약하고 기혈이 부족하여 인체의 균형을 잃게 되면 저항력이 약해져 쉽게 병에 감염된다는 것이다. 그러므로 중요한 것은 몸의 정기가 떨어지지 않도록 항시 주의해야 한다는 뜻이다.

선천적으로 이상이 있는 경우를 제외하고는 인체는 항시 균형을 유지하고 외부 변화에 즉각적으로 적응하며 각종 사기에 방어할 수 있는 건강을 유지해야 한다. 사실 몸이 허약해지면 병이 우리 체내에 들어올 수 있도록 스스로 문을 열어 주는 것과 같은 것이다. 그러므로 자녀들의 건강을 유지하고 튼튼하게 기르기 위해 몇 가지 사항을 제시하고자 한다.

첫째, 소화가 잘 되며 영양분이 골고루 함유된 적당량의 음식을 섭취해야 한다. 한약을 미국 등에서는 자연식품 또는 보조식품으로 인정하고 있다. 다시 말해 한약과 음식은 근원이 같은 것이다. 그러므로 조화가 잘 된 음식은 어떤 보약보다도 좋은 것이다. 따라서 식이요법으로 각종 질병을 치료하는 것도 이와 같은 맥락이라고 할 수 있다. 한국인의 평균 수명은 90년도 인구 센서스의 자료에 의한 71.4세로 계산하면 1일 3회 식사를 하였을 때 평생 동안 7만 8천 1백 24끼의 식사를 하게 된다. 이는 1톤 트럭으로 30대가 넘는 양이 된다. 그러나 여기에서 중요한 것은 음식의 양보다는 어떤 종류의 음식을 섭취하였는가 하는 것이 더 중요하다. 건강을 지키는 비결은 균형있는 영양 섭취가 최선의 방법인 것이다. 우리나라 속담에 '음식보다 더 좋은 보약은 없다' 라는 말이 있듯이 서양의 속담에는 '먹는 것이 바로 당신이 된다' 라는 것이 현재까지도 전해지고 있다.

둘째, 모든 질병은 사전 예방이 중요하다는 것을 인식해야 한다. 중국 고서인 '상고천진론' 에 보면 '병이 걸린 후에 아무리 좋은 약을 쓴다 하여도 무슨 소용이 있겠는가? 그것은 목마른 후에 우물을 파는 것과 같으며, 전쟁이 시작된 후에야 무기를 만드는 우매함과 같다' 라고 기술 되어 있다. 이는 질병을 치료하는 데 예방이 차지하는 중요성에 대해 확실히 강조하고 있는 대목이다. 우리는 흔히 '건강은 건강할 때 지켜라'는 농담반 진담반의 말을 자주한다. 그러나 이는 농담이 아니고 진담이며 건강을 지키기 위한 0순위라 할 수 있다. 즉, 규칙적인 생활과 긍정적인 사고방식, 적당한 운동과 영양식은 우리가 건강을 유지하고 각종 질병을 사전에 예방할 수 있는 4대 요소라 할 수 있다.

셋째, 허한 곳은 항시 보충해 주어야 한다. 이를 위해서는 먼저 바른 마음을 가져야 한다. 각종 취미 생활을 통해 스스로가 명랑하고 쾌활한 생활을 하여야 하며 질 좋은 음식을 풍부하게 먹을 수 있도록 배려해야 한다. 이렇게 하여도 지나친 보호 등으로 환경에 적응하지 못하는 허약한 아이들이 많다. 이때는 한의사와 상의하여 적절한 보약을 복용하는 것이 필요하다.

🐭 감기에 잘 걸리는 아이들을 위한 음식과 한약처방

한의학적에서 보면 감기는 주로 풍한사의 외감으로 인한 소치라고 한다. 그러나 현대의학에서는 바이러스 감염으로 인한 목, 인후부의 염증으로 목이 붓고 기침을 하여 콧물, 재채기, 식욕부진, 발열, 두통 등을 일으키는 증후군으로 간주한다. 원인은 밀폐된 좁은 공간과 건조한 공기, 대기오염 등이며 따라서 환경이 조금만 변화가 되어도 쉽게 감기에 걸리거나 유행성 독감 등으로 고생하는 경우가 많다. 같은 환경이라도 감기에 잘 걸리는 아이와 잘 걸리지 않는 아이가 있는 것은 먼저 각자의 원기에 차이가 있고 인체의 각종 장기 중에서도 특히 폐가 튼튼하지 못하면 감기에 쉽게 걸린다. 감기는 현재 서양 의학에서도 특별한 특효약이 없고 예방주사를 실시하여도 완전한 면역은 형성되지 않는다. 체력을 튼튼하게 하여 예방을 하는 것만이 최선이다.

한의학에서는 호흡기와 피부의 기능이 폐의 허실을 좌우한다고 한다. 즉, 호흡기와 피부가 인체의 1차 방어선으로 보며 이와 같은 1차 방어선이 무너지면 쉽게 감기에 걸린다는 것이다. 그러므로 호흡기와 피부를 잘 보호하고 튼튼하게 함으로써 감기를 예방할 수 있는 것이다. 어린이는 성인에 비해 성장속도가 빠르고 체내에 양기가 왕성하고 열이 많다. 그러므로 어린이는 약한 감기에도 쉽게 열이 오르면서 경련을 일으키거나 토하며 설사를 하는 등의 소화기 장애를 같이 일으키는 것이 특징이다.

한의학에서 감기는 예방 차원에서 치료하는 것을 기본으로 하고 있다. 그러므로 예방의 첫째로 호흡기를 튼튼히 하여 폐의 기운을 도와 면역을 갖게 하는 침, 뜸, 보약으로 병균이 침입할 수 없도록 면역성을 길러 주는 것이다. 침이나 뜸은 인체의 피부와 호흡기를 튼튼하게 하여 감기 예방에 좋은 효과가 있다. 또한 일상 식생활에서 파, 도라지, 모과, 오미자, 생강, 유자 등을 부식이나 차로 꾸준히 복용하는 것도 많은 도움이 된다. 그 외 표고달인물, 인삼액, 총백죽을 먹여 허약한 체질을 돕거나 몸을 덥게 하여 땀구멍을 열어 줌으로써 감기를 예방하거나 치료에 도움을 준다. 한약처방으로는 인삼강활산, 삼소음 등이 있으며 계피차, 생강차, 모과차, 유자차, 칡차 등을 계속적으로 복용하는 것이 좋다.

 야뇨증이 있는 어린이를 위한 음식과 한약처방

어린시절 머리에 키를 쓰고 이웃집으로 소금을 얻으러 다녔던 시절을 하나의 추억으로 간직하고 잊지 않는 사람은 그리 많지 않을 것이다. 야뇨증이란 당뇨병 등 특별한 질환이 없는 어린이가 5세 이후에 1개월에 2회 이상, 6세 이후에는 1개월에 1회 이상 반복하여 수면중 오줌을 싸는 경우를 가르킨다. 소변 가리기는 방광을 조절할 수 있는 생리적인 배설 기능이 성숙해야만 가능하다. 일반적으로 대소변을 본격적으로 가릴 수 있는 시기는 1.5세 이후라고 본다. 그러나 이보다 일찍 가리는 아이도 있고 같은 또래의 아이들보다 늦은 아이도 있지만 초등학교에 입학한 후에도 야뇨증이 있는 어린이는 정신적으로 많은 스트레스를 받고 심리적으로 위축되어 심하면 성격장애까지 유발할 수도 있다.

한의학에서는 야뇨증의 원인은 비뇨생식기와 밀접한 신기의 발달이 미약하거나 비장과 폐장, 즉 소화기와 호흡기의 기가 부족한 경우, 기혈이 흐르는 경락 중에서 간장과 통하는 간경에 열이 많은 경우 등으로 생각하고 있다. 신장과 방광이 약한 어린이는 소변줄기가 가늘고 양이 비교적 많으며 손발이 차고 허리와 다리가 약해 쉽게 피로를 느낀다. 간경에 열이 많은 경우에는 소변의 양이 적고 색은 붉으며 눈이 잘 충혈되기도 한다. 또한 심기가 부족한 어린이는 가슴이 답답하거나 자다가 잘 놀라는 경우가 많다.

그러면 왜 밤에만 실례를 하는지 한의학에서는 다음과 같이 설명한다. 인체란, 하나의 소우주이며 80%가 물로 구성되어 있으므로 인체는 하나의 음이다. 허약한 체질의 음이 밤이라는 더 큰 음속으로 들어가면서 음액인 체액을 유지하지 못하고 체외로 자연히 흘려보낸다. 즉, 작은 음액이 큰 음속으로 들어가게 되면 저항의식이나 의식이 전혀 없이 이루어지는 상태를 말하는 것이다. 그러나 야뇨증의 원인은 현재까지 정확히 밝혀지지 않았지만, 대체적으로 방광과 연결된 뇌 기능의 발달 지연, 소아당뇨, 척추이상, 방광의 이상,

유전, 서둘러 소변 가리기를 시킴으로써 오는 정신적인 스트레스 등으로 생각하고 있다. 또는 동생의 출생이나 부모의 이혼, 유치원 입학, 전학 등의 환경변화로 인해 갑자기 오줌을 싸기도 한다. 평소 오줌을 잘 가리던 아이가 갑자기 야뇨 증세를 보이는 경우를 2차성 야뇨증이라 부른다. 1차성 야뇨증은 생후 계속하여 소변을 가리지 못하는 것이며, 2차성 야뇨증이란 6개월 이상 소변을 가리다가 심리적인 영향으로 소변을 못 가리는 것을 말한다. 최근 초등학교 학생을 상대로 한 설문조사를 보면 남자 아이의 7.2%, 여자 아이의 5.3%가 야뇨증을 경험하였다고 한다. 민간요법으로는 취침 전에 소금을 약간 먹이되 물의 섭취는 줄여서 잠들게 하면 효과적이다. 이것은 야뇨증이 있는 아이에게 소금을 얻으러 보내는 원리와 같은 것이다. 우리의 조상들은 일상생활의 지혜를 자연스런 행동으로 표현하였지만, 그 이면에는 깊은 진리가 있었음을 알 수 있다.

신장이란, 현대 의학에서는 소금을 재흡수하여 인체에 필요 불가결한 원소를 유지시킨다고 말하듯이 한의학에서는 신장은 짠맛을 담당한다고 설명한다. 민간요법으로 은행을 볶아서 1일 5알 정도 먹이거나 말린 감꼭지를 달여서 먹이면 효과가 있다. 식이요법으로는 감초소스, 참마가루잔멸치튀김, 호두찹쌀경단 등을 장기 복용한다. 한방요법으로는 가미 보중익기탕에 산약, 오미자, 차전자, 가구자, 복분자, 상표초 등을 가하여 복용하거나 축천환, 상표초산 등을 쓰면 효과가 있다.

🐭 소아 경기를 위한 대처법

이 글을 쓰면서 필자가 목격하였던 오래 전 이웃집 부부가 생각난다. 지금으로부터 약 30년 전의 일이나 지금도 기억에 생생한 것이 버스도 하루에 세 번 정도가 중소도시로 이어지는 시골에서의 일이다. 그들 부부에게는 약 2세 정도의 아들이 있었는데 갑자기 경기(驚氣)를 일으키는 아들을 부둥켜 안고 차를 수배하여 병원을 찾을 때 새파랗게 질린 부부의 얼굴이 지금도 나에겐 신선한 충격을 주곤한다.

경기(驚氣)는 한의학적으로는 경풍(驚風)이라 하며 갑자기 발병하며 증상이 중증이기 때문에 발병하면 누구나 당황하게 된다. 증상에 따라 경기하는 모양도 다르고 치료법도 다르므로 원인이 무엇인지 알아야 한다. 열이 많이 나고 심하게 울면서 경기를 하는 것을 열성 경기라 한다. 이는 갑자기 38~40℃ 정도로 열이 오르면서 2~3분간 눈을 치켜 뜨고 이를 악무는데, 손발이 뻣뻣해지고 심한 경련을 일으키다가 차츰 힘이 빠지면서 가라앉게 된다. 그러나 특이한 아이는 10시간 이상 가는 수도 있고 그 이상 발작할 때도 있다.

열성 경기일 때는 우선 열을 떨어뜨리는 것이 중요하다. 옷을 느슨하게 풀어주고 아이의 혀가 뒤로 말려 기도를 막거나 혀를 깨무는 일이 없도록 고개를 옆으로 돌려준 다음 부드러운 거즈 등을 입에 물린다. 그 외에 동통이 심한 외상, 극렬한 치통, 회충통, 급체, 청각, 시각에 대한 급격한 자극에서 올 수 있고 유행성 전염병이나 심한 열성감기의 초기에 올 수 있다.

경기 치료는 허와 실로 나누어 치료하여야 하며 한의학적으로 사혈법이나 침치료를 이용하여 왔는데 신기하게 치료가 잘 된다. 그러므로 어린아이가 경기를 일으키면 당황하지 말고 가까운 한의원을 찾아 적절한 치료를 하여야 한다. 자주 경기를 일으키는 아이는 평소에 두유죽이나 미나리생즙, 새우연두부찜이 좋으며 한방처방으로는 우황포룡환, 사향소합환이 좋고, 허증으로 오는 경기에는 계지

가용골모려탕을 쓰면 치료 효과가 좋다.

🐭 어린이의 시력 보호를 위한 예방 및 치료

어린이의 파랗고 깨끗한 안구색은 우리들의 마음까지 맑게 하고 우리를 동심의 세계로 돌아가게 한다. 눈이란 마음의 창이라 했고 인체의 영이 거하는 곳이라고 한다. 이렇게 중요한 눈의 시력보호법이 대중화하지 못하고 해마다 안경도수를 높이며 안경원을 찾는 어린이가 증가하고 있으며, 안타깝게도 잠자리 눈처럼 두꺼운 렌즈까지 껴야 하는 어린이를 보면 슬픈 감정이 든다. 우리는 언제까지 이런 어린이를 방치해야 하는지 답답하며 어린이의 시력 보호는 우리 모두의 책임이라고 생각된다.

눈의 기능은 물체의 존재와 형태를 인식하는 것이 기본적인 기능이다. 어린이의 시력장애는 TV나 비디오, 특히 형광등 아래서 만화책, 잡지책을 가까이 보기 때문에 눈이 쉬 피로해지고 점차 눈이 나빠지게 된다. 그러므로 지나치게 TV를 보거나 무리한 독서를 피해야 한다.

한의학에서는 눈의 기능이 간장과 밀접한 관계가 있다고 본다. 간장의 기능이 약해지면 눈이 피로해지면서 충혈이 있고 심해지면 시력이 저하된다. 그러므로 눈이 나빠질 때는 간을 보하는 방법으로 치료한다. 간장의 피로에 의한 시력장애에는 소모성 열을 내리고 간장의 혈을 보해주는 결명자, 구기자, 감잎차를 수시로 복용하며 냉이, 호박 등도 시력 증진에 좋다. 또한 비타민 A, B_1, B_2, C 등은 눈의 건강과 밀접한 관계가 있으며 특히 비타민 A가 많이 함유된 간, 계란노른자, 시금치, 당근 등의 녹황색 채소를 많이 섭취하는 것이 좋다. 동물의 간도 눈에 좋은 식품이며 마늘, 고추, 생강 등 자극성이 심한 식품은 눈에 충혈을 일으키므로 삼가하는 것이 좋다. 눈의 피로를 회복시키기 위하여 두 손바닥을 열이 나도록 비빈 다음 두 손으로 눈을 가리고 눈알을 좌우상하로 회전시키면 큰 도움이 된다. 찬 수건으로 눈을 찜질하거나 큰 대야에 얼음물을 붓고 얼굴을 물에 담그는 것을 2회 정도하면 시력이 좋아지며 생기가 난다. 장시간 독서는 금물이며 중간중간 휴식을 취하며 먼 하늘을 여유 있게 보면서 한 곳에 시야를 집중하여 쌓인 피로를 풀어주는 습관을 들여야 한다. 이로운 음식은 깨엿강정, 냉이묘삼무침, 전복찜이 좋으며 눈의 충혈과 피로를 없애는 한방처방으로는 세간명목탕과 기국지황환이 좋다.

 ## 소아에 다발하는 백일해

급성상기도 질환의 일종인 백일해는 자연 치유되는 경향이 있기도 하지만 대체적으로 전염성이 매우 강하며 거의 질식할 것 같은 발작성 기침을 동반하며 심하면 급성기관지염과 비슷한 증상을 나타낸다.

최근에 DPT의 예방접종으로 발병율이 줄기는 하였지만 최근 발표된 자료에 의하면 미국에서 1년에 12,000명 이상의 어린이들이 발병하고 있다고 한다. DPT균은 특히 기관지 점막에 강한 친화력이 있어 균이 감염되어 증식되면 기관지 섬모가 뭉쳐서 기침반사를 일으키고 체중감소와 미열 등의 증상이 나타난다.

잠복기는 약 7~10일 정도이며 콧물과 함께 발작성 기침을 하며 심하면 저산소증을 유발하며 경련성 발작을 일으킨다. 이는 성인이 된 후에도 만성 폐쇄성질환의 원인이 되기도 하지만, 치유된 후에는 후유증은 없는 것이 특징이다.

한방에서는 생후 100일 전에 가미귀룡탕 1첩에 호도유를 혼합하여 3일에 나누어 소량씩 복용시켜 후천적으로 면역을 증강시켜 전염성에 대한 항체를 증가시키므로 감기를 예방하고 건강하게 튼튼히 자라도록 해야 한다. 한의학 처방으로는 보신청폐탕을 쓰면 효과가 좋다.

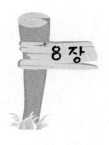

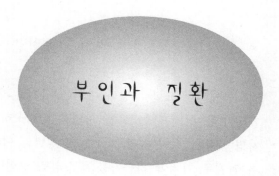

부인과 질환

🐸 출산 직전에는 아스피린을 복용하지 말아야 한다.

최근 연구 자료에 의하면 출산을 전후하여 아스피린을 먹은 산모로부터 태어난 아기들이 피부출혈, 안출혈, 혈뇨 등이 있었으며 산모들은 산후 산욕 기간이 연장되었다고 한다. 이상출혈이 산모와 아기들에게 중요한 후유증은 없지만 조산아에 대해서는 큰 위험이 될 수 있다. 일반적으로 갓 태어난 정상적인 아기들은 경한 출혈현상이 있으나 아스피린은 이러한 출혈현상을 더욱 증대시킨다. 때문에 임신부들은 임신 기간과 출산 후, 특히 출산을 앞두고 아스피린을 복용하지 말아야 한다.

필요한 성별의 아이를 임신할 수 있게 하는 시계

홍콩에서 필요한 성별의 아이를 임신할 수 있게 하는 시계가 개발되었다. 이 시계는 보통 자명종과 비슷하다. 시계는 실질적으로 자명종처럼 가동하지만 요구하는 성별의 아이를 낳으려면 언제 부부 관계를 가져야 하는가를 종소리로 알려준다. 연구자는 이 시계에 설치된 컴퓨터 기억 장치에 자기의 월경 주기가 시작되는 날짜를 입력시켜야 한다. 정액 속의 여성 염색체들이 남성 염색체보다 더 천천히 이동한다는 이론에 의하면 여성 염색체들은 수정능력을 가지고 오랫동안 남아 있게 된다. 만일 배란되기 2일 전에 정확히 부부관계를 가지면 수정능력을 보존한 여성형의 유동 정자들만이 임신을 할 수 있게 하며 반대로 배란되는 날에 성관계를 가지면 남아를 낳을 수 있다고 연구자는 주장하였다. 해당되는 날에 컴퓨터에 기입된 프로그램에 따라 시계에는 남아 또는 여아의 그림이 나타난다고 한다.

 ## 저능아를 수태할 수 있는 여성들을 혈액검사로 알아낸다.

영국 옥스포드 분자 의학연구소에서 발표한 연구 자료에 의하면 저능아를 분만할 위험성을 가지고 있는 여성들을 혈액분석방법으로 알아낼 수 있다는 것이다. 학자들은 그러한 위험성을 밝힐 수 있게 하는 XH-2조로 판정되는 기본 조건 유전자중의 하나에서 이상이 생기면 남아의 조기 발육에 지장을 줄 수 있다는 것을 발견하였다.

이 유전자는 염색체-10에서 발견되었는 데 남아가 이 염색체중의 하나만을 가지고 있기 때문에 그 어떤 돌연변이로 일련의 특별 유전자들을 발생하지 못하게 한다. 학자들은 현재 다른 염색체들에 있는 이러한 다른 유전자들을 찾아내려고 연구하고 있다.

 모유의 5가지 기능

모유는 유아의 성장 발육을 촉진시키고 신체 건강을 촉진하는 데 매우 중요한 역할을 한다. 최근 연구 결과에 의하여 모유는 다음과 같은 새로운 작용을 한다는 것이 밝혀졌다.

① 최면작용을 한다.

모유에는 진정 작용과 쉽게 수면을 취할 수 있게 하는 천연 모르핀류 물질이 함유되어 있어 유아가 모유를 먹으면 쉽게 잠이 든다.

② 성장을 촉진시킨다.

모유에는 EGF라고 하는 성장 촉진인자가 함유되어 있는데 이것이 세포로 하여금 새로운 유전물질(DXA)을 생산하게 하고 이것이 세포의 증식을 촉진시켜 유아가 신속히 성장 발육하게 된다.

③ 기생충을 없앤다

모유 한 방울에는 5만 개의 대탐식 세포와 5,000여 개의 림프세포가 함유되어 있는데 이런 세포들은 유아의 위장 내에서 살균 작용 뿐만 아니라 살충 작용도 가지고 있다.

④ 당뇨병을 예방한다.

모유에는 항체, 면역성단백 A, T림프세포, HLA-DR분자 등이 함유되어 있는데 이것들은 유아기에 강력한 면역력을 가지고 있어 당뇨병을 예방한다.

⑤ 성장 후에 심장병을 예방한다.

모유를 먹는 유아는 미량원소 등을 많이 섭취하게 된다. 이것은 유아의 연약한 혈관을 적극적으로 보호해 주므로 성년기에 심장병에 걸리지 않도록 기초 체력을 튼튼히 단련시켜 준다.

현대 어머니들이 모유가 적은 이유

연구 자료에 의하면 현대 어머니들이 모유가 적은 원인의 일부는 섬유로 된 내의와 브레지어는 유선을 압박하여 유즙 분비를 저해한다는 것이 확인되었다. 원래 여성들이 브레지어를 착용한 후 유두가 브레지어에 조여서 유두와 브레지어 간의 마찰이 심히 일어나 유선이 막혀 유량이 적어지거나 없어지는 현상이 나타난다. 이러한 현상을 피하기 위해 여성들은 임신기에 반드시 아래와 같은 몇 가지에 주의를 기울여야 한다.

① 임신기에 브레지어를 너무 조이지 말아야 한다.
② 화학섬유로 만든 옷이 직접 피부에 닿게 입거나 브레지어 밖에 양털류로 만든 옷을 입지 말아야 한다.
③ 브레지어를 다른 세탁물과 함께 세탁하지 말아야 한다.
④ 브레지어를 새로 착용할 때 먼지나 섬유를 깨끗이 털어야 한

다.

⑤ 브레지어는 면직으로 된 것이 가장 좋다.

🐭 계란으로 부인병을 치료하는 법

백색대하: 행인 5개를 부드럽게 가루로 만들어 계란 1개에 골고루 섞어 솥에 넣고 쪄서 매일 아침 저녁으로 먹는다.

습관성 유산: 계란 한 개에 애엽 30g을 함께 달여 계란과 약물을 하루에 한번씩 먹는다. 임신말기까지 먹으면 습관성 유산을 예방할 수 있다.

자궁탈출: 은초롱 30g, 황기 30g을 달인 후 그 물에 계란 2개를 넣고 삶아서 아침 저녁으로 먹으면 치료된다.

산후 오로 부지: 계란 2개를 깨 솥에 넣고 식초 50ml, 곡주 50ml를 넣어서 골고루 저어 끓인 후 하루에 2번씩 먹으면 산후 오로가 멎는다.

🐭 유산을 쉽게 예방할 수 있다.

유산진통이 있을 때 트리니트로글리세린용액을 약솜에 적셔 하복부에 반창고로 붙이면 약물이 근육에 바로 흡수되므로 유산을 초래할 수 있는 진통이 20시간 내에 멎는다.

출산 시간을 예측할 수 있는 물질 발견

최근 미국의 한 과학자가 출산 시간을 예측할 수 있는 물질을 발견하였다. 이 물질을 이용하면 하루 전에 출산 시간을 알 수 있다. 이 과학자는 임산부들이 출산하기 약 24시간 전에 콜라제나제라는 물질을 분비한다는 것을 발견하였다.

출산 직전에 양막세포들이 죽어서 떨어져나가는 과정에 생기게 되는 이 물질은 임산부들이 곧 출산할 것이라는 것을 암시해 주는 일종의 신호로 된다. 그는 이 물질을 측정하는 방법을 개발하면 임산부들의 출산 시간을 쉽게 추측할 수 있기 때문에 출산시 있을 수 있는 위험성을 감소시킬 수 있다고 한다.

유산을 막는 신기한 고약

영국 왕립병원 의사들이 특별 제조한 질산고약을 임산부들의 배에 붙이면 유산 위험성을 줄여 임신 6~8개월 되는 여성들의 출산을 거의 5주간 이상 지연시킬 수 있게 되었다.

니트로글리세린이 함유되어 있는 질산고약의 작용기전은 자궁근 육긴장을 약화시키는 산화질소가 유기체에 들어가게 된다. 의사들의 공통된 의견에 의하면 이것이 지금까지 사용해 온 약품 중에서 가장 효과가 있다고 한다.

여성들의 체질 개선에 좋은 세 번의 기회

첫 번째는 여성이 처음으로 월경이 시작할 때이다. 이때 원래 체질이 좋지 못한 여성들이 의사의 치료를 받는 한편 식생활을 조절하고 적당한 체력단련을 하면 체질을 강화하고 맵시있는 체형을 유지할 수 있다. 만일 치료와 몸의 관리를 잘하면 허약, 호흡곤란 등 일부 만성 증상들이 호전되며 좋은 체형이 된다. 허약한 여성들과 부모들은 이 시기를 놓치지 말고 체력을 단련시켜야 한다.

두 번째는 임신기이다. 산전, 산후나 유산 후는 체질 개선에 좋은 기회이다. 이 시기에 몸의 관리를 잘하면 여성들의 체질에 좋은 반응이 나타나게 된다. 너무 비만하거나 너무 여윈 여성들은 이때에 자기 몸을 적당하게 조절시킬 수 있다.

세 번째 시기는 여성의 폐경기이다. 이 시기는 신체반응이 무디어지고 체내 균형이 파괴된다. 바로 이 시기에 신체의 균형을 여러 측면에서 바로 잡기 위해 노력하면 역시 체질을 개선할 수 있다.

여성들이 굽이 4cm 이상 되는 구두를 신으면 몸에 해롭다.

현대의 여성들이 굽이 10cm나 되는 구두가 다시 유행되는 것은 옛날에 중국 여성들의 발을 천으로 동여매던 것처럼 해롭다고 경고하고 있다. 구두 뒤축이 지나치게 높으면 엄지발가락 마디에 굳은 살과 염증성 종양이 생기고 발가락이 휘며 관절과 척추까지 변형된다.

한 정형외과 의사는 15년간의 연구 결과 여성들의 발병의 75%가 뒤축이 높은 구두를 신기 때문이라는 결론을 내렸다.

사람은 하루에 평균 18,000보 정도 걷는데 뒤축이 높은 신발을 신으면 발가락들이 2cm 가까이 앞으로 쏠리며 구두코가 뾰족하면 발가락들이 조이게 된다. 뒤축이 지나치게 높으면 발끝에 실리는 체중이 2배 증가하며 그 추가적인 반응이 척추에 영향을 주고 골반의 경사가 복간근육의 정상적인 수축을 방해한다. 따라서 허리, 대퇴, 장딴지 근육들도 영향을 더 받게 되므로 심한 부담을 갖는다. 그러나 뒤축의 높이가 4cm 정도이면 아무런 장애를 받지 않고 안전하다고 볼 수 있다.

정서장애가 여성들의 키를 작게 한다.

최근 연구 자료에 의하면 9년간 700명의 미혼 남녀들을 대상으로 조사한 결과, 공포와 우울감에 젖어 있는 미혼 여성의 키는 평균치보다 작다고 한다. 그러나 정서장애는 미혼 남성들의 발육에는 별다른 장애를 주지 않는 것으로 밝혀지고 있다. 연구원들은 성장호르몬 분비의 약화와 정서장애 사이의 연관성을 발견하였으나 이 연관성의 특성에 대해서는 아직 밝히지 못하였다. 이들은 어린시절의 고민이 미혼 여성들은 더 오래 지속되는 경향이 있는데다가 고민과 사람의 키 사이의 연관성이 오직 미혼 여성들에서만 발견되었다는 사실은 고민과 관련된 생물학적 기형이 사람의 키에 영향을 준다는 견해와 일치한다고 지적하고 있다.

🐭 총명한 아이를 낳고 기르기 위한 요령

1) 사람의 뇌에 대한 직관적 개념

① 인간의 뇌는 최고도로 진화된 컴퓨터이다.

사람의 뇌는 놀랄 정도로 컴퓨터와 유사하다. 인간의 뇌에는 신경 세포가 5억 개 정도 있는데 그 신경 세포로부터 뻗어나간 신경 섬유의 축삭(컴퓨터에서 말하는 회로)과 컴퓨터에서 말하는 배선에 해당되는 것의 말단이 부풀어올라 다른 신경 세포나 그의 나뭇가지 모양 돌기에 극히 미세한 틈새를 뚫고 나가 접하고 있다. 이 접합점은 시냅스(신경 세포 연합)라고 하는데 이 신경 세포 연합이 컴퓨터에서 말하면 반도체에 해당되는 것이다. 뇌수 활동의 산물인 지능과정은 바로 위에서 말한 회로망을 통하여 충격파들이 전달되고 종합하는 원리에 두고 있다.

② 인간의 두뇌가 좋은가 나쁜가 하는 것은 뇌수의 복잡성과 신경 세포 연합의 수에 의해 결정된다.

컴퓨터의 회로가 복잡할수록, 반도체의 수가 많을수록 성능이 높은 것처럼 사람의 뇌수도 신경 세포 연합의 수가 많을수록 두뇌가 좋다, 두뇌 회전이 빠르다는 결과를 가져온다. 인간의 신경 세포는 5억 개인데 매 신경 세포가 1,000~10,000개의 신경 세포 연합을 가지고 있으므로 뇌 전체의 신경 세포 연합 수는 1조가 훨씬 넘는다. 세상에는 아무리 크고 능력이 좋은 컴퓨터라고 해도 1조가 넘는 반도체를 가진 것은 없다. 그러니 인간의 뇌수는 가장 크고 가장 진화된 거대한 컴퓨터라고 말할 수 있다.

③ 세포 연합이 계속 활동해야 두뇌가 좋아진다.

인간의 뇌의 회로도에 있는 배선과 신경 세포 연합들은 부단한 자극으로 계속 가동하면 가동할수록 작동이 잘 되고, 따라서 빨리 기억하고 빨리 판단하며 빨리 명령을 하게 되는 것이다. 즉, 두뇌를 계속 사용해야 두뇌가 잘 발달한다는 것이다.

2) 우수한 두뇌를 만드는 것은 유전인가, 환경인가?

① 인간의 뇌수의 조립은 생후 3년 이내에 70%가 완성된다.

이것은 배선이나 신경 세포 연합의 기본 설계는 부모로부터 받으며 대부분이 생후 환경에 의하여 이루어진다는 것을 말한다. 즉, 유전과 환경인자(교육, 교양)의 영향을 받는다는 것을 의미한다. 인간의 뇌의 배선과 신경 세포 연합은 위에서 말한 바와 같이 생후 3년 동안에 70%, 6~7세에 90%가 형성되며 20세 전후로 100% 완성되는 것으로 본다.

② 좋은 두뇌가 유전에 의하여 어느 정도까지 결정되는가?

개량 유전학적 연구에 의하면 사람의 지능은 60% 정도가 유전에 의해 결정된다고 한다. 그러나 아무리 부모로부터 우수한 유전자를 받고 태어났다고 해도 환경이 나쁘거나 본인이 노력하지 않으면 지능은 순조롭게 발달하지 못한다.

3) 우수한 두뇌는 태아시기 자궁에서부터 시작된다.

아버지의 유전자가 아무리 좋다 해도 임신시 자궁내의 상태가 나쁘면(즉, 임산부의 건강 상태가 나쁘면) 우수한 두뇌로 발달될 가능성을 적지 않게 상실한다. 그러면 태아시기 자궁내의 조건을 좋게 하려면 어떻게 해야 하는가?

① 수태시기가 중요하다.

두뇌가 발달된 아이가 수태되도록 하려면 여성의 성적 흥분의 절정기에 정자와 난자가 결합되어야 한다는 보고서가 있다. 성적 흥분이 절정에 달하면 두뇌가 좋은 아이로 될 가능성이 있는 유전자를 가진 정자가 난자와 쉽게 결합되며 질과 자궁내의 온도가 높아지므로 정자가 보다 좋은 조건에서 활동할 수 있게 된다. 한편 수태되는 계절의 영향도 크다. 이상적인 것은 12월이나 1월에 수태되어 다음해 10월이나 11월에 분만하거나 9~10월에 수태되어 봄에 분만하는 것이라고 한다.

② 분만시 산모의 연령이 두뇌가 좋은 아이를 낳는데 중요하다.

이상적인 분만 연령은 여성이 정신적으로나 육체적으로 성숙되고 완성될 시기인 25~35세 사이이다. 20세를 전후하여 아이를 분만하면 장수한다는 설도 있지만 그 연령에는 여성이 육체적으로는 성숙되었다 하더라도 정신적으로는 미숙하고 어린이 지능발달에 중요한 가정보호와 교육을 완전히 맡아 할만큼 준비되지 못하기 때문에 이상적이지 못하다. 한편, 35세 이후의 분만은 기형의 우려가 있으므로 피하는 것이 좋다.

③ 자궁 내에서도 잘 먹어야 한다.

태아의 건강과 출생 후 두뇌가 좋은 아이가 되기 위해서는 영양공급이 충분하여야 한다. 여기서 기본은 임산부가 단백질, 지방, 탄수화물, 미량원소, 비타민이 충분히 함유된 여러 가지 음식물을 골고루 섭취해야 하는 것이다. 산모가 섭취하는 음식물은 모두가 자궁내의 태아에게 공급되어 태아가 성장하는데 결정적 영향을 주기 때문이다. 특히, 단백질을 많이 섭취하는 것은 태아의 뇌수가 잘 발달되게 하는데 매우 중요하다. 단백질 공급원으로 제일 좋은 것은 두부, 계란, 우유, 염소젖 등이다. 자궁 내에서 태아가 잘 먹도록 하기 위해서 임신 기간에는 편식을 하지 않는 것이 무엇보다 중요하다. 임신오조 기간에는 어쩔 수 없는 일이지만 가능한 골고루 먹기 위하여 노력해야 한다. 자궁내의 태아를 잘 먹이기 위해서 잊지 말아야 할 것은 많이 먹으라고 하여 과식하거나 수분을 지나치게 섭취하지 말아야 한다. 과식하면 태아에게 중독을 일으킬 수 있고 수분을 지나치게 섭취하면 태아의 뇌수 부종을 일으킬 수 있기 때문이다.

④ 태아에게 산소를 충분히 공급하여야 한다.

태아에게 산소를 충분히 공급한다는 것은 곧 임산부가 산소를 충분히 섭취하는 것이다. 여기에서 기본은 맑은 공기 속에 되도록 오래 있으며 산소를 잘 운반할 수 있도록 혈액 순환이 순조로워야 한다. 혈액 순환이 잘 되면 태아에게 산소가 많이 공급된다. 이렇게 하려면 될수록 매일 따뜻한 물로 목욕을 하며 임산부 체조를 정상적으로 하는 것과 함께 허벅다리에 양말 끈을 매거나 배에 끈이나 고무줄을 매지 말아야 한다. 그리고 임산부는 어깨로 숨을 쉬지 말고 횡격막을 충분히 움직이게 하는 복식 호흡과 흉식 호흡을 배합해야 한다.

⑤ 자궁내의 태아가 불쾌한 자극을 받지 않도록 해야 한다.

먼저 임산부가 술이나, 담배 등을 삼가야 한다. 차나 커피, 지나치게 단것 역시 태아의 뇌수발육에 지장을 준다. 술, 담배를 즐기는 여성들이 자주 기형아나 뇌 발육이 좋지 않은 아이들을 낳기 때문에 이것은 결코 방관할 수 없는 것이다. 다음으로는 임산부가 태아에게 영향을 줄 수 있는 약을 복용하지 말아야 한다. 임신오조나 감기, 소화 장애가 있으면 한약이나 음식물에 의한 치료를 하는 것이 좋으며 심한 감염증이나 외상 등으로 항생제를 써야 할 경우에는 전문의와 상의해야 한다. 이와 함께 여러 가지 전염병이나 식중독에 걸리지 않도록 예방에 각별한 주의를 해야 하며 애완동물들과의 무리한 접촉도 피해야 한다. 애완동물들에게는 톡소플라즈마라는 무서운 병원균이 있는데 그것은 애완동물의 배설물에 섞여 나와 인체에 감염을 일으킬 수 있기 때문이다. 태아는 임산부의 기분에 따라 웃기도 하고 노하기도 한다. 그러므로 임산부가 기분이 좋고 웃음을 자주 웃으면 태아의 몸에 좋은 영향을 주며 임산부가 자주 화를 내고 다투면 태아도 우울하고 뇌 발육과 장기들의 형성에 커다란 영향을 준다. 그러므로 배속의 아기는 부부싸움을 엿듣는다는 말이 있는 것이다.

4) 출산을 순조롭게 하는 것은 신생아에게 좋은 두뇌를 줄 수 있다.

자궁 내에서 다 성장한 아이는 10개월이 되면 세상에 태어나게 된다. 임신 기간 동안 자궁 내에서 아이의 상태가 아무리 좋았다고 하더라도 태어나는 순간, 즉 출산 때 잘못하면 저능아가 되거나 여러 가지 육체적, 정신적 후유증이 나타날 수 있다. 출산에서 중요한 것은 좁은 산도를 통과할 때 머리가 산도에 걸려 순산하지 못하고 시간이 경과됨으로써 갓난아이의 뇌수에 심한 후유증을 남기지 말 것과 출산시 조산을 잘못하여 갑자기 아이가 산도를 통과한 후 머

리에 타박상을 입지 않도록 해야 한다. 이것은 전문의의 조산으로
출산하면 충분히 사전에 방지할 수 있는 것이다. 뿐만 아니라 태어
난 직후의 관리를 잘못하여 아이가 첫번째 호흡을 적당한 시간에
하지 못하거나 가사상태에 빠져 뇌세포에 산소 부족을 일으킴으로
써 뇌세포의 발육에 지장을 줄 수 있다는 것도 누구나가 명심해야
할 점의 하나이다.

5) 가장 중요한 시기-생후 6개월

생후 6개월까지 영아의 뇌수는 2배로 급격히 성장한다. 갓난아
이의 뇌수는 태어날 때는 본능을 판단하는 부분만 완성되어 있고
그 외의 것은 아직 미완성 상태에 있다. 미완성 부분들은 대체적으
로 생후 10세까지의 사이에 성인의 뇌수만큼 구조적, 기능적으로
완성되는데 특히 태어나서 6개월까지의 기간에 가장 신속히 성숙하
므로 이 시기의 보육이 특별히 중요하다.

① 모유

이 시기에 뇌수의 발육에는 모유이상 좋은 영양 물질이 없으며
또 모유를 먹어야 아기의 면역이 형성되어 다른 질병에 이완되지
않게 된다. 모유대신 우유나 인공유를 먹일 수 있으나 그것은 결코
모유의 다양한 기능 특히 단백질의 질적 구성을 대신하지는 못한다.
갓난아이는 모유를 먹어야만 산모의 체내에서 분열을 끝낸 뇌세포
들이 글리아세포와 수지상돌기를 급격히 증가시켜 고도의 정신기능
을 수행할 수 있는 복잡한 뇌수의 배선을 끝낼 수 있다.

② 어머니의 부드러운 육체를 친근하게 느끼는 아기

어머니의 목소리, 심장 박동음, 어머니의 몸에서 풍기는 특유한 냄새, 부드러운 피부의 촉감 등은 그 어떤 것도 대신할 수 없는 친근감이며 그것을 가장 좋아하는 것이 갓난아이이다. 갓난아이의 뇌수는 아직 지능 활동을 하지 못하기 때문에 자기의 기분을 감각기관 즉 소리를 듣고 냄새를 맡으며 피부가 지각하는 것으로 느낀다.

갓난아이가 젖을 빨 때 입술과 그 주변을 통하여 어머니의 유두와 부드러운 유방을 촉감하며 따뜻하고 포근한 어머니의 몸을 온몸으로 감수한다. 또한, 젖을 물고 있을 때 어머니의 배안에서 귀에 익혀온 율동적인 어머니의 심장박동과 어머니가 속삭이는 부드러운 음향의 목소리를 듣는다. 위의 모든 감각과 그것에 의하여 이루어지는 감정 즉 육친적인, 모성적인 친근감과 온화한 느낌이 아기를 무럭무럭 자라게 하며 뇌수에서의 정신적인 발달을 일으킨다. 부득이한 사정으로 인공포유를 하며 태어나자 곧바로 어머니와 떨어져 보육되는 아이는 다른 사람이 온갖 정성을 다해도 활기가 없으며 잘 웃지도, 울지도 않고 감각이 둔하며 훗날 지능 발달이 더딘 것을 볼 수 있다.

③ 뇌수의 보호-이것도 무시하지 말아야 한다.

갓난아이의 뇌수를 보호하려면 여러 가지로 설명할 수 있으나 가장 중요한 것은 뇌수의 중독과 머리 부위를 타박상으로부터 보호하여야 한다. 갓난아이가 조금만 아파도 아무런 약이나 함부로 먹인다거나, 산모가 독한 양약을 복용함으로써 모유를 통하여 그것이 갓난아이의 체내에 흡수되어 갓난아이의 뇌수를 중독시키는 일이 없어야 할 것이다. 또한 갓난아이를 요람에서 떨어뜨리거나 머리에 타박상을 주는 것은 성장 후 지능발달에 치명적인 영향을 주는 경우

가 있다. 6개월 정도의 아기들은 몸을 충분히 가누지 못하는 데 아
이를 안거나 업고 달리면 머리가 사방으로 흔들리면서 목의 뼈와
혈관, 신경들이 자극되어 뇌수의 혈액 순환을 방해할 뿐만 아니라
신경계통에 심한 장애를 일으킬 수 있다.

6) 뇌수의 발육을 도와주는 좋은 자극 몇 가지

① 요람에 갓난아이를 눕히고 흔들어 주거나 왼손으로 애기의 등
   과 목을 받치고 높이 들어 올려주는 것은 좋은 자극법이다.
② 어머니가 아이에게 다정한 목소리로 속삭이거나 자장가를 불
   러주는 것이 좋다. 흔히 어머니들은 젖을 빨리거나 재롱을 떠
   는 아이를 데리고 놀면서 갓난아이가 대답은 못해도 아이와
   대화를 하는데 이것은 갓난아이의 뇌수발달에 매우 좋은 것이
   라고 한다. 즉 사람의 언어에 뜻이 있다는 것을 갓난아이가
   알게 하자는 것인데 이것은 갓난아이의 지능에 첫 걸음이 되
   는 것이다.
③ 잠자는 시간외에는 아이가 혼자 있지 않게 해야 한다.
④ 천정에 딸랑이나 소리가 나는 은은한 장난감을 메달아 주는
   것이 좋다.
⑤ 태어나서 3~4개월 되면 아이가 손을 쓸 수 있도록 해야 한다.
   가장 간단한 방법으로는 소리가 나는 좋은 장난감을 손에 쥐
   어주는 것이다.
⑥ 성장하면서 장난감의 수준을 점차적으로 높여주는 것이다. 장
   남감은 아이의 지능을 높여 주는 가장 이상적인 교육법이다.
⑦ 잠을 충분히 재워야 한다. 기분 좋게 잘 자는 아이는 잘 놀뿐
   아니라 두뇌의 발달이 좋다.

⑧ 장난을 지나치게 제한하지 말며 고상하고 명랑한 장난에 몰두 하게 하는 것이 좋다.

⑨ 노인들과 같은 방에서 고정적으로 자고 먹는 것은 좋지 않다. 여기에는 여러 가지로 이로운점과 나쁜점이 있는데 대표적인 나쁜점으로는 지나친 잔소리와 담배연기, 상쾌하지 못한 생활 분위기이다.

⑩ 음식을 가려먹지 않게 하며 저녁에 지나치게 많이 먹지 않게 하는 것이다.

7) 뇌수의 발육을 방해하는 것들

① 마음껏 기어 다니지 못하게 하거나 높은 울타리를 친 요람에 가두어 두는 것.

② 1년이 지나서도 계속 젖을 먹이는 것.

③ 단것을 많이 먹이는 것.

④ 텔레비전이나 전자오락기구를 지나치게 즐기는 것.

⑤ 두뇌가 좋아지게 하는 약을 먹이는 것.

⑥ 자연 푸른색과 오랫동안 떨어져 생활하는 것.

⑦ 지나치게 어린나이에 수재교육을 시키는 것.

⑧ 꾸짖는 것이 빈번하고 얽매여 놓는 것.

⑨ 어른들의 술좌석에 아이들을 앉히는 것.

⑩ 자극적인 공포감을 주는 것.

이상 나열한 것을 도식화할 수는 없다. 지구상의 약 60억의 사람들은 한 사람도 꼭 같은 사람이 없다. 위의 요령을 한마디로 요약 해본다면 맹목적인 사랑을 하지 말고 아이를 세심히, 냉정하게 관 찰하면서 아이의 발육 단계에 맞게 적절히 다루고 보살피며, 과학적으로 보육하며 교육시키는 어머니의 품에서는 지능발달이 우수하고 큰 일을 할 수 있는 훌륭한 두뇌를 가진 아이로 육성될 수 있다는 것이다.

부모의 나이 차이는 유아의 지능과 관계된다.

한 학자는 세계역사상 2,000여 명의 천재적 인물이 태어날 때의 부모의 나이를 조사하였다. 그들 가운데는 정치가, 과학자, 철학가, 작가, 예술가, 교육자 등등의 여러 부류가 있었는데 이들은 모두가 상이한 분야에서 큰 업적을 남겼다. 조사 결과 이들의 부모는 연령상 차이가 비교적 많았는데 제일 적으면 7세, 제일 많으면 50세나 되었다. 이를테면 연령상 차이가 공자의 부모는 54세였고, 차이콥스키의 부모는 18세, 퀴리부인의 부모는 11세, 고골리의 부모는 14세, 아인슈타인의 부모는 11세, 베토벤의 부모는 10세가 넘었다. 어떻게 하여 나이가 많은 남편과 나이가 적은 아내 사이에서 신동이 태어날 수 있는가? 이 흥미있는 문제에 대한 유전학적 해석에 의하면 후대의 지력은 대부분 아버지한테서 유전되는데 나이가 많은 아버지의 지력이 상대적으로 더욱 성숙되어 있고 적은 나이의 어머니의 몸은 태아에게 훌륭한 환경을 마련해 주므로 태아의 발육에 좋은 영향을 미치게 된다. 바로, 이것으로 인하여 천재적인 두뇌의 인물이 태어날 수 있다고 추측하고 있다. 일부 학자들은 이것을 하나의 가설이라고도 한다.

🐭 조기 임신의 무서운 결과—임신부 사망률

인구협상국의 보고 1996년의 젊은이들에 의하면 지금 세계적으로 조기 임신으로 인한 임신부 사망율이 증가하고 있다. 세계 161개 국의 실태를 조사한 바에 의하면 개발도상국의 젊은이들, 특히 미성년자들이 그 비율이 높다. 실례로 에티오피아에서는 15~19세 여성들의 임신부 사망율이 10만 명당 1,270명으로 24~34세 여성들보다 3배 높으며 인도네시아와 방글라데시에서는 그 수가 각각 1,100명과 860명이다. 세계적으로 해마다 실시되는 인공유산 건수에서 최소한 10%는 14~19세 여성들이 차지하며 그 대부분인 약 200만 건은 매우 위험하게도 몰래 실시되고 있다.

🐭 남성과 여성의 뇌신경학적 차이

신경 생물학자들은 남자와 여자 사이의 본질적 차이는 생리적 구조뿐 아니라 대뇌반구 작용에서도 나타난다고 한다. 여성들은 정보를 입수하여 즉시 두 개의 대뇌반구로 처리하지만 남자들은 정보를 한 개의 대뇌반구에서 처리한다. 따라서 남자들은 정보처리를 보다 전문적으로, 선택적으로 하게 된다. 연구 자료에 의하면 남자와 여자의 뇌수가 똑같은 명령에 상이하게 반응한다. 실례로 '긴장을 풀고 아무것도 생각하지 마시오'라는 지시에 대하여 남자들은 뇌수의 활동을 강화하는 것으로 반응하였으며 여자들은 거의 저항하지 않고 의사의 지시에 순종하였다. 남자들은 구체적인 순간행동 즉, 날카롭고 조폭한 행동을 하기를 더 좋아한다는 것을 보여 주었다. 그러나 여성들은 보다 침착하고 정서적으로 반응하였다. 또한 여성들의 뇌수가 남성의 뇌수보다 8배가 빨리 부정적인 자료를 기입한다는 것이 증명되었다. 다른 한 가지 더 흥미 있는 것은 두 개의 대뇌반구 사이의 연계에서 여성들이 신경 세포를 더 많이 가지고 있다는 것이다. 그렇기 때문에 여자들이 남자들보다 말이 많고 더 예민하다. 나이가 들어감에 따라 이 차이는 줄어든다.

여성들의 얼굴과 체형을 아름답게 하려면(미용)

■ 간단한 미용법

① 밀가루 또는 옥수수가루 두 스푼과 한 개의 계란 흰자위를 거품이 생길 때까지 섞는다. 이것을 얼굴에 15~20분 동안 바르고 있다가 부드러운 수건으로 닦아낸 후 온수로 세척하고 다음 냉수로 세척한다. 이렇게 하면 피부가 깨끗하고 부드러우며 탄력이 있고 지방이 많은 피부는 지방이 제거된다.

② 땅콩 한 공기를 물에 몇 시간 동안 담그어 놓았다가 물을 조금 붓고 푹 삶는다. 이것을 받아 여기에 레몬즙 1/2개와 올리브기름을 한 스푼 정도 섞는다. 이 혼합액은 영양 작용을 할 뿐 아니라 주름살을 펴는 작용도 한다. 이것은 연한 피부와 건성 피부에만 사용할 수 있다.

■ 과일, 야채에 의한 미용법

과일과 야채에 함유되어 있는 영양분은 피부에 아주 효과적인 미용제의 역할을 한다. 편식하거나 야채를 적게 섭취하면 체내에 비타민이 부족하게 되며 그것이 오래되면 피부가 거칠어지면서 얼굴에 여드름이 많아지며 죽은깨가 생기고 모공이 넓어진다.

고추, 딸기, 오이를 주원료로 하고 레몬즙을 혼합하여 만든 과일 야채즙은 청혈해독작용을 하고 얼굴의 흑반을 없애는 작용을 한다. 또한 과일 야채즙을 먹게 되면 얼굴의 색소를 감소시킬 수 있다.

귤껍질을 물에 끓여 그 물을 마시고 그 껍질로 입술을 문지르면 얼굴이 부드러워지고 윤기가 나게 된다. 찬물을 마신 후 남은 찻잎을 가루로 만들어 두부를 섞어 마사지 하면 얼굴이 희고 부드러워진다. 마르고 주름이 있는 피부에는 장미꽃과 국화꽃이 좋다. 장미꽃을 끓여 짓찧은 다음 두부를 섞어 얼굴을 마사지하면 주름살을 펼 수 있다.

■ 다이어트와 미용에 좋은 보리

보릿가루를 식전에 먹는 것만으로도 간단하게 비만 등을 치료할 수 있다. 그것은 보릿가루의 식물성 섬유가 장을 자극하여 변비를 없애기 때문이다. 식전에 보릿가루를 온수에 타서 마시면 비만이 줄어들고 미용효과도 나타난다. 보리의 경우 찧거나 가루를 내도 많은 영양소가 남아 있게 된다. 보리에 비해 벼는 외피, 즉 쌀겨 부분에 영양소가 함유되어 있기 때문에 찧으면 영양분이 많이 손실된다. 그러나 보리는 영양소가 전체에 균등하게 함유되어 있기 때문에 가루로 만들어도 영양분의 손실은 그다지 많지 않다.

쌀이 식물성 섬유를 0.7g 가지고 있다면 가루로 만든 보리는 식물성 섬유가 12.3g에 달한다. 이처럼 보리는 섬유질을 많이 함유하고 있으므로 당뇨병, 비만, 변비를 예방하는 데 효과가 좋다. 또한 보리는 체내의 콜레스테롤 수치를 낮추거나 나트륨을 체외로 배출시켜 혈압을 낮추는 작용도 한다. 보리를 미용에 쓰는 방법은 보릿가루 한 스푼에 물 한 컵을 넣고 걸죽한 상태의 미음과 같이 만든다. 이것을 따뜻하게 하여 먹는데 아침, 점심, 저녁 모두 식전에 먹거나 아침, 저녁 식전에 2회만 먹어도 된다. 이렇게 하면 1주일 후부터 얼굴이 아름다워진다.

■ 수박껍질 미용법

수박을 먹고 난 후 껍질로 미용을 하면 효과가 좋다. 그것은 수박껍질이 인체의 신진대사의 기능을 촉진시켜 안면피부를 윤기나게 하기 때문이다. 무더운 여름 얼굴에 땀이 많이 나면서 정서가 불안할 때 먼저 얼굴을 깨끗이 씻고 수박껍질로 가볍게 문지르면서 안마한 다음 깨끗한 물로 씻으면 시원한 느낌이 든다. 이렇게 자주 마사지를 하면 안면피부가 희고 부드러워진다.

■ 얼굴과 체형을 날씬하게 하는 식품

사람이 아름다워지려면 고단백질을 많이 섭취하고 저당분 음식을 적당히 섭취해야 한다. 단백질은 다량으로 섭취해도 그 30%가 체외로 배출된다. 당분과 지방질이 많은 음식을 섭취하면 이 성분들이 체내에 흡수되어 축적되므로 체형이 고르지 못하게 된다. 현재 미용음식으로 가장 많이 이용되는 것은 바나나와 대추이다.

바나나: 바나나는 영양가가 매우 높다. 바나나의 주요 성분으로는 비타민 C, 비타민 B_6, 칼륨 등이 함유되어 있으며 지방은 거의 없다. 때문에 바나나를 많이 먹으면 피부의 탄력성이 좋아지고 곡선미가 난다. 또한 고혈압, 뇌출혈, 천식, 심장병에도 효과가 좋다. 요즈음 미용실에서는 영양제로 바나나를 얼굴에 마사지하기도 하고

알코올, 니코틴 중독을 치료하는 데도 쓰인다.

대추: 대추는 비타민 C가 가장 많이 함유된 과일인데 대추 100kg 당 비타민 C가 540mg 함유되어 있다. 사람들이 예로부터 즐겨먹는 약밥(흰쌀에 대추를 넣고 지은 밥)은 백미에 부족한 영양분들을 자연스럽게 보충해줌으로써 건강에도 좋고 미용에도 좋다.

홍당무: 홍당무는 피부의 노화를 예방한다. 홍당무는 비타민 A, B_1, B_2, 철 등을 다량으로 함유하고 있어 피부를 아름답게할 뿐 아니라 야맹증, 빈혈증도 치료한다. 그러나 지나치게 많이 섭취하면 비타민 A의 작용으로 탈모증이 될 우려가 있다.

계란: 계란은 옛날부터 사람들이 즐겨먹는 음식물 중의 하나다. 일부 사람들은 계란은 콜레스테롤이 많이 함유되어 있으므로 지나치게 많이 먹으면 장혈관질병을 일으킨다고 주장하지만 과학적인 분석 결과 계란을 많이 먹은 사람이나 적게 먹은 사람이나 고혈압에 걸리는 확률은 같다고 한다. 계란은 고단백 등 여러 가지 영양분이 많이 함유되어 있다. 특히, 계란의 노른자위에 함유되어 있는 비타민 H와 비타민 E는 사람을 젊어지게 하고 노화를 방지한다.

깻잎: 깻잎은 세포를 재생시키며 상처 회복에 도움을 준다. 깻잎은 대뇌피질 발육을 촉진시키므로 어린이들의 대뇌발육에도 이로운 작용을 한다. 깻잎 속에는 비타민 E가 함유되어 있으므로 회춘 작용도 있다.

돼지가죽: 교질성 단백질이 풍부한 돼지가죽은 주름살을 없애주고 피부의 탄력성과 곡선미를 높여주므로 훌륭한 미용식품이다. 돼지가죽과 함께 단백질과 지방질을 분해하는 효소가 함유되어 있는 새우를 함께 먹으면 더욱 좋다. 노년기에 신장기능을 촉진시키려면 깻

잎에 돼지가죽과 홍당무를 자주 먹어야 한다.

녹두나물: 녹두나물은 비타민과 단백질이 풍부하게 함유되어 있는 미용야채다. 먹을 때 식초를 첨가하게 되면 비타민의 흡수가 방해되어 인체에 해롭다.

김치: 김치가 좋다는 것은 맛도 좋고 영양분이 풍부하기 때문이다. 김치를 즐겨먹으면 얼굴이 희고 아름다워진다. 얼굴과 체형이 좋아지려면 짜거나 매운 음식을 삼가고 술을 지나치게 많이 마시지 말아야 하며 거친 야채를 많이 섭취해야 한다. 또한 백반은 지방을 쉽게 축적시키므로 비대한 사람은 밤에 야식을 하지 말아야 한다. 그리고 식사시에는 유쾌한 기분과 환경을 유지해야 하며 적당한 운동을 해야 한다.

■ 화학약제에 의한 미용법

표피층 깊이 박힌 이물질(반점)들을 제거하기는 힘들다. 그것은 반점들을 제거하면 그 곳에 흉터가 남기 때문이다. 미용을 화학적 방법으로도 할 수 있다. 이를 위하여 페놀(석탄산)을 기본으로 하는 용액들을 이용하고 있다. 이러한 피부 미용법은 환자의 얼굴에 소량의 용액을 바르고 그 위에 반창고를 붙여 놓는다. 며칠 후 반창고는 저절로 떨어진다. 이 기간에는 병원에 입원하고 있어야 하며 환자의 얼굴에 특수 분말을 바르고 2~3일 동안 병원에서 안정시킨다. 그 후 환자는 매우 아름다운 색의 새로운 얼굴로 병원문을 나서게 된다. 그때부터 2~6일 지나면 정상적으로 되며 얼굴은 더욱 아름다워진다.

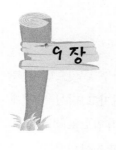

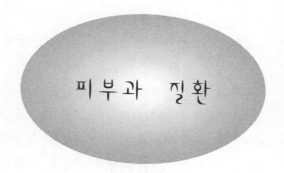

피부과 질환

 안면 피부의 보호

안면 피부를 아름답게 하고 보호하려면 마사지법을 적용해볼 필요가 있다. 마사지를 하기 전에 깨끗한 크림을 얼굴에 엷게 바르고 따뜻한 물에 적신 타올을 덮어 모공이 열리게 한다. 이렇게 2~3회 타올을 갈아 덮은 다음 마사지 방향에 따라 크림을 깨끗이 닦는다. 마사지할 때 우선 얼굴에 마사지 크림을 약간 바르고 콧등을 중심으로 사방으로 나가면서 마사지를 한다. 마사지를 할 때 손가락에도 마사지 크림을 약간 발라야 마사지를 쉽게 할 수 있다. 마사지가 끝난 후 따뜻한 물에 적신 타올로 얼굴을 덮고 마사지 방향으로 천천히 마사지크림을 닦는다. 마지막으로 영양크림을 바른다.

눈 주위에는 잔주름이 쉽게 생긴다. 잔주름을 없애려면 계란 흰자위를 잔주름에 바르며 그것이 마른 다음 다시 바른다. 이렇게 반복하여 3~4회 바른다. 이 때 눈 주위의 살을 움직이지 말아야 하며 이런 마사지를 자주 하면 새로 생기는 잔주름을 없앨 수 있다.

피부병에는 찜질을 하지 말아야 한다.

피부를 늘 더운물로 씻거나 알칼리성이 강한 비누로 씻으면 피부에 있는 보호성 오일막이 손상되어 피부가 거칠어지고 터서 병균에 대한 저항력이 약해진다. 이렇게 되면 병균들의 감염으로 피부병을 더 악화시킬 수 있다. 피부가 건조한 사람 또는 피지선의 분비기능이 약해진 노인들이 피부를 더운물에 저질의 비누로 씻거나 더운물로 찜질하면 피부가 더 건조해 지면서 가려움을 느끼게 된다. 피부에 염증성 변화가 있어 홍색으로 되고 수포가 생기고 진물이 나올 때 온수로 찜질을 하면 확장되어 있는 모세혈관이 더 확장되면서 진물이 더 많이 나오게 된다. 그러면 병이 더 심해질 수 있다.

 피부와 비타민

① 비타민 A: 피부를 윤택하게 하고 튼튼하게 하며 피부가 트거나 거칠어지는 것을 막는다.
② 비타민 B$_2$: 피부를 윤택하게 한다.
③ 비타민 C: 피부를 윤택하게 하고 피부의 노화현상을 막으며 피부출혈을 방지한다.
④ 비타민 D: 피부의 저항력을 높인다.
⑤ 비타민 E: 피부색이 어두워지는 것을 예방하고 노인반이 생기지 않게 하며 노화를 방지한다. 피부뿐만 아니라 근육과 점막에 대한 보호 효과도 나타나며 살결을 부드럽게 한다.

피부를 튼튼하고 아름답게 하려면 비타민이 많은 음식물을 섭취

하여야 하며 이와 함께 지방과 탄수화물이 많은 음식을 절제하고
담배와 자극성이 심한 음식물을 삼가야 한다.

콩과 피부

피부는 건강과 정신상태를 반영하는 거울이다. 균형이 잡힌 사람
이라도 피부가 거칠면 볼품이 없다. 피부를 아름답게 하기 위해서
는 영양을 골고루 섭취하는 것이 중요하다. 영양의 질과 양에 과부
족이 생기면 건강 상태가 나빠지고 피부에 그 영향이 나타난다. 특
히 피부 미용에는 단백질이 중요하다. 피부에 단백질이 부족하면 물
질 대사가 낮아지고 노화된 세포가 계속 겉면에 붙어 있게 되므로
피부의 탄력과 윤기를 잃게 된다.

콩은 질이 좋은 단백질의 공급원이다. 콩 100g 속에는 비타민 E
가 200mg 정도 함유되어 있다. 그러므로 중년기부터 콩을 많이 먹
는 것이 좋다. 콩은 두부, 콩우유, 발효콩 등 여러 가지 형태로 매
일 먹으면 좋다.

탈모증을 방지하는 소금요법

소금물은 소독살균작용을 한다. 소금물로 머리를 감으면 머리 피
부와 머리 밑의 감염을 감소시킬 수 있고 일부 영양공급도 가능하
다. 항상 소금물로 머리를 감으면 머리칼이 깨끗해질 뿐 아니라 탈
모증을 예방하고 경감시킬 수 있다. 방법은 100g의 식용소금을 온
수에 녹인 후 그 물에 머리를 적시고 몇 분 간 문지른 다음 물비누

를 바르고 온수로 씻은 다음 맑은 물로 씻는다.

 ## 마늘이 대머리 치료에 쓰인다.

일반적으로 마늘껍질을 벗기고 찧은 다음 그것을 대머리에 발라도 좋고 천으로 여과시켜 마늘즙을 발라도 좋다. 하루에 1회씩 바르며 2시간이 경과한 다음 비누로 머리를 깨끗하게 씻어야 한다. 한 치료 기간은 7~10일이며 마늘 액에 식물성 기름을 넣을 수 있다. 치료는 적어도 2~3개월 계속해야 한다. 마늘은 균을 죽일뿐 아니라 진균과 원충도 죽인다. 마늘즙이나 마늘액을 바르면 피부를 자극하므로 피지선의 혈액 순환을 촉진시키고 모낭이 확장되므로 머리칼의 생장에 도움을 주게 된다.

 ## 마사지로 젊은 사람의 흰머리를 없애는 방법

매일 취침전과 그 다음날 아침 기상 후에 둘째 손가락과 가운데 손가락으로 두피에 작은 원을 그리면서 두피에 마사지한다. 우선 앞이마로부터 머리꼭대기를 지나서 뒷머리 부위까지 그 다음에는 이마 부위로부터 양쪽의 태양혈(관자놀이)을 통하여 후두부에 이른다. 이 마사지를 하는데 필요한 시간은 1~2분이며 1분 동안에 30~40회 반복하여 마사지한다. 익숙한 정도에 따라 서서히 5~10분간 연장하고 1분 동안에 마사지하는 횟수도 늘인다. 마사지할 때는 균형 있고 적절하게 힘을 넣는다. 이것을 장기간 동안 끈기 있게 계속하면 흰머리가 없어진다.

흰머리가 까맣게 되고 빠진 머리가 다시 나오게 하는 말기름

모발이 빠진 부위에 말기름을 발랐더니 모발이 나왔다. 머리를 감고 마르기 전에 말기름을 손가락에 묻혀서 바르고 마사지를 하였다. 3일에 한번씩 하였는데 4~개월이 지나자 모발이 나오기 시작하였다. 또한 말기름을 써서 흰머리와 끊어진 모발이 눈에 뜨이지 않게 되었다. 말기름을 저녁에는 머리를 감은 다음에 아침에는 머리를 손질할 때 발라보았다. 머리를 감은 다음 바를 때는 우선 머리를 말린 다음 새끼손가락 끝만한 양을 손에 묻혀서 흰머리가 눈에 띄는 부위를 중심으로 바르고 그것이 피부에 잘 스며들도록 1분 정도 문질렀다. 머리를 손질할 때는 머리를 감은 다음 쓰는 양의 절반 정도를 머리 전체에 바르고 가볍게 문질렀다. 말기름을 5개월 정도 발랐는데 앞머리의 흰머리는 거의 없어지고 머리가 끊어지던 증상도 없어졌다. 말기름은 비듬을 없애고 흰머리도 보이지 않게 하였다. 말기름을 머리에 바르기 시작하여 1개월쯤 지나서 비듬이 눈에 뜨이지 않게 되고 흰머리는 1년쯤 지나서 없어지기 시작하였다.

대머리에 머리카락 이식법

대머리에 머리카락을 이식하면 머리카락이 새로 자라나 전보다 숱이 더 많아지게 되어 원래 있던 머리카락인지 알아볼 수 없게 된다. 이식된 머리카락은 관자놀이와 후두부, 이마, 정수리로 나오게 된다. 머리카락의 이식은 몇 단계에 걸쳐 실시되는 데 2~3개월 정도 소요된다. 이것은 머리카락을 이식받으려는 사람들의 대담성과 인내심이 필요하다. 이 방법은 안드로겐탈모증에 효과적이다. 머리카락의 신기한 재생은 증식된 머리의 이식방법으로 정형 및 치료회복 외과학 실험실에서 개발되었다. 이 방법을 이용하면 머리의 피부와 함께 점점 번져나가게 된다. 이를 위해서는 머리카락이 보존되어 있는 관자놀이와 후두부의 피부밑에 작은 가소물 주머니를 넣고 특수액체를 넣는다. 작은 가소물 주머니는 용적이 늘어나면서 피부를 잡아당겨 늘린다. 의사는 이 과정이 의도대로 진행되도록 관찰해야 하며, 피부가 늘어나 의도대로 되었을 때에 남는 피부를 자른다. 이렇게 하면 잘라낸 부위에 흠집이 생기는데 이것은 머리카락이 새로 나오면서 덮어버려 보이지 않게 된다.

🐭 티눈을 간단히 없애는 법

① 마늘뜸을 1주일 정도 계속 하면 티눈이 없어진다. 마늘쪽을 3~4mm 정도로 얇게 잘라서 티눈 위에 놓고 그 위에 쑥 뜸을 뜬다. 하루 한 곳에 20장 정도 뜸을 계속 하면 2~3일 후에는 티눈 자리가 누렇게 된다. 1주일 후에는 티눈이 뿌리채 없어진다.

② 백색 와세린으로 100번 정도 마사지 하면 심한 티눈도 없어진다. 소량의 와세린을 티눈 자리에 바르고 100번 정도 티눈을 중심으로 원을 그리는 식으로 마사지 한다. 이 마사지는 1~5번만 하여도 효과가 나타나는 데 상당히 심한 것도 2주일 동안 계속하면 없어진다.

③ 쑥뜸을 1주일 정도 계속 하면 티눈이 없어진다. 좁쌀 2개 정

도 크기의 쑥뜸을 티눈 위에 놓고 한번에 7장 정도 뜸을 뜨는 것을 1주일 정도 계속하면 그 주변이 말랑말랑해지고 중앙의 굳은 것만 남아 있게 된다. 이것을 가위 같은 것으로 잘라버리면 된다. 굳은 것의 주변도 약간 잘라버리는 것이 좋다.

🐭 마늘즙을 한 번만 발라도 무좀은 완치된다.

마늘 한쪽을 갈아서 무좀이 있는 부위에 바르고 10분 정도 지난 후 비누로 깨끗이 씻어낸다. 그러면 약 일주일 후에 무좀은 깨끗이 없어진다.

🐭 식초로 만성 무좀을 치료

연구 자료에 의하면 식초의 강력한 살균 작용이 잘 치유되지 않는 만성 무좀을 퇴치한다고 하면서 그 효과에 대해 다음과 같이 설명하고 있다. 식초의 강력한 살균 작용은 식중독 예방뿐 아니라 난치성 무좀 치료에도 이용할 수 있다. 무좀은 백선균이라고 하는 진균이 원인으로 발끝이나 발가락 등에 발생하는 피부병의 일종이다. 백선균은 피부의 각질층이나 손톱 등에 기생하여 가려움, 부종, 발진 등의 증상을 일으킨다. 하루종일 구두를 신고 있는 사무 직원들의 발에 무좀이 잘 발생한다. 특히, 여름에는 땀이 많이 나므로 무좀이 성하기 쉽다. 이러한 만성적 무좀에 식초요법이 좋다는 것은 민간요법으로서 옛날부터 잘 알려져 있다.

무좀과 원형 탈모증에 좋은 생강

　생강즙이 무좀과 원형 탈모증에 효과가 있다. 그것은 생강에 함유되어 있는 매운 성분과 방향 성분이 살균 작용과 염증을 제거하는 작용을 하기 때문이다. 무좀 치료법은 물 1L에 잘게 썬 생강 50g을 넣고 강한 불에 끓인다. 끓기 시작하면 보통 불에서 약 15분 동안 끓여서 식힌 생강물에 무좀이 있는 부위를 10분 동안 잠근다. 작은 물집이 생기거나 발뒤축과 발바닥이 굳은살처럼 되는 무좀에는 하루 한 번 생강즙을 통증 부위에 붙인다. 그러면 무좀이 바로 치유된다.

　생강즙으로 원형 탈모증을 치료하면 2주일 정도 지나 잔털이 나오기 시작한다. 약 3개월이면 머리가 나온다. 그것은 생강에 함유되어 있는 성분이 발한작용과 대사작용을 활발하게 함으로써 혈액 순환이 잘되게 하며 모근을 자극하여 머리가 자라는 것을 촉진하기 때문이다. 원형 탈모증을 치료하는 법은 먼저 머리가 빠지는 부위를 깨끗한 물에 적신 수건으로 닦아낸 다음 생강즙 1에 물 3의 비율로 희석한 것을 매일 조석으로 2회 바른다. 치료를 시작하여 1주일 정도면 머리가 빠지는 것이 중단되고 소양증과 비듬이 적어지면서 탈모 부위의 모발이 다시 나오기 시작한다.

무좀 치료에 좋은 백굴채

　백굴채 100g에 끓는물 1L를 붓고 20분 동안 우려낸 다음 이 참출액을 더운물에 타서 15~20분 후에 이 물로 발을 10회 정도 찜질하면 무좀이 치료된다.

 ## 습진 치료에 좋은 향나무 탄액

향나무를 태워 만든 탄액이 습진 치료에 아주 효과적이다. 향나무를 태운 탄재 100g을 약천에 싸서 물 1L에 담가 24시간 우려내면 향나무 탄액이 된다. 이 물을 하루에 3~4번 정도 15일간 그 부위에 바르거나 어린이들을 목욕시키면 습진 부위의 소양증이 없어진다. 15일간을 한 치료 주기로 하는데 1차 치료가 끝나면 1주일간 쉬었다 다시 바르거나 목욕시키는 방법으로 2차 치료를 한다. 향나무 탄액은 치료 효과가 아주 높고 부작용이 없다.

 ## 소양증을 손쉽게 없애는 법

피부가 몹시 가려울 때는 그 부위에 소금을 문질러 바르면 소양증이 없어진다. 바르는 법은 잔등, 팔, 다리 등 가려운 부위에 1g 정도의 부드러운 소금을 놓고 문질러 바른다. 머리가 가려울 때에는 끓인 소금물로 적시면서 비비는 방법으로도 효과가 있다. 이때는 먼저 머리를 감고 끓인 소금물을 가볍게 비벼 바른 다음 수분 후에 씻어내는 방법으로 한다. 소금을 바르면 피부 각질층의 낡은 세포가 새로운 세포로 바뀌어 피부가 부드러워지고 보통 10~14일 지나서 소양증이 사라진다.

피부의 노화가 원인인 노인성 소양증

피부에 다른 질병이나 병변이 없는데 어딘가 몹시 가려운 때가 있다. 이런 소양증이 노인에게 많다. 이런 노인성 피부소양증은 내장질병의 증상으로 나타날 때도 있으나 노인들에게는 피부의 노화가 원인이 되어 나타난다. 피부 겉면에는 지방막이 있어 세균이나 자극으로부터 피부를 보호하여 준다. 지방막은 한선에서 분비되는 땀과 피지선으로부터 분비되는 피지가 혼합된 것으로 노화에 의하여 이러한 분비가 쇠퇴해지면 지방막도 적어진다. 그렇게 되면 밖으로부터의 자극을 충분히 방어할 수 없게 되며 가벼운 자극이라도 가려움을 느끼게 된다. 땀이나 피지의 분비가 적은 겨울에는 증상이 더 심하게 나타난다. 예방 치료법으로는 목욕 횟수를 줄인다. 지나치게 피부를 씻지 말아야 하면, 목욕 후에는 식물성 기름(올리브 기름)을 바른다. 온천탕을 이용하는 경우는 유황천보다 단순천이나 알칼리천을 택하는 것이 좋다. 그래도 가려운 경우에는 요소가 함유되어있는 연고를 바른다.

사마귀를 없애는 간단한 방법

밀가루 반 스푼에 식초(물을 약간 탄다) 네댓 방울을 떨어뜨려 골고루 반죽한 다음 취침 전에 사마귀에 바른다. 이틀 동안 계속 바르면 사마귀는 아무런 흔적도 남기지 않고 자취를 감추어 버리게 된다.

사마귀를 없애고 피부를 부드럽게 하는 율무

율무는 사마귀, 여드름, 거친피부, 각화증에 효과가 좋다. 주의할 점은 몸을 차게 하는 작용이 있으므로 임신중이나 월경 때에는 복용하지 말아야 한다. 피부염에 율무를 사용할 때 율무의 껍질을 벗겨 생약으로 사용하거나 껍질을 벗기지 말고 율무를 끓여 마시는 것이 좋다. 율무밥, 율무차를 만들어 이용할 수 있다. 율무는 3~6개월 이상 인내심을 가지고 장기간 사용해야 효과가 있다.

피부에 발생하는 각종 질병 치료법

1) 안면부종

얼굴이 잘 붓는 사람들은 여러 가지 종창이 잘 생긴다. 특히 수면 후나 식후에 잘 부으며 심하면 감각이 둔해지고 눈이나 얼굴이 조금씩 돌아가기도 한다. 이처럼 얼굴이 잘 붓는 것은 위장에 이상이 있는 사람들이 많이 가지고 있는 증상이다. 위장은 원래 뜨거운 곳인데 기능이 약해져 뜨거운 열기가 강해지면 바람을 일으킨다. 즉, 위장에 풍이 생겨 그 기운이 얼굴로 올라가 얼굴이 붓고 팽창하는 것이다. 이 밖에 신장이 약한 경우에도 얼굴과 몸이 잘 붓는다. 이와 같이 얼굴에 부종이 오는 것은 모두 5장 6부와 밀접하게 관련된 증상이므로 겉과 속을 함께 다스려야 한다.

처방: 가지나무 삶은 물에 얼굴을 씻는다.

2) 진버짐

얼굴에 진버짐이 나는 것은 심장과 위장이 허약하여 얼굴에 혈액 순환이 잘 되지 않기 때문이다. 심하면 진물이 나기도 한다.

처방: 쌀뜨물로 세면을 하고 수시로 버짐에 쌀뜨물을 발라준다.

3) 타박상

얼굴이나 몸이 타박당하여 피부에 멍이 들었을 때 또는 상처가 없더라도 교통사고 후나 높은 곳에서 떨어진 후에는 적절한 조치를 취해야 후유증이 없다.

처방: 부추를 끓여 마시거나 감자를 함께 넣고 부추국을 끓여 먹 는다. 또는 부추의 즙을 내 멍든 부위에 골고루 발라준다.

 액화질소 분무에 의한 냉동법으로 여러 가지 피부병을 치료한다.

연구 자료에 의하면 액화질소 분무에 의한 냉동법으로 20여 종 의 피부병을 치료하였고, 그 이용 범위도 인체의 표면으로부터 체 강으로 전환하여 치료한 바 치료 효과가 좋았다. 일반적인 냉동치 료는 냉동한 금속봉을 상처부위에 직접 접촉시켜 치료 효과를 얻고 있다. 그러나 눈꺼풀, 여성들의 질 등 특수부위의 질병에는 적용할 수 없으며 또한 어떤 부위를 치료할 때 온도가 너무 낮으면 동상을 초래할 수도 있으므로 적정 온도를 잘 선택해야 한다.

액취 제거법

망초와 식용 곡주를 3 : 7의 비율로 잘 혼합한다. 먼저 환부를 씻어낸 후 이 혼합액을 바른다. 그러면 시원한 감이 나는데 몇 번 바르면 된다. 바른 후 땀이 많이 나는데 너무 자주 씻어낼 필요는 없다. 만일 다시 발병되면 즉시 다시 바른다. 일반적으로 5~7회 바르면 완쾌된다.

차로 포진을 치료

입술에 난 포진을 치료하는데 모든 종류의 차를 이용할 수 있으나 가장 좋은 것은 녹차다. 차를 끓여 식힌 후 포진부위에 바르는데 보다 간편한 방법은 끓는 물에 차 봉지를 잠시 담갔다가 식혀서 입술에 몇분 동안 대고 찜질하는 것이다. 이렇게 4~5일 동안 치료하면 포진이 없어진다. 그러나 차가 어떻게 치료 작용을 하는지는 아직 밝혀지지 않고 있다.

얼굴의 검버섯에 좋은 뽕나무잎차

얼굴에 생기는 검버섯을 없애는데 뽕나무잎이 좋다. 뽕나무잎 500g을 시루에 쪄서 소독한 후 잡질을 고르고 말린다. 이것을 매일 15g씩 끓는물에 불려서 차처럼 마신다. 1개월 동안 마시면 한 주기가 끝난다. 이 뽕나무잎차를 15일간 마시면 얼굴의 얼룩점이 부

분적으로 없어지거나 색소가 연해질 수 있다. 1개월간 계속 마시면
크게 효과를 볼 수 있다.

🐭 얼굴의 주름살을 펴는 기구

최근에 안면 근육을 단련시켜 주름살을 펴는 기구를 개발했다고
한다. 주름살을 없애기 위해서 피하에 있는 근육들을 자극해야 한
다고 생각하고 있다. 즉, 피하 근육의 긴장도를 높이면 주름살이 펴
지게 된다는 것이다. 용수철이 달린 이 기구는 입으로 물게 되어 있
는데 수지로 된 걸개를 입 양쪽에 건다. 그러면 용수철의 저항을 이
겨내면서 3~4초에 1회 정도로 입술을 될수록 좁게 오므렸다가 천
천히 편다. 이러한 훈련을 1일 2회씩 매회 2분씩 한다.

훈련을 8주 동안 한 결과 안면 근육의 힘이 평균 25% 강해졌으
며 피부의 탄력성이 32% 높아졌다. 그럼으로써 자연히 주름살도 펴
졌다.

🐭 주름살을 제거하는 달팽이 점액

어느 한 미용 전문가들이 달팽이가 분비하는 점액이 주름살을 제
거하는데 효과가 있다고 주장하였다. 이것은 현재 미용제의 주요 성
분으로 이용되고 있다.

🐭 주근깨를 없애는 법

주근깨가 있는 사람이 가지즙으로 하루에 3회 마사지한다. 10일 동안 계속하면 효과가 있다. 동과속의 즙을 매일 여러 번 주근깨가 없어질 때까지 계속 바른다. 신선한 미나리와 뿌리를 물에 하루가량 담갔다가 그 물로 얼굴을 씻는 것도 좋다. 찹쌀가루 40g, 식초 20g, 꿀 20g을 섞어 연고를 만든다. 먼저 30% 과산화수소액으로 주근깨가 있는 부위를 씻고 그 다음 위의 연고를 바른다. 매일 취침전에 바르면 몇일 이내에 효과가 있다. 팥가루와 쌀겨를 1 : 3의 비율로 혼합한다. 매번 혼합가루 5g을 약천에 싸서 뜨거운 물에 담갔다 식힌 물을 주근깨가 있는 부위에 매일 2~3회 바른다.

🐭 기미와 주근깨를 없애는 몇 가지 방법

1) 분꽃씨, 오이

분꽃씨를 작말하여 오이즙에 개여 기미가 있는 부위에 바른다.

2) 박, 고구마 줄기

박속과 씨를 함께 썰고 고구마 줄기도 잘게 썰어 술과 물을 각각 반씩 붓고 진하게 달여 기미가 낀 얼굴에 자주 바르면 된다.

3) 복숭아꽃, 꿀

복숭아 꽃잎을 말려 작말하여 꿀에 버무려 마사지한다.

4) 가지, 팥꽃

가지를 저며서 기미낀 얼굴에 문지른다. 하루에 4~5회씩 하면 좋다. 팥꽃은 생즙으로 기미가 있는 곳에 바른다.

5) 계란 노른자위, 살구씨 기름, 술

취침 전에 계란 노른자위와 살구씨 기름을 반죽하여 주근깨가 있는 부위에 바르고 잔다. 다음날 아침 양질의 술로 씻어내고 세면를 한다.

6) 들깨 기름, 살구씨

살구씨 껍질을 벗기고 찧어서 들깨 기름에 반죽하여 주근깨가 있는 부위에 바른다. 취침 전에 바르고 아침에 씻어낸다. 살구씨를 구하지 못하면 들깨 기름만 발라도 된다.

노인성 반점을 없애기 위한 새로운 방법

사람이 노년기에 들어서면 인체의 세포가 점차 쇠퇴되면서 세포핵 속의 일종의 색소물질이 생산된다. 이 물질이 축적되어 노인성 반점이 피부의 표면에 울룩불룩하게 나오게 된다. 노인성 반점을 없애려면 비타민 C와 비타민 E 등을 정상적으로 보충하고 인삼, 황기, 당귀, 단삼, 생지황, 구기자, 오가피 등을 주요 약제로 하는 한약을 복용해야 한다. 그리고 체력을 단련하고 두뇌를 많이 써야 한다.

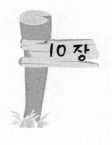

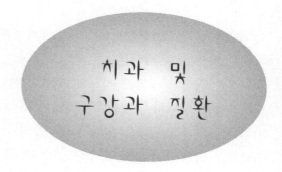

🐸 치아는 오복 중의 하나

　옛부터 치아는 오복 중의 하나라고 하였다. 다시 말하면 치아는 건강 장수를 위해서는 치아가 튼튼해야 하므로 치아가 튼튼한 것도 오복의 하나라고 하였다. 석연처럼 단단한 치아는 소화 과정의 첫 단계로서 사료 공장의 분쇄기나 멧돌과 같은 역할을 한다.

　음식물의 소화는 입안에서부터 시작되지만 음식물이 입안에 머물러 있는 시간이 너무 짧기 때문에 잘게 부서지는 물리적 변화가 주로 일어난다. 이와 함께 음식물이 침속에 있는 소화 효소에 의하여 부분적으로 화학적인 변화가 일어나면서 소화되기 쉬운 상태로 된다. 입안에서 음식물을 씹는 운동과 빠는 운동, 그리고 음식물과 침이 충분히 섞인 상태에서 삼키는 운동에 의하여 다음 소화 단계인 식도를 거쳐 위로 내려간다.

그런데 치아의 수명은 사람의 수명을 따라 가지 못하는 경우가 대부분이다. 앞니의 수명은 15~20년 정도 짧고 어금니의 수명은 30년이나 짧다. 그 원인은 일반적으로 풍치거나 치은염 등을 적시에 치료하지 않은 것과 관련이 있다. 이러한 각종 치아에 관련된 병을 예방하려면 당분을 적게 섭취하고 치아를 잘 닦아야 하는 등 치아 관리를 잘 해야 한다. 일생 동안 자신의 치아로 식사를 하는 것이 장수를 보장하는 비결의 하나로 꼽힌다.

특히 감미 식품을 먹은 다음 입안을 헹구지 않거나 식사 후 치아를 잘 닦지 않으면 치아가 쉽게 상하게 된다. 이는 치아의 범랑질과 상아질이 상하여 부패되는 것을 뜻하는데 치아 사이에 끼어 있는 음식물 찌꺼기에 세균이 번식하면서 발효되어 산을 만들고 이것이 범랑질의 칼슘을 녹여 내기 때문이다. 씹는 것을 잘못해도 치아에 병이 생길 수 있다.

침은 치아를 씻어주는 청정작용을 겸하고 있다. 치아가 썩기 시작하면 범랑질과 상아질에 파열이 오고 통증이 있으며 색깔이 푸르스름하게 변하고 뜨거운 것과 찬 것, 단맛에 대해 매우 민감해진다. 충치를 예방하려면 하루에 3회, 식후 3분 이내에 3분정도 이를 닦아야 하며 상하로 안쪽, 바깥쪽, 앞니 등을 잘 닦아야 한다. 불소가 함유되어 있는 치약, 불포화된 함수액, 껌, 식용소금을 사용하는 것이 좋다. 부드러운 소금(60%), 중조(30%), 붕사(10%)를 섞어 제조한 치분은 치아 표면의 때를 제거시켜 주고 치아를 광택있게 하며 치석이 생기지 않게 하고 소독과 수렴작용을 한다.

🐭 장수의 적인 충치와 풍치

원래 인간의 치아 수명은 백년 이상이라고 한다. 그러나 50~60세가 되면 치아가 빠진다. 치아의 수명에 치명적인 영향을 주는 요소는 주로 충치나 풍치라고 할 수 있다. 노인들은 생리적으로 내장 기관과 조직이 점차 퇴화되고 위축되는 것이다. 치아와 치은 조직도 이와 마찬가지다. 나이가 들면 치아가 흔들리고 치아 사이가 넓어진다. 이렇게 되면 음식물 찌꺼기가 치아 사이에 끼어 쌓이게 되는데 이것을 즉시 제거하지 않으면 세균이 번식하여 충치와 풍치가 발생한다.

자료에 의하면 노인들이 풍치에 걸리고 치은부가 위축되면서 치근이 드러나는 비율은 80% 이상이다. 노인들의 경우 충치의 대부분이 치근 부위에서 발생한다. 이러한 충치는 쉽게 발견하기 어렵고 노인들은 감각이 둔하고 증상이 뚜렷하지 않아 참기 어려울 만큼 통증이 있어야 비로소 병원을 찾게 되어 때로는 치료가 불가능하여 감염된 치아를 발치할 수 밖에 없는 경우가 많다. 바로 이런 원인들로 인하여 노인들은 치아가 쉽게 빠지게 된다. 젊었을 때부터 치아를 잘 관리하고 보호하면 백세가 되어도 치아가 빠지지 않고 건강한 치아를 죽을 때까지 유지할 수 있다. 그러므로 치아가 빠지지 않게 하려면 다음과 같은 점들에 주의해야 한다.

첫째, 양질의 좋은 칫솔을 사용해야 한다. 칫솔의 머리부분이 너무 크지 말아야 하며 털이 지나치게 억세지 않고 유연하면서도 탄력성이 있어야 한다. 또한 최소 3개월에 한 번씩 새 칫솔로 바꾸는 것이 좋다.

둘째, 여러 가지 치약을 바꾸어 가며 써야 한다. 약 치약만 장기간 사용하지 말고 약물에 대한 면역성을 없애기 위해 일반치약과 교대로 쓰는 것이 좋다. 그러나 치약 대신 소금이나 알맹이가 굵은 치분을 쓰면 치아 표면의 범랑질이 파괴될 수 있다.

셋째, 칫솔을 상하로 회전시키면서 치아를 닦아야 한다. 이런 방법으로 치아를 닦아야 치아 사이에 낀 음식물 찌꺼기가 깨끗이 없어지고 잇몸에 대한 안마 작용도 할 수 있다.

넷째, 하루에 3회 칫솔질을 하여야 한다. 만약 3회가 힘들면 최소한 아침, 저녁으로 각각 한번씩 하고 식후에는 양치질을 하도록 한다.

다섯째, 잇몸 마사지를 정상적으로 해야 한다. 먼저 두 손을 깨끗이 씻고 엄지 손가락과 둘째 손가락을 잇몸에 대고 상하로 회전시키면서 칫솔질 하는 법과 같이 마사지를 하되 아침 저녁으로 1회씩 1회에 5분 동안 실시한다. 이렇게 하면 잇몸의 혈액 순환이 잘되고 잇몸의 위축을 방지한다.

여섯째, 상하의 치아를 쪼아야 한다.

상하의 치아를 서로 마주 쩧는 이 쪼기는 옛날부터 적용해 오던 방법의 하나이다. 이 쪼기는 아침 저녁으로 각각 1회씩 1회에 5분씩 한다. 이는 치아가 흔들리지 않게 하고 잇몸의 혈액 순환을 좋게 한다.

마지막으로 최소한 6개월에 한번씩 치과에 가서 구강 및 치아 검진을 받아야 한다. 이는 충치 및 풍치 예방뿐만 아니라 구강암, 설암 등 구강내 모든 질환을 사전에 발견하고 예방하는 차원에서 매우 중요한 것이다.

하얀 치아를 유지하려면 정기적으로 스케일링을
해야 한다.

아름다움과 건강함을 상징하는 하얀 치아는 최근에 개발된 미백 치료법이 많이 사용되고 있다. 치아의 변색 원인은 대체로 각종 기호 식품 때문인 것으로 알려져 있다. 커피, 홍차, 녹차, 콜라, 적포도주, 우롱차 등 비교적 색소가 많이 함유된 음료를 장기간 섭취했을 경우 변색될 수 있다. 치아의 변색을 예방하기 위해서는 하루에 3회 이상 열심히 양치질을 해야 하며 최소 6개월 마다 정기적으로 스케일링을 해야 한다.

치료는 가정과 치과용 두 가지로 구분 할 수 있다. 가정용 미백술은 치과에서 먼저 본을 뜬 후 여기에 미백제를 바르고 매일 입안에 끼고 자는 것으로 치료 기간은 약 2주 정도다. 시중에 나와 있는 치아 미백용 치약을 사용하는 경우도 많은데 장기간 사용하면 주원료인 과산화수소 때문에 잇몸이 상할 수도 있으므로 주의해야 한다.

치과에서는 가정용 치료를 권하지만, 변색이 심할 경우 치아에 미백제를 바르고 레이저나 이보다 약한 프라스마 빔을 쏘이는 치료를 병행하고 있다. 치료 기간은 변색 상태에 따라 천차 만별이다. 이것은 이를 빼거나 보철물을 장착하는 방법이 아니므로 치아에 나쁜 영향을 주지는 않는다. 간혹 찬 것에 민감해지는 부작용이 있을 수 있으나 이는 일시적이다. 미백은 2~3년을 주기로 하는 것이 좋으며 변색이 심할 경우 치과 보철이나 성형술을 병행하며, 외상에 의한 부분 변색은 신경치료후 미백 치료를 실시한다.

충치를 예방하는 껌

껌은 충치와 기타 치아질환을 예방하는 좋은 방법의 하나이다. 일정한 조건하에서 껌은 이 틀을 대신할 수도 있다. 이를 위해서는 취침전이나 이른 아침에 20분 동안 설탕이 들어있지 않은 껌을 씹는다. 이 방법은 치아에 매우 유해한 작용을 하는 감미로운 음료를 마신 후 효과적으로 이용할 수 있다.

그 밖에도 껌은 침의 분비를 증가시킬뿐 아니라 병원성 세균과 극히 작은 음식물 찌꺼기들을 제거시켜준다. 또한 칼슘과 인산이 함유된 껌을 환자들에게 씹게 한 결과 충치를 촉진시키는 입안의 건조화를 방지할 수 있었다고 한다. 환자들에게 특별히 제조한 껌을 16분씩 씹게한 결과 모든 환자들이 타액과 광물질의 증가 현상이 있었다. 연구 자료에 의하면 칼슘과 인산이 치아의 광물질 공급을 돕고 충치화를 예방한다고 한다.

 ## 치아 및 구강내 질환 치료에는 화학제품이 나쁘다.

연구 자료에 의하면 30가지 종류의 치약의 대다수가 입안에서 인체에 이로운 미생물을 파괴하고 있다고 한다. 이러한 원인은 치약의 조성에 인체에 해로운 화학물질이 함유되어 있기 때문이다. 양치질을 한 후에는 치아가 매우 깨끗해지기 때문에 그 다음 칫솔질을 할 필요가 없다는 것은 잘못된 생각이다. 칫솔질보다 치아와 입안을 관리하는데 좋은 방법은 아직 없다. 만일 사람에게 치약을 사용할(실례로 치은염 때) 필요성이 있는 경우에는 각종 약초를 배합하여 제조한 치약을 사용해야 한다. 그러한 치료법으로 의사들은 침과 구강내 세균의 자연보호기능을 조절할 수 있게 인체에 이로운 패랭이꽃, 배암차조기, 박하추출물과 향기로운 타르가 함유되어 있는 액체를 권유하고 있다.

치약 대신 태양에너지로 이를 닦는다.

최근 치약 대신 태양에너지를 이용하여 이를 닦는 방법이 연구되었다. 칫솔 대신 연필심과 유사한 이산화티탄을 넣고 이를 닦을 때 햇빛이나 방안의 광선을 이산화티탄에 비치면 전자가 발생되고 전자가 발생하면서 이에 묻는 이물질을 분해시키는 것이다. 이어 칫솔질을 하면 이에 묻어 있는 이물질이 깨끗이 씻어진다.

치통을 없애는 법

1) 자소엽을 따뜻하게 끓인 물로 구강내의 통증 부위를 가신다. 이때 물이 잇몸의 통증 부위에 가능한한 오래 머물게 한다. 물이 식으면 다시 덥혀 입가심을 30분에 5회 정도 한다.

2) 돼지어깨(어깨가죽, 신선한 어깨, 또는 절인 어깨인 경우 소금을 씻어낸 것) 조각을 잇몸과 뺨 사이에 놓아 통증이 멎을 때까지 15~20분 동안 물고 있는다.

3) 질경이 뿌리를 치통이 뺨쪽으로부터 귀방향으로 통증이 없어

질 때까지(대체로 30분~1시간) 놓아둔다.

4) 50g의 몰약나무를 60g의 알코올에 담그어 추출된 물로 입가심을 한다.

 ## 치통을 멈추게 하는 반창고

연구 자료에 의하면 치통을 감소시키며 효과가 6시간 이상 유지하는 반창고를 만들었다고 한다. 이 반창고는 합성섬유, 진통제, 점착성 물질로 구성되어 있다. 이 반창고는 진통제가 정상적인 복용량의 10~20분의 1밖에 들어있지 않지만 이것을 잇몸에 붙이면 바로 효과가 나타난다.

 ## 뜸으로 치통을 치료

가장 효과적인 것은 온열자극법으로 양측 이첨부를 담배 굵기의 절반정도의 뜸에 불을 붙여 2~3cm 거리에서 피부가 붉게 되도록 5분 동안 쪼여주면 치통이 서서히 멎는다. 쑥뜸이 없을 때는 담뱃불을 이용한다.

뜸을 뜰 때 왼손으로 귓바퀴 전체를 머리쪽으로 밀고 쪼인다. 양손 넷째 손가락과 새끼손가락의 손톱이 시작되는 부위 바로 뒤쪽 중앙에 치통을 지통시키는 혈이 있는데 이곳을 송곳이나 바늘로 자극을 준다.

🐭 잇몸을 튼튼하게 하는 무

보통 무는 치아를 깨끗하게 하고 잇몸을 튼튼하게 한다. 치아에
는 무뿐 아니라 무의 잎도 좋다. 무의 잎을 꿀과 같은 양으로 혼합
하여 몇일 두었다가 1일 1회 한 숟가락씩 먹는다.

🐭 계란으로 구강 질환을 치료하는 법

구강 질환에는 치은염, 치주염, 만성치근염, 궤양성구내염, 치통
등이 있다. 구강 질환을 치료할 수 있는 몇 가지 계란 요법을 소개
한다.

1) 차나무뿌리, 계란

차나무뿌리 30g을 깨끗이 씻어 계란 3개와 함께 삶는다. 계란이
익으면 약물과 계란을 모두 먹는다. 이렇게 1일 1회 먹으면 치주
염과 치은염에 효과가 좋다.

2) 술, 계란

소주 100ml를 그릇에 부어 불을 붙인 다음 계란 하나를 깨넣는
다. 이때 젓지도 말고 아무런 조미료도 넣지 말아야 한다. 불이 꺼
진 후 익은 계란을 식혀서 먹는다. 1일 2회씩 1~2일간 먹으면 치
주염이 치료된다.

3) 창이자, 계란

창이자 10g을 누렇게 볶아 가시를 없앤 다음 찧어서 계란 2개와 함께 30분 동안 삶아 약물과 계란을 먹는다. 이 약은 해독 기능이 있으므로 치통으로 열이 날 때 효과가 좋다.

4) 생지황, 계란

계란 2개의 노른자위만 사용한다. 생지황 30g을 달인 다음 약물이 식기 전에 계란 노른자위를 넣고 젓는다. 여기에 아이스크림 10g을 넣어 녹인다. 이것을 공복에 1일 1회 먹는다. 이 방법은 치통에 효과가 좋다.

5) 참대잎, 녹두, 계란

참대잎 15g과 녹두 50g을 달여 물만 사용한다. 이 물에 계란 하나를 넣고 끓여서 먹는다. 이 처방은 청열, 소염, 진통 작용을 하므로 치통에 효과가 있다.

6) 봉밀소비, 계란

봉밀소비 한 개를 거즈에 싸서 400ml 물과 함께 끓이다가 계란 하나를 넣고 끓인다. 계란이 익으면 물과 계란을 먹는다. 이 처방도 치통에 효과가 있다.

7) 더덕, 계란

더덕 30g과 계란 2개에 400ml의 물을 붓고 끓인다. 여기에 설탕을 적당히 넣고 좀 더 끓인 후 계란과 물을 먹는다. 이 처방은 만성인후염과 치통에 효과가 있다.

🐭 손쉽게 만들 수 있는 치석 제거 치약

구강내 위생은 건강한 사람도 항상 지켜야 하지만 치석 환자인 경우에는 더욱 철저히 지켜야 한다. 치석은 마찰이 잘 되지 않는 치아면에 점액성분, 박리된 상피, 사멸된 백혈구가 음식찌꺼기와 함께 붙고 많은 세균이 번식된 누르스름한 연한 침착물이며 이것이 석회화된 것이다.

치석은 치주병과 풍치를 유발시키고 구치가 나게 한다. 그러므로 치주병을 치료하고 불결한 이의 침착물과 구취를 없애려면 치료 효과가 좋은 치약을 쓰는 것이 좋다.

치약처방 : 소금 100g, 수소탄산나트륨(중조) 50g, 오배자 10g, 세신 5g, 박하기름 10방울

제조법 : 상기 약들을 절구에 찧어 부드럽게 작말한 다음 섞는다. 그리고 뚜껑이 있는 그릇에 보관하며 수시로 사용한다.

부드러운 소금 100g에 수소탄산나트륨 50g만 섞어 사용해도 된다. 어느 한 가정에서는 대대로 이 방법을 사용해 왔는데 치석발생자는 한 명도 없었다고 한다. 칫솔질을 1일 3회 실시하는 게 좋으며 특히 저녁 식후 또는 취침 전에 하는 것은 매우 중요하다.

🐭 치아를 이식하는데 성공

과거에는 치아가 상실되면 틀니나 브릿지 등의 전통적인 방법으로 치료를 했으나 최근에는 상실된 치아 부분의 턱뼈에 특수 금속

으로 만들어진 인공 치근을 이식해서 뼈와 붙게하여 고정시킨 후 이것을 이용하여 치아를 해 넣음으로써 본래 자신의 치아와 같은 형태와 기능 그리고 씹는 감각까지도 재현해 낼 수 있는 새로운 개념의 시술법이 개발되었다. 이는 타이타늄이라는 특수 금속을 사용하는데 치아가 몇 개 없더라도 치아를 수복하기 위해 그 옆의 건강한 치아를 일부러 삭제할 필요가 없고, 특히 어금니가 없어 틀니를 해야 할 경우에는 아주 효과적이라 할 수 있다.

첫 수술 후에 기다리는 3~6개월 동안은 치료한 쪽으로 식사를 하지 말아야 하는 불편함과, 또한 고가의 장비를 사용하다 보니 일반 보철물을 사용하는 것보다 가격이 약간 비싼점이 있다. 그러나 치아 이식은 자연치아만큼 완벽하지는 않지만 현재까지 치아 대신에 사용되고 있는 어떤 종류의 보철 보다도 우수한 치아 기능을 수행한다.

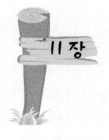

11장

이비인후과 및 안과 질환

알레르기성 비염의 간단한 치료법

알레르기성 비염에 감염되면 먼저 4%의 프로카인으로 비점막을 표면마취 시킨 후 약솜에 15%의 질산은을 묻혀 비강내 연골과 비하의 연골 점막에 바르되 질산은으로 인하여 백색이 된 점막이 1cm 정도 되게 하면 된다. 한쪽을 다 바른 다음에는 다른 한쪽을 같은 방법으로 바른다. 이렇게 1주 1회씩 연속 1~5회 정도 실시하면 치료가 가능하다. 만약 치료한 후 재발하면 상기의 방법대로 1~2회 더 바를 수 있다. 일부 앨러지성 비염에 천식증을 겸한 환자도 좋은 효과를 볼 수 있다.

🐸 코골이를 없애는 증기요법

증기를 흡입하는 것만으로도 코골이의 90%가 치유된다. 증기요법은 비강내 점막의 부종을 없애고 본래의 비호흡을 회복시켜 구강호흡 습관을 없애는 것이 특징이다. 빠른 경우에는 당일로 효과가 있으며 늦은 경우에는 3주일 정도 걸리지만 평균 7일 정도면 효과가 있다. 효과의 지속 시간은 잠들기 시작한 후로부터 약 2시간 정도지만, 계속 반복 치료하면 코를 골지 않게 된다. 이러한 치료법은 반드시 취침 30분전에 실시해야 하며 가능한 12~13분이라는 치료시간을 지켜야 한다. 하지만 그이상 20~40분 동안 실시할 수도 있다.

🐸 눈의 피로 방지법

독서 또는 집필할 때 피로를 느끼게 되면 긴장을 풀기 위한 체조를 하는 것이 좋다. 먼저 몸을 똑바로 선 자세에서 위로 두 팔을 올린다. 그 다음 두 팔의 긴장을 풀고 온몸을 유연하게 양쪽으로 회전시킨다. 이 때 마음을 안정시키고 두 눈을 살며시 감은 다음 중지 끝을 문질러준다. 중지 끝의 중충혈 부위를 정신이 상쾌할 때까지 반복하여 마사지 한다. 그리고 손가락으로 두 눈썹 사이를 머리가 맑아질 때까지 두드린다.

지압법은 눈이 밝아지고 머리가 맑아지게 한다. 두 눈을 가볍게 감고 중지로 눈꺼풀을 누르고 위로 세 번 올려 민다. 그 다음 눈언저리에서 아래로 세 번 누른다. 그리고 두 손의 중지로 두 눈의 끝

부분에서 태양혈 쪽으로 눌러나간다. 이러한 동작을 3~4회 반복한다. 끝으로 두 눈을 감고 중지 안부분을 눈망울 위에 올려놓고 가볍게 10초 동안 누른다.

누워서 책을 읽는 것은 해롭다.

많은 사람들이 침대에 누워서 책이나 신문을 보기 좋아하며 이렇게 하는 것이 편안한 것으로 간주하고 있으나 그렇지 않다. 침대에 누워서 책을 읽으면 쉽게 피로가 온다는 것을 다음과 같이 설명할 수 있다.

- 책을 읽는 것은 사고를 필요로 하는데 누우면 뇌의 혈액 공급량이 늘어 나면서 심장박동과 혈액순환이 느려지며 혈액의 공급량이 지나치게 감소되어 보충이 소모를 따라가지 못하여 자연히 쉽게 피로가 온다.
- 누워서 책을 보면 눈이 충혈되기 때문에 눈이 아프고 쉽게 피로를 느끼게 된다.
- 눈과 책 사이에 일정한 간격을 유지해야 하는데 누워서 책을 볼 때에는 간격을 쉽게 고정시킬 수 없고 자주 가까워졌다 멀어졌다하여 쉽게 피로를 초래한다.
- 밤에 침대에 누워서 책을 보면 조명도가 필요한 수준과 맞지 않고 책을 들고 있기 또한 비교적 힘들다. 따라서 누워서 책을 읽는 것은 해롭다.

🐭 담배와 술은 눈에도 나쁜 영향을 준다.

　담배와 술이 호흡기, 소화기, 심장혈관, 신경, 내분비 계통에 나쁜 영향을 주는데 대해서는 일반적으로 알려져 있으나 그것이 눈에도 영향을 준다는 것에 대해서 알고 있는 사람들은 많지 않다.

　많은 양의 술을 마시면 얼굴이 벌겋게 되는데 이때 눈 주위에 있는 모세혈관도 확장된다. 즉, 결막에 충혈이 오면서 국부 조직의 영양이 나빠지면서 만성결막염 같은 안질환이 잘 발생한다.

　원래 안과 질환이 있는 사람의 경우에는 안과 질환의 급성발작을 일으킬 수가 있다. 또한 담배를 많이 피우는 것은 동맥경화의 주요 원인이 된다. 눈의 망막은 물체를 보는데 중요한 역할을 한다. 이것에 분포되어 있는 작은 동맥에 경화가 오게 되면 눈의 망막에 혈액 순환이 안되는 결과를 가져오기 때문에 결국은 보는데 지장을 받게 된다.

　술을 많이 마시면 체내에서 비타민 B_1의 소모가 많아지고 그 흡수장애가 온다. 비타민 B_1은 눈의 중요한 영양물질이므로 비타민 B_1이 부족되면 쉽게 결막건조, 시신경염이 발생한다. 술에 함유되어있는 적은양의 메타놀은 눈의 망막에 나쁜 영향을 주어 시신경을 약하게 만든다.

　건강한 몸과 밝은 눈으로 일생을 보내려면 담배와 술을 절제해야 한다.

안과 질환에는 마늘이 좋지 않다.

장기간에 걸쳐 마늘을 지나치게 많이 먹으면 눈에 나쁘다. 마늘을 많이 먹은 사람들은 흔히 50대에 이르면 눈이 흐려지고 시력이 떨어지며 귀에서 소리가 나고 머리가 무겁고 다리가 떨리며 기억력이 나빠진다. 그러나 이것이 마늘을 많이 먹은 후유증이라는 것을 아는 사람들은 많지 않다. 특히 안과 질환 환자들은 치료를 받는 기간 마늘, 파, 양파, 고추 등 자극성 식품을 먹지 않는 것이 좋다. 특히 여름과 가을에 마늘을 많이 먹으면 눈에 아주 나쁘다.

시력이 음식물 씹는 것과 관련된다.

시력은 렌즈에 해당하는 수정체의 두께가 맥락막 조직의 활동에 의해 조절되며 그리고 망막(그물막) 위에 상이 좋고 나쁜 것이 나타나는가를 결정한다. 즉 근육의 힘이 발달되지 못하면 시력에 영향을 미친다. 의사들의 추측에 의하면 부드러운 음식물을 많이 먹는 어린이들은 아래턱이 발달되지 못하고 치아의 배열이 일정하지 못하거나 위아래의 치아가 잘 맞지 않는다. 물론 맥락막 조직과 저작운동과의 직접 관계는 없지만 식사시 음식물을 장시간 씹지 않으면 안면 피부 근육의 힘이 약해지고 수정체의 조절 기능이 잘 되지 않으므로 그 결과 시력이 약해진다고 보고 있다.

빗으로 머리를 자극하면 눈의 피로가 풀리고 시력이 회복된다.

빗으로 머리를 자극하면 눈의 피로가 빨리 풀리고 시력이 회복된다. 빗의 솔은 뭉툭한 것이 좋으며 또 솔의 숱이 많아야 한다. 솔의 끝이 뾰족하면 피부에 손상이 가기 쉬우며 솔의 숱이 적으면 혈을 두드리는 확률이 적어져서 효과가 낮아진다. 자극하는 위치는 두정부로부터 후두부 아래 오목한 부분의 바로 위까지가 기본이다. 두정부는 신경을 진정시키며 목이나 견통을 지통시키는 혈이 있고 후두부 아래는 눈의 피로를 풀어주는 효과가 있는 혈이 있다. 이밖에도 머리 전체를 두드려보고 기분이 좋아지는 곳을 두드리면 된다. 두드리는 방법은 기분 좋을 정도로 두드리며 너무 세게 두드려 출혈이 되게 해서는 안된다. 두드리는 시기는 본인이 편리한 시간에 하면 된다. TV를 시청하면서도 할 수 있고 눈이 피로할 때도 할 수 있다. 두드리는 시간은 5분 이상이면 되는데 하루에 1회 이상 하는 것이 좋다. 빗으로 머리를 두드리면 눈의 피로가 풀릴 뿐 아니라 시력도 회복되고 백내장, 녹내장도 예방한다.

 식사요법으로 안과 질환을 치료

눈은 마음의 거울일 뿐만 아니라 몸 전체의 상태를 보여주는 거울이기 때문에 눈병의 치료는 영양분 섭취와 떼여 놓고 생각할 수 없다. 신선한 야채와 과일, 유가공품 등을 많이 섭취해야 한다. 설탕, 커피, 알코올, 육류 등은 적게 먹으며 필요한 경우에는 비타민과 광물류를 보충하도록 하는 것이 새로운 안과 질환의 치료법이다. 그 실례로 망막에 있는 혈관에 이상 상태인 환자는 비타민 A, E, 아연 등을 공급한다. 또한 백내장으로 수술을 받을 환자들도 수술 전 1주일 동안 비타민 C 2g, 비타민 E 200IU, 아연 50g 등을 공급하고 수술 후에도 이것을 계속한다. 이렇게 하면 수술에 동반되는 염증을 방지할 수 있고 신속히 치유된다고 한다.

🐭 국화꽃차가 안건삽 증상 개선에 기여

국화꽃이 눈을 보호하는 데 좋다고 한다. 국화꽃차 만드는 법은 간단하다. 국화꽃에는 국화와 들국화가 있다. 어느 것이나 모두 효과가 있다. 국화꽃 30g에 물 1L을 붓고 중간 정도의 불로 15분 동안 끓여 마시면 된다. 맛이 쓰면 설탕이나 물을 첨가하여도 좋다. 하루 3~5컵을 보통 차처럼 마시면 된다.

🐭 근시는 안경을 어떻게 착용할 것인가?

안경을 착용하려고 하면 우선 안경을 착용할 필요가 있는가 없는가를 신중히 고려해야 한다. 안경을 착용하지 않아도 특별히 불편이 없는 경한 근시는 안경을 착용하지 않는 것이 좋다. 시력이 뚜렷이 낮아졌을 때에는 안경을 착용해야 한다. 그러면 안경알을 어떻게 정확히 선택할 것인가? 일반적으로 고정안경이란 시력이 1.2가 되도록 일정하게 되어야 하는 것으로 이해하고 있는데 이것은 잘못된 생각이다. 그렇게 되면 오히려 시력을 더욱 악화시킬 수 있다. 그러므로 0.8 정도를 정확하게 볼 수 있도록 조절하면 된다. 그런 정도의 안경을 사용해야 눈이 피로하지 않고 시력감퇴를 예방할 수 있다. 또한 심한 근시가 아닌 이상 장시간 안경을 계속 착용할 필요가 없다. 안경을 착용하지 않고도 가까운 거리의 물체를 정확히 볼 수 있으면 가까운 물체를 볼 때에는 눈에 부담이 가지 않도록 안경을 벗는 것이 좋다.

안경을 다루는 방법 : 렌즈가 더러워졌을 때는 부드러운 가죽 제품(사슴가죽, 양가죽)이나 부드러운 천, 또는 약천으로 닦는다. 렌즈를 닦는 천은 자주 빨아 늘 깨끗하게 보관해야 한다. 광학유리는 단단한 것처럼 보이지만 생각보다 부드러우며 손상되기 쉽다. 그러므로 렌즈의 볼록면을 금속이나 나무 등 딱딱한 곳에 닿으면 쉽게 손상되므로 책상이나 단단한 물건 위에 놓을 때에는 부드러운 종이나 천을 놓고 그 위에 놓아야 한다.

렌즈를 보관하거나 겹쳐서 놓을 때에는 반드시 부드러운 종이를 그 사이에 끼워놓거나 종이 봉투 안에 하나씩 보관해야 한다. 렌즈를 오랫동안 보관할 때에는 온도 변화가 적은 차고 건조한 곳이 좋다. 따뜻하고 습기가 많은 곳에 보관하면 공기중의 수분과 탄산가스 때문에 유리가 부식되거나 때로는 특수한 미생물이 발생할 수 있다.

🐭 노안과 돋보기

눈이 정상인 사람이 안경의 도움을 받지 않고 일정한 거리에 있는 물체를 똑똑히 볼 수 있는 것은 수정체에 자동조절기능이 있기 때문이다. 젊은 사람의 수정체는 탄력성이 충분하기 때문에 조절력이 강하지만 나이가 들면서 점차 수정체가 굳어지기 때문에 조절력이 줄어든다. 수정체의 조절력은 10살에서 12.4D이므로 눈앞 8.2cm 거리에 있는 글을 읽을 수 있으나 나이가 들어감에 따라 수정체가 경화되면서 조절력이 점차 줄어들고 따라서 독서거리도 점차 멀어지게 된다. 이와 같이 나이가 많아짐에 따라 조절력이 점차 줄어들어 극도로 조절해도 글을 읽기 어려워지는 것과 같은 증상이 나타나는 것을 노안이라고 한다. 50세가 되면 수정체의 조절력은 +2.0D로 줄어들고 독서 거리는 51.2cm로 연장되게 되어 이 나이 사람들은 신문이나 책을 멀리하고 보게 되며 눈에 피로증상이 나타나게 된다. 이때에 +D안경을 쓰면(수정체의 조절력 +2.0D) + (안경 +1D)=+3.0D의 조절을 하게 되어 잘 보이는 독서 거리는 51.2Cm에서 33.3cm로 단축된다. 이와 같이 나이에 따르는 수정체의 조절력의 부족을 +렌즈로 보충하여 주는 것을 돋보기라고 한다. 수정체의 조절력은 그 사람의 건강 상태를 표현하는 지표이므로 사람마다 차이가 크다. 그러므로 노인학 연구에서는 수정체의 조절력의 크기를 전신노화현상의 지표로 삼고 있다. 그러나 노안을 단순히 독서거리가 멀어지는 것으로만 보아서는 안된다. 지금까지 설명한 것은 정상인의 눈을 설명한 것이며 근시와 원시가 동시에 있는 눈에서는 사정이 다르다.

눈의 노화 방지에 좋은 비타민

노안, 백내장, 녹내장을 예방하기 위해서는 비타민 E와 비타민 C를 충분히 섭취해야 한다. 비타민 E와 C는 수정체의 산화를 막는

다. 눈은 다른 장기보다 비타민 C가 10배나 필요하다. 혈액 순환
이 되지 않는 수정체의 산화를 예방하려면 많은 양의 비타민 C가
필요하다.

비타민 E가 부족하면 수정체의 산화가 진행되고 그 정도가 심해
지면 녹내장으로 된다. 녹내장 환자에게 비타민 E를 많이 섭취시켜
완치시킨 예가 있다. 그러므로 비타민 E와 C는 눈의 노안, 백내장,
녹내장의 예방과 치료에 효과가 크다고 할 수 있다.

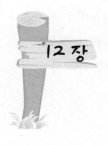

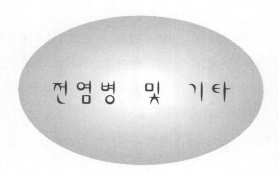

전염병 및 기타

세계를 휩쓸고 있는 결핵

세계보건기구가 발표한 자료에 의하면 개발도상국들 뿐만 아니라 선진국의 빈민들에게도 무섭게 전파되고 있는 결핵은 지금 인류에게 커다란 위협으로 되고 있다. 더욱이 결핵의 전파가 에이즈의 만연과 때를 같이 하고 있는 것이다. 세계적으로 해마다 300만 명이 결핵으로 목숨을 잃고 있다. 제3세계 국가들에서 발생 빈도가 1990년에 750만으로부터 1994년에 880만 명으로 늘어났고 2000년대 후반기에는 1,200만 명 이상 증가하리라 추측하고 있다.

특히, 서남아시아와 동남아시아 국가의 결핵과 에이즈 발병율은 1990년의 4.2%에서 8.4%로 증가하였으며 2000년 경에는 13.3%에이를 것이다. 만약 결핵 치료의 성과가 나타나게 되면 사망율이 2004년에는 반으로 줄어들 것이다. 전문가들은 결핵치료에서 결정적인 대책을 세우지 않을 경우 앞으로 10년 이내에 급격히 증가할 것이라고 예상하고 있다.

 100년 후에는 말라리아 감염지역이 10~30% 증가할 것이라고 한다.

한 연구 기관이 지구의 온난화가 방역사업에 미치는 악영향을 예상하면서 100년 후 말라리아의 감염 지역이 전세계적으로 10~30% 확대될 것이라고 인정하였다. 이러한 예상은 말라리아를 전파하는 모기의 서식 활동이 기온의 온난화로 인하여 어떻게 변하겠는가 하는 것을 연구하게 되었다. 이 연구 기관은 전세계를 여러 개의 구획(매개 구획은 약 100km²)으로 나누고 미국 유체역학연구소의 예상을 전재로 하여 구획별로 말라리아의 만연 위험성을 산출하였다. 그 결과는 100년 후 전세계의 평균 기온이 4℃이상 높아지고 강수량이 약 11% 늘어나는 전제 하에서 말라리아 원충의 성장 주기가 빨라지고 사람이 모기에게 물리는 횟수와 말라리아 감염 위험성이 늘어나며 전세계의 말라리아 감염지역이 대폭 확대되게 된다는 것이다.

현재 대기중의 이산화탄소 농도는 300ppm(백만분의 1)이지만 1년에 1%의 비율로 늘어난다. 그러므로 50~70년 후에는 600ppm으로 늘어나게 된다. 그 후 이산화탄소 농도가 일단 안정되면 약 100년이 지나서 전세계의 평균기온이 4℃이상 높아지고 강수량이 약 11% 증가하게 된다. 이 연구 기관의 한 일원은 말라리아 감염 지역이 확대되면서 앞으로 모기와 말라리아 원충이 약에 대한 면역성이 강해지고 상황이 매우 심각해 질 것이며 따라서 조속히 적절한 대책을 세워야 할 것이라고 말한다.

철부족성 빈혈의 특효약 - 녹반과 백출

연구 자료에 의하면 우리나라 서해안에서 나는 녹반을 물에 우린 다음 그 물을 졸여서 덩어리를 만든다. 이렇게 만든 녹반에는 철이 10%이상 포함되어 있으며 이 밖에 망간, 동, 코발트도 함유되어 있다.

철은 2가철이 20.95%이며 3가철이 1.55%였다. 백출은 껍질을 벗겨 말린 다음 48시간 동안 쌀 뜨물에 담그었다가 쇠가마에서 볶아 가루를 낸다. 녹반 덩어리를 가루낸 것과 백출가루를 10% 농마에 반죽하여 환약을 만들어 철부족성 빈혈에 사용하면 90%의 효과가 있다고 한다.

혈소판 감소성 자반병에 대한 목호마의 효능

목호마(목화씨와 호박씨)를 부드럽게 가루 내어 마늘을 잘게 썰어서 2~3시간 달여 약천에 싸서 짠 다음 다시 찌꺼기를 2시간 정도 달여서 2차액을 얻는다. 1차액과 2차액을 섞어서 졸인다. 자료에 의하면 이 약을 복용하여 어린이 혈소판 감소성 자반병 치료에 특이한 효과를 보았다고 한다.

담도 회충증의 새로운 치료법

담도 회충이 심한 환자들도 이제는 개복수술을 하지 않고 치료할 수 있게 되었다. 새로 개발된 방법을 이용하여 의사들은 집게로 담도에 기생하고 있는 회충을 하나하나 제거할 수 있었는데 성공율이 100%였다고 한다. 과거에는 일반적으로 약물치료 또는 복부수술 두 가지 방법으로 치료하였다.

전자는 치료 효과가 좋지 못하였고 후자의 경우에는 환자의 고통이 심했다. 최근에는 십이지장 섬유기를 이용하여 회충을 제거하는 새로운 방법이 개발되었다. 이는 담도에 기생하는 회충을 직접 볼 수 있으므로 진단의 확진율이 높고 회충을 제거할 때에도 시술이 간단하다.

 ## 새로운 지렁이 구충약

자료에 의하면 빨간 지렁이 1kg을 냉동시켰다가 녹이는 방법을 반복한 다음 녹말을 묻혀 40℃ 이하의 온도에서 말려 작말한다. 여기에 볕짚으로 만든 조후엑기스를 넣어 환약을 만든다. 이 약을 회충이 심할 때 처음 3알을 먹고 30분 지나서 또 3알을 먹은 다음 1시간 지나서 설사약을 먹는다. 약을 먹은 다음 회충이 나오는 시간은 대체로 12시간 이내이며 87%의 효과를 볼 수 있다.

새로 개발한 요충약

참지렁이를 찬물에 10시간 정도 담궈두면 먹었던 흙물을 다 토한다. 다음에 수소탄산나트륨 가루를 넣고 저어주면 노란 독물이 나온다. 이것을 냉동한 다음 그늘에서 말린다. 여기에 10% 덱스트린 액을 넣고 박하오일을 약간 섞어서 환약을 만들어 사용한다. 1일 1회 식전에 2알씩 2일 동안 먹고 5일 쉬는 방법으로 2회 치료하면 특이한 효과를 볼 수 있다.

배농의 명약

축농증과 치질을 백편두 달인물로 쉽게 치료할 수 있다. 물 1L에 백편두 7알을 넣어 약한 불에서 60분 정도 달여 물이 절반으로 줄었을 때 그 물을 조석으로 반씩 나누어 마시고 낮에는 달인콩을 먹었다.

백편두는 축농증이나 치질뿐 아니라 일반적인 화농성 질병이나 원인 불명의 화농성 질병에도 예상외의 효과를 나타내는 예가 있다. 백편두는 효과가 나타나는 속도가 사람에 따라서 차이가 있으며 사용하면 증상이 호전되기 전에 과민 반응을 나타내는 경우도 있다. 그러므로 처음에는 한 알부터 시작하며 며칠 되어도 효과가 나타나지 않으면 서서히 2알, 3알로 증가하는 것이 좋다. 두드러기가 나는 경우에는 일시적으로 중지하거나 사용량을 줄여 과민반응이 없어진 후에 증량시킨다.

타박상에는 냉수찜질이 좋다.

타박상을 입으면 사람들은 대체로 더운찜질을 한다, 그러나 더운 찜질로는 효과를 보지 못할 뿐 아니라 때로는 통증이 더욱 심해지는 경우가 있다. 타박상을 입었을 때는 곧 냉수 찜질을 하면 통증도 잘 멎고 부종도 잘 가라앉는다.

근육이 외부의 타격을 입으면 모세혈관이 파괴되어 출혈이 되고 국소조직에 어혈이 생기며 붓고 통증이 있으며 잘 움직일 수 없게 된다. 이때 냉수로 찜질을 하면 모세혈관이 수축되면서 출혈이 멎고 어혈이 없어지면서 부은 것이 가라앉고 통증이 멎게 된다.

방법은 섭씨 10~15도 정도의 냉수에 타박상을 입은 부위를 담그거나 냉수에 적신 수건으로 찜질을 한다. 수건은 30초에 한번씩 갈아주는 것이 좋다. 이렇게 1회에 15분씩 하루 3~4회 하면 바로 치유된다.

 ## 독사 교상시

무사(보통뱀), 살모사(독뱀) 등 뱀에게 물렸을 때는 즉시 응급처치를 해야 한다. 특히, 독사한테 물리면 각별히 주의해야 한다. 독사에게 물리면 그 부위가 찌르는 듯이 아프며 30분 이내에 퍼렇게 부어 오른다.

심할 때에는 두통, 현훈, 구토, 흉민, 호흡 곤란과 같은 전신증상이 나타나며 혈압이 내리면서 쇼크에 빠진다. 또한 의식이 흐려지고 눈이 잘 보이지 않으며 전신이 위축되는 경우도 있다.

응급대책

- 먼저 물린 뱀이 독사인가 아닌가를 확인한다. 독사에게 물리면 물린 부위 양쪽에 2개의 앞니 자국이 있고 물린 곳이 벌겋게 부어 오르면서 심한 통증이 있다. 시간이 경과하면 전신증상이 출현한다.
- 사독이 전신에 번지지 못하게 해야 한다. 교상(물린) 부위의 윗부분을 수건이나 노끈, 혁띠 등으로 단단히 동여매야 한다. 교상 부위에 부항을 붙여서 피를 뽑아야 한다.
- 환자를 조용한 곳에 눕히고 안정시켜야 한다.
- 물을 충분히 마시게 한다.

민간요법

- 담배잎(신선한 것)을 찧어 교상 부위에 붙인다.
- 고추(신선한 것)을 찧어 즙을 짜서 교상 부위에 바른다.
- 앵두나무잎을 찧어 즙을 짜서 교상 부위에 붙이기도 하고 마신다.

광견에 물렸을 때

광견(미친개)에 물리면 교상 부위에 광견병균이 침입하여 광견병에 감염된다.

잠복기는 보통 40~50일, 교상 부위가 머리에 가까울수록, 상처가 크고 깊을수록 증상이 빨리 나타난다. 이 병에 감염되면 전신이 위축되면서 호흡 곤란과 음식물 특히 물을 마시지 못하며 물을 무서

위하는 것이 특징이다.

처치

- 팔다리의 교상시는 교상 부위 윗부분을 피가 통하지 않게 끈으로 단단히 맨다.
- 교상 부위를 짙은 농도의 비눗물로 여러 번 씻는다.
- 교상 부위에 즉시 부항을 붙인다.
- 교상 부위를 불로 소락시킨다.
- 즉시 광견병 예방주사를 맞고 전문의의 지시에 따른다.

 새로운 욕창 방지 방석

최근에 일종의 형태기억합금을 이용하여 욕창을 방지하는 방석을 시험제작 하는데 성공하였다. 오랜 기간 침대에 누워있는 노인들과 환자들은 등 부위의 특정된 부위에 오랫동안 체중에 눌려있기 때문에 종종 욕창을 일으킨다. 이 욕창 방지 방석은 형태기억 합금의 성능을 이용하여 일정한 시간 간격으로 방석 전체를 팽창시키거나 수축시킬 수 있다. 방석의 자동 변형으로 체중의 압력이 분산된다.

이 방석은 형태기억 합금인 니텔티탄 합금과 면사를 함께 짜서 방석모양으로 만들었다. 전열침대보와 마찬가지로 방석을 섭씨 30~50도까지 가열시키면 여러 방향의 섬유들이 수축되어 방석 표면에 높이가 5cm 정도의 울퉁불퉁한 모양이 된다. 일단 온도가 내려가면 방석은 곧 본래모양으로 되돌아간다. 자동시간 고정기를 이용하면 2시간 간격으로 여닫이가 열리고 닫히므로 방석은 이에 따라 변형됨으로써 체중이 엉덩이나 어깨 부위, 등에 집중되는 것을 막아준다. 방석모양이 적당히 변화되게 하려면 반드시 합금섬유의 가로세로를 규칙적으로 짜야 한다.

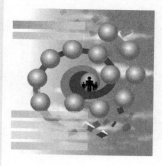

제 2 부

건강과
새로운 질병

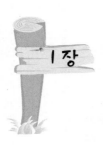

1장

최근에 나타난 질병

🐭 신종 질병들이 인간의 건강을 위협하고 있다.

세계보건기구는 신종 질병들이 인류의 건강을 위협하고 있다고 하면서 최선의 방법을 총동원하여 질병들과 싸울 것을 각국의 학자들에게 호소하였다. 세계보건기구의 보고에 의하면 지난 20년 동안 세계적으로 약 30여 종의 새로운 질병이 나타나 사람들의 건강을 위협하고 있다한다. 그 중 많은 질병들은 치료법이나 백신이 없으므로 예방 등 적절한 대체법이 없다고 한다.

세계보건기구에서 발표한 지난 20년 동안에 나타난 신종 질병들은 다음과 같다.

- 20년 전에는 알려지지 않았던 에블라 출혈열이 아프리카와 아시아, 라틴 아메리카, 미국 등지에 발병하였다.
- 15년 전에는 전혀 알려지지 않았던 HIV 즉, 에이즈 바이러스에 이미 2,400만 명의 성인이 감염되어 그 중 400만여 명이 사

망하였다. 앞으로 5년 이내에 에이즈감염자의 총누계는 4,000만 명에 달할 것이라고 한다.

- 불치의 크로스펠트-야코브병의 새로운 변종이 1994년에 영국에서 처음으로 보고된 후 현재까지 수많은 사람들이 감염되고 그중 대부분이 사망하였다. 사람의 뇌질병과 일명 광우병과의 관계를 검증하자면 아직도 과학적인 연구를 계속할 필요가 있다. 그러나 이러한 위험성이 최근 유럽 등 전세계적으로 사회적 공포를 불러일으키고 있다.

- 비브리오콜레라-0130로 불리는 완전히 새로운 종의 콜레라가 1992년에 인도동남부에서 나타나 현재까지 인도를 비롯하여 중구서부와 태국, 동남아시아의 다른 지역들에 전파되고 있다.

- 1993년에 미국에서 처음으로 확인된 한타바이러스 전염병이 20여 개의 미주에서 검출되었다. 한타바이러스 전염병은 50% 이상의 사망율을 가진 폐성증후군을 일으킬 수 있다. 환자는 캐나다와 아르헨티나, 브라질, 파라과이에서도 발생하였다.

- 최근에 확인된 크림로스프리디움과 같은 세균들이나 대장균과 같은 신종의 박테리아들이 발견된 국가들과 개발도상국들에서 다같이 음식물과 물에 의해 발생하는 유행성 질병들이 나타나고 있다.

- 유행성 게유피스 피로증, 조로병, 식인병과 같은 괴이한 여러 가지 병들도 나타나고 있다. 세계보건기구에 의하면 신종 질병의 발생 원인들은 복잡하며 아직까지 완전히 밝혀지지 않고 있다.

특이한 전염병-유피스 피로증

미국에 40세가 넘은 한 남자가 있는 데 그는 완전히 나태한 생활을 해왔다. 그는 27세부터 수면만 취하고 움직이기를 싫어하였는데 아침부터 저녁까지 누워있기만 하고 일어나지 않았지만 누워서도 잠을 자지 못하였다. 그는 일을 하려고 해도 정신을 차리지 못하였다. 그는 숱한 의사에게 보이고 검사도 해보았지만 그때마다 모든 것이 정상이라는 진단을 받았다.

20여 년이 지난 오늘에 와서야 그는 자기가 불현듯 정신이 부쩍 드는감을 느끼게 되었다. 지금 그의 컨디션은 전과 전혀 다르게 되었다. 이 사람은 게으름뱅이가 아니라 사람을 몹시 무기력하게 하는 병에 걸려 있었던 것이다. 이 병은 사람의 모든 정력을 빼앗아감으로 환자가 자기 사업은 물론 오락도 할 수 없게 되므로 정상적인 생활을 하기 어렵게 된다. 이 병에 걸리면 잠잘 생각밖에 나지 않는다. 더욱 무서운 것은 이러한 병이 전염된다는 것이다. 현재 이 병이 미국에 만연되고 있는데 200만 명의 환자가 있을 것으로 추산하고 있다. 유피스 피로증으로 불리는 이 병의 주요 특징은 검사 결과는 정상이지만 환자는 장기적으로 피로를 느끼는 것이다.

 조로병과 유전자

한 연구팀이 조로병(웨르나중후군)에 관여하는 것으로 보이는 유전자를 발견하였다. 웨르나중후군은 20대부터 머리가 하얗게 된 후 백내장이나 동맥경화, 암, 노망 등으로 이어져 환자의 대부분이 40

대후반에 늙어 죽게 되는 난치병이다.

　지금까지의 연구를 통해 이 질병의 원인이 되는 돌연변이가 8번째 염색체의 특정 영역에 존재한다는 것이 밝혀졌으나 그 구체적인 위치는 규명되지 못하고 있다. 연구팀은 환자와 건강한 사람의 데핵산을 이 영역에 모아 그 구조를 비교함으로써 질병에 관여하는 것으로 보이는 유전자를 밝혀냈다. 이 유전자는 특정한 리보핵산을 식별하여 결합하는 단백질을 10종류 이상이나 만들어 냈다. 조로병과 비슷하게 증상이 천천히 진행되는 유전병은 이러한 리보핵산 결합단백질의 이상에 의해 일어나는 경우가 많으므로 이 유전자의 변이가 조로병의 근원이 될 가능성이 높다고 추측하고 있다.

 괴이한 식인병의 발생

　중국의 영자신문 〈차이나 데일리〉지가 전한 바에 의하면 중국에서 괴이한 식인병이 발생하였다고 한다. 이 병에 이환된 한 여아의 생명은 위급하나 의사들은 이 병의 원인조차 파악하지 못하고 있다고 한다. 오른팔이 잘리고 왼팔에 붕대가 감긴 상태에 있는 13세인 이 여아는 텔레비전 뉴스로 전국에 방영되었는데 의사들은 이 병이 최근에 서방에서 보도된 유사한 질병들과 같은 것인지 구별하지 못하고 있다. 베이징에서 가장 우수한 5개 병원의 의사들은 이 병이 전염성괴사와 유사하다고 보고 있다. 항생제가 괴사를 지연시키기는 하였지만 완전히 치유하지는 못하였다고 신문은 전하였다.

전염성이 강하고 사망율이 높은 출혈성 열병
— 에블라

자이르에서 출혈성 열병 일명〈에블라〉가 만연되어 최근 감염자가 124명에 달하였고 그 가운데서 80여 명이 사망하였다는 소식이 세계적인 관심사로 되고 있다. 에브라 바이러스는 잠복기가 1주일 ~10일이며 발병하면 내장 장기가 먼저 손상을 입는다. 주로 비장, 신장, 간장이 손상을 입어 귀와 코, 눈에서 출혈을 나타낸다.

현대의학은 현재 에블라 바이러스의 예방 및 치료법을 개발하지 못하여 사망율이 높으며 발병지에서 환자들을 격리시키고 세계적으로는 국경지대를 봉쇄하고 항구와 공항에서 검역을 강화하는 것 밖에 현재는 특별한 방법이 없는 것으로 보고 있다.

1967년에 독일 마르부르그시의 한 연구소에서 대학병원 학자들과 연구원들이 우간다 원숭이를 가지고 실험을 하던 중 갑자기 고열이 나면서 출혈하다가 7명이 심한 고통 끝에 사망하였다. 이때 이 병을 마르브르그병이라고 명명하였다.

지금 불리고 있는 에블라라는 병명은 1970년에 자이르의 소도시 조그만 강 이름에서 유래한 것인데 그때 거기서 이 출혈성 열병에 걸려 300명 가량이 생명을 잃었다고 한다. 이 전염병은 주기적으로 발생하는데 예를 들면 1979년에 수단에서, 1989년 11월에는 교뜨 디봐르에서, 1995년 3월에는 또 다시 자이르에서 발생하였다. 현재까지는 에블라 바이러스의 매개체를 원숭이로 추측하고 있다.

춘곤증을 없애는 방법

봄철이면 많은 사람들이 피로감을 느끼며 아침에 일어나면 언제나 수면 부족을 느끼게 된다. 이런 현상을 봄철피로증, 즉 춘곤증이라고 한다. 춘곤증은 왜 오는가? 겨울과 봄이 바뀌면서 대뇌에 혈액 공급 부족과 같은 일련의 변화가 발생한다. 겨울철에는 추위와 외부 환경의 변화에 의해 피부, 근육, 혈관 등 인체의 모든 기관들이 수축된 상태이다. 그러나 따뜻한 봄철이 되면 인체의 조직과 기관들이 모두 이완되면서 혈액 순환이 빨라지고 신진대사가 왕성해진다. 그러나 대뇌의 혈액 공급량은 상대적으로 감소되거나 부족하게 된다. 그러므로 뇌세포 조직에 산소가 충분히 공급되지 못하여 피로증이 나타나게 된다. 그러면 춘곤증을 어떻게 극복할 것인가?

첫째, 일찍 자고 일찍 일어나는 습관을 길러야 한다. 어른들의 수면 시간은 보통 7~8시간이고, 아이들의 수면 시간은 8~10시간이다. 이러한 수면 시간을 유지하려면 일찍 자는 습관을 가져야 한다.

둘째, 아침에 집안 공기를 환기시키는 것을 잊지 말아야 한다. 흐르는 물은 썩지 않는다는 말이 있듯이 밤새 갇혔던 집안 공기는 흐르지 않는 물과 같아 썩은 공기와 같은 것이다. 산소가 적고 일산화탄소와 먼지가 많은 나쁜 공기를 마시면 머리가 흐리고 가슴이 답답해지므로 창문을 열고 신선한 공기로 환기시켜야 한다.

셋째, 적당한 운동을 해야 한다. 아침 일찍 일어나 강변이나 호숫가, 교외, 공원 같은 곳에 나가 산책을 하며 신선한 공기를 마음껏 마시고 기분이 상쾌해지게 해야 한다.

넷째, 가벼운 운동으로 몸을 풀어야 한다. 즉 맨손체조, 조깅, 배드민턴 같은 운동을 함으로써 밤 사이에 굳어진 관절과 근육을 풀어주어야 한다.

과일병과 과일을 먹는 방법

  과일을 적당량으로 자주 먹으면 여러 가지 비타민, 과당, 펙틴 및 섬유소와 같은 영양분을 충분히 공급할 수 있을 뿐 아니라 식욕을 촉진하고 소화를 도우며 변비를 예방할 수 있지만 지나치게 많이 먹으면 과일병에 걸리기 쉽다.

  최근 연구 자료에 의하면 과당을 장기간 많은 양을 섭취하면 동이 결핍될 수 있다. 체내 동이 부족하면 빈혈이 오고 심하면 동원소가 함유되어 있는 주요한 효소들의 기능에 장애가 되어 심장혈관 등의 기능이 약해진다. 과일에 함유되어 있는 과당뿐 아니라 다른 성분도 지나치게 과량으로 먹으면 몸에 이롭지 못하다. 사과에는 당류가 다량으로 함유되어 있을 뿐 아니라 칼륨 원소도 함유되어 있으므로 관상동맥경화증이나 심근경색, 신장병, 당뇨병이 있는 환자들은 과량으로 먹지 말아야 한다. 배 역시 당분이 많으므로 지나치게 많이 먹으면 혈당치가 상승하므로 췌장에 부담이 된다.

  그러면 과일을 어떻게 먹으면 건강에 좋은가?

- 보통 성인들은 사과를 매일 2~3개씩 먹어야 한다.
- 과일은 식사하기 1시간 전이나 식후 2시간이 지난 다음에 먹는 것이 좋다. 과일이 위장 내에 장시간 머무르게 되면 배가 부르거나 설사 또는 변비증상이 나타날 수 있다.
- 과일은 깨끗이 씻어 먹어야 하며 변질된 것은 절대로 먹지 말아야 한다.
- 환자를 문병갈 때 과일의 종류를 잘 선택해야 한다. 사과는 거

의 모든 환자가 먹을 수 있지만 심장병 환자는 주의해야 한다. 배는 호흡기계통 환자 즉 폐염, 폐결핵, 급성 및 만성 기관지염, 감기로 기침을 하는 환자들이 먹으면 증상이 호전된다. 귤은 소화기계통 환자들에게는 매우 좋으며 소화불량, 만성위염, 급성간염, 만성간염, 소화기암 등 환자들이 먹으면 좋다. 수박은 고열이 나거나 더위를 먹은 환자들에게 아주 좋다.

주로 중년 농촌 여성들에게 발생하는 요부변성 후만증

이 병은 몇 년전 일본에서 보고 되었다. 주로 수 십년간 쪼그리고 앉은 자세에서 일한 50대 이상 중년의 여성들에게 발생한 것이 밝혀졌다. 이 병은 허리가 굽고 정상적으로 걷기가 어렵게 되는데 의사들도 보통 허리디스크〈추간판탈출〉나 척추관절협착증으로 잘못 진단하였다.

20년 이상 농사일을 한 50대 여성들의 경우 쭈그리고 있는 자세가 습관화되어 허리를 펴주는 힘살이 늘어지고 약해져 허리를 제대로 받쳐주지 못하면서 허리가 굽게 된다. 또한 오랫동안 걸어 다니기가 힘들어 골다공증, 요통, 하지통 등의 증상도 함께 오게 된다. 이 병은 오랫동안 쭈그리고 앉아서 일하는 동양인과 서서 생활하는 서양인과의 생활양식의 차이에서 오는 것으로 추측된다.

광우병이 사람에게도 전파된다.

광우병과 유사한 병으로 사망한 사람들의 뇌수에 축적되는 단백질을 연구한 결과 이 단백질이 광우병에 이환된 암소에서 발견된 단백질과 유사하다는 것이 판명되었다. 이것은 감염된 암소의 것이다. 사람의 병과 서로 연관되어 있는 것에 대한 첫 직접적인 확증인 것이다. 1980년대에 BSE라고 불리는 광우병이 널리 전염되기 시작하였다는 것은 이미 밝혀졌다. 광우병과 비슷한 병에 감염된 양의 내장을 젖소에게 먹였더니 광우병 증상이 즉시 나타나지 않고 10년 후에 나타나기 시작하였다. 현재는 10만 마리 이상의 소가 이 병에 감염되었다고 추측하고 있다.

 광우병을 조기진단하면 가축과 인명을
구할 수 있다.

영국의 가축들을 감염시킨 광우병으로 불리는 뇌염은 돌연변이 체단백인 프리온에 의해 발생하는 것으로 추측되고 있는데 이 단백은 인체에 광우병과 비슷한 크로이펠츠-야코브병을 일으킬 수 있다. 이 두 가지 병은 사망 후에야 확진이 된다. 연구에 의하면 이 병이 나타나기 1년 전에 양의 편도에서 약진을 일으키는 돌연변이 체단백을 발견하였는 데 이 방법이 효과적인 것으로 판명되면 가축들을 대량 도살하지 않아도 될 것이다.

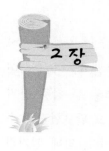

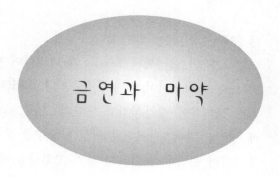

금연과 마약

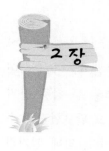 담배는 건강에 어떻게 해로운가?

담배 연기 중에서 인체에 해로운 영향을 주는 물질은 일산화탄소 (CO)이다. CO는 담배 연기를 흡입할 때 혈액 내에서 일산화탄소 헤모글로빈(HbCO)을 형성하여 전신을 순환하는 혈액내의 산소량을 감소시킴으로써 인체 조직 내로 산소 공급을 감소시킨다. CO는 헤 모글로빈과의 친화력이 산소보다 200배나 강한데 흡연을 많이 하 는 사람의 혈액내 일산화탄소와 결합된 헤모글로빈의 양은 비흡연 자가 1%라면 그보다 약 15%나 더 많다. 이것은 특별히 산소에 예 민한 뇌수나 심근의 기능을 매우 낮춘다. 혈액내 HbCO농도가 3% 일 때는 아무런 자가증상이 없으나 20%가 되면 중독 증상이, 65% 일 때는 사망에 이르게 된다. 그러므로 흡연은 스스로 연탄아궁이에 코를 들이미는 것과 같다.

담배가 연소할 때는 6~8mg의 니코틴이 나온다. 단 1회의 흡연 시 1mg의 니코틴이 체내에 흡수된다. 니코틴의 반감기는 30분이며 기도 분비물을 증가시키고 순환기, 신경, 소화기계통 등 각종 장기 에 영향을 준다. 니코틴은 심장 박동수를 증가시키고 말초혈관을 수 축시키며 혈압을 높이고 심장의 작업량을 증가시킨다. 담배 연기의 니코틴과 체내 암모니아가 작용하여 합성되는 니코틴산 아미드가 자율신경을 자극하여 일종의 쾌감을 느끼나 결국은 신경계통을 자 극하여 해로운 영향을 준다. 또한 위점막의 혈관수축으로 위궤양을 유발시키거나 위궤양 환자의 치료를 방해한다. 담배 연기 속에 함 유되어 있는 니코틴은 CO의 작용을 도와 혈액을 응고시키는 혈소 판의 응집을 현저히 억제시키는 프로스타사이클린이라는 물질의 생 성을 억제하여 동맥경화증을 유발시킨다. 뿐만 아니라 니코틴은 심 장 근육에 있는 크로마틴 조직과 신상선 피질을 자극하여 카테콜아 민을 방출시켜 심장박동수와 심장박출량, 혈압이 상승하게 되는데 그 지속시간은 약 15~30분 정도나 된다. 이로써 심장 자체에 영양 을 공급하는 관상동맥의 혈류량을 늘어나게 하지만 관상동맥 경화 가 있는 사람은 치명적일 수 있다.

 ## 흡연자들이 알아야 할 점

공복시 흡연은 니코틴이 위점막을 자극하여 위통과 위궤양이 발 생하며 식욕을 잃게 되므로 공복에는 절대로 흡연을 하지 말아야 한다. 흡연시에는 연기를 깊숙히 들이 마시지 말고 꽁초까지 피우 지 말아야 한다. 한 개비의 담배를 마지막까지 피울 경우 니코틴 함량이 37%, 절반을 피우면 10%, 1/3을 피우면 7%가 흡수되므로 1~2cm만 피우면 흡연에 의한 피해를 줄일 수 있다. 흡연시 연기를 깊이 마시면 니코틴의 90% 이상이 폐를 통해 전신에 흡수되는데 입안에서 약간만 흡입하면 그 양이 10% 정도이다. 담배를 깊이 흡입하는 사람은 비흡연자에 비하여 폐암에 감염되는 확률이 14배나 높으며 얕게 흡입하는 사람은 약 8배 정도라는 보고가 있다.

흡연자들은 가능하면 니코틴이나 타르의 흡수가 적은 여과담배를 피우는 것이 더 좋다. 흡연시에는 가급적 급히 피우지 말고 천천히 피워야 한다. 즉, 한번 흡연한 다음 10~15초 이상 기다렸다가 흡입하여야 한다. 음주시 흡연 또한 몹시 해롭다. 왜냐하면 음주시 흡연은 말초 혈관들이 확장되면서 니코틴의 흡수가 빨라지고 니코틴이 알코올에 즉시 용해되어 혈액내로 신속히 흡수되므로 술이 빨리 취하게 된다. 약을 복용한 후 흡연을 하지 말아야 한다. 이는 약물의 분해가 촉진되기 때문이다.

금연과 의지

한번 금연을 하였다가 다시 흡연을 하게 되면 종전보다도 더 많은 담배를 피우게 된다고 흡연자들은 흔히 말한다. 모든 일이 정신적 준비와 각오가 첫째 조건이듯이 확실히 금연하겠다는 굳은 결심을 가지는 것이 중요하다. 다음으로 담배의 해독성을 확실히 알아야 한다. 또한 금연을 위해 적당한 시기를 선택해야 한다. 예를 들면 휴양이나 요양 또는 입원, 수술을 계기로 금연을 실시할 수 있다. 협심증이나 심근경색일 경우, 심한 통증을 계기로 금연을 하는 사람도 많다. 심근경색으로 관상동맥 성형수술을 받은 어느 환자가

두 번씩이나 금연을 했던 사람이 다시 흡연을 하였다가 수술을 계기로 금연과 금주를 하고 섭생을 잘 지켜 현재는 건강을 완전히 회복하고 맡은 일을 충실히 수행하고 있다는 이야기도 들었다. 다음으로 중요한 것은 가정과 직장에서 협력하는 것이다. 전세계적으로 금연광고가 여기저기 나 붙고 공공 장소와 실내에서 금연을 법적으로 제한하는 조치가 있는가 하면 담배 값을 대폭 인상하는 방법으로 금연운동을 하는 것을 보아도 담배가 우리 몸에 해롭다는 것을 알 수 있다.

 금연 후 인체의 변화

금연 후 20분이 되면 혈압과 맥박이 정상이며 손과 발의 온도가 정상으로 된다. 8시간 후면 혈액내의 탄수화물 함량과 산소 함량도 정상으로 된다. 24시간 후면 심장병 발병율이 떨어진다. 28시간 후면 신경말초가 다시 자라나고 미각과 후각이 좋아진다. 걸음걸이 역시 가벼워진다. 2~3개월 후면 체내의 순환이 개선되며 발의 기능이 30% 높아진다. 1~9개월 후면 기침이 나고 피로하며 호흡이 빨라지는 현상 등이 감소하고 폐안의 섬모가 재생하여 점액, 폐기능이 가일층 강화되고 항감염 기능도 상승된다. 1년 후면 관상동맥증 발병율이 흡연자보다 절반이하로 줄어든다.

 금연을 돕는 니코틴 껌

심장이나 폐, 위장 등 질병 때문에 금연하고자 하지만 금연에 성공하지 못한 사람들은 니코틴 껌을 널리 이용하고 있다. 이 껌은 지금 90여 개국에서 그 유용성이 인정되고 있다. 이 껌은 니코틴 래진복합체라고 불리는 것인데 기본 재료는 이온교환수지와 결합한 니코틴이 함유되어 있다. 이것을 씹으면 껌에서 니코틴이 서서히 흘러나와 구강내의 점막에 흡수되게 되어 있다. 이로 인하여 담배를 피울 생각이 점점 없어진다.

흡연을 대신하는 분무기를 발명

스웨덴에서 흡연자들의 담배를 피우는 나쁜 습관을 없애는데 도움을 주는 분무기를 발명하였다. 이 분무기에서 새로운 것은 고질적인 흡연자가 그것을 이용하여 해를 주지 않을 정도의 미량의 니코틴을 자신의 코에 흡입시켜 줌으로써 강한 흡연욕을 낮추어 준다는데 있다. 분무기를 사용하면 흡연자는 자기 손에 담뱃대나 담배를 쥐고 싶은 생각이 없어진다. 다시 말해서 유독물질이 많이 들어 있는 담배연기를 들이켜 보고 싶은 생각이 없어진다.

호흡기암을 비롯한 수많은 질병을 야기시키는 것이 적은 양의 니코틴 흡입이 아니라 바로 흡연 그 자체 즉, 연기를 들이마시기 때문이다. 실험자들은 분무기가 일부 흡연자들의 코감기와 같은 약간의 부작용을 일으켰다고 하였다. 그러나 그 증상들은 몇 시간 지나면 없어졌다. 현재까지는 분무기가 스웨덴 약국에서 처방에 의해 판매되고 있다.

몸에 무해한 무연담배

새로운 담배는 두 개의 여과제를 가지고 있는데 한 가지 보통 여과제는 입에 무는 부분에 있고 다른 것은 앞에 붙어있다. 이것들은 담배를 피울 때 들어오는 연기를 흡수하는 특수 목탄으로 되어 있다. 담배를 피울 때 아무런 연기도 생기지 않는 것 만큼 특수 목탄은 흡연전 과정을 변화시킨다. 에클림사라고 하는 이 담배는 거의 몸에 해를 주지 않는다고 한다.

 ## 금연에 효과가 있는 니코틴 반창고

니코틴 반창고를 사용한 흡연자들이 6개월에 금연에 성공한 수가 가짜 반창고를 사용한 사람들에 비해 2배나 많았다. 니코틴 반창고를 이용한 사람들은 1/4이 6개월 후에 금연한 반면 가짜 반창고를 사용한 사람들은 약 1/10만이 6개월 후에 금연하였다. 니코틴 반창고는 혈관에 니코틴이 흘러 들어가게 함으로써 흡연자들이 담배를 피우고 싶어하는 감을 억제한다.

 ## 무로 금연하는 법

최근 의학 전문가들이 무로 금연하는 법을 연구하였다. 그 방법은 무를 깨끗이 씻어 가늘게 썰어 거즈에 싸서 즙을 짜서 설탕을 적당히 넣어 매일 아침 작은 컵으로 한 컵씩 마신 후 담배를 피우면 담배 맛이 나빠지거나 담배를 피우고 싶은 생각이 없어지게 된다. 이 방법을 계속 적용하면 자연적으로 담배중독이 점차 적어지면서 금연의 목적을 달성할 수 있다. 이것은 무에 금연작용을 하는 무산이 함유되어 있기 때문이다.

🐭 흡연의 해독성을 90% 줄이는 새로운 파이프

그리스에서 개발한 새로운 담배 파이프가 니코틴을 90% 감소시킨다고 한다. 이 파이프는 담배의 맛을 변화시키지 않으면서도 그 값은 일반 파이프와 비슷하다. 파이프를 만들어낸 4명의 연구원들이 개발한 새로운 파이프가 담배를 많이 피우는 사람들이나 적게 피우는 사람들에게 다같이 효과가 있다고 하였다. 이 파이프는 헤모글로빈 성분을 함유하고 있어 심장질환과 폐기종, 폐암을 일으키는 이산화질소와 일산화탄소를 중화시킨다고 한다. 이 파이프는 담배 생산업자들의 흥미를 불러일으키고 있다.

그리스는 세계적으로 큐바, 싸이프러스 다음가는 담배 소비국이다. 그리스는 1년에 인구 1인당 3,600개비의 담배를 소비하고 있으며 총인구의 10%가 담배 생산업에 종사하고 있다. 심장병 의사들은 그리스에서 매년 15,000명의 흡연 관련 질병으로 사망하고 있다고 말하고 있다. 세계적으로 흡연자 수는 약 20억인데 그 중 65%가 25살 이하라고 한다. 1994년에 세계 담배 소비량은 5조 5천억 개비였다.

음주시 담배 맛이 좋은 이유

사람들은 술자리에서 평소보다 담배를 훨씬 더 많이 피운다. 알코올 중독자의 경우 술을 마실 때의 흡연량은 평상시보다 7배나 많다. 그 원인은 단순히 술자리에 앉은 기분 때문이 아니라는 것이 밝혀지고 있다. 일본의 신경학자 나라하시는 알코올과 니코틴이 뇌에서 같은 종류의 수용체에 자극을 주는 것 같다고 하였다. 뇌의 한 신경세포로부터 분비된 신경전달물질이 다른 세포표면의 단백질 수용체와 결합함으로써 세포의 신호전달이 이루어진다. 니코틴은 아세틸콜린이라는 신경전달 물질이 결합되는 수용체를 자극한다. 담배를 피우면 머리가 약간 몽롱해지는 느낌이 드는 이유도 여기에 있다. 그런데 알코올도 역시 같은 수용체를 자극할 가능성이 크다는 사실이 밝혀졌다. 바로 이런 이유가 술자리에서 담배를 피우는 양이 늘어나게 된다고 할 수 있다.

 망국의 악마-마약과 그 위험성

지금 세계 각국은 마약 때문에 심각한 상태이다. 마약에 중독되면 그 자신의 파멸은 물론 사회가 치유 불능의 병에 들게 된다. 마약의 해독성은 그 자체에도 문제가 있지만 다른 많은 범죄를 일으키는 원인이 되기 때문에 전체적인 범죄행위로 간주된다.

세계보건기구는 마약의 정의를 첫째, 약물 사용에 대한 요구가 강제적일 정도로 강하고 둘째, 사용 약물의 양이 점차 증가하는 경향이 있으며 셋째, 금단 현상이 나타나고, 끝으로 개인으로 한정되지 않고 사회에 해를 끼치는 약물로 해석하고 있다. 이와 같은 마약류는 요즘 새로이 합성되는 것이 등장하는가 하면 지금까지는 일반적인 의약품으로 알려졌던 물질이 마약으로 돌변하기도 한다. 대표적인 마약류의 특징과 중독 증상은 다음과 같다.

1) 아편

앵속의 설익은 열매껍질로부터 추출한 우유빛 참출액이 응집된 천연마약을 말한다. 앵속은 일명 양귀비라 불리는 식물로서 온대 및 아열대기후에서 자라는 양귀비속식물이다. 주요 불법재배 지역은 미얀마, 라오스, 태국을 중심으로 한 황금의 삼각지대와 아프카니스탄, 파키스탄, 이란 지역의 황금의 초생달 지역이다. 아편에는 모르핀, 코데인, 데바인 등 30여 종의 알칼로이드가 함유되어 있어 모든 아편제제의 원료로 사용되고 있다. 헤로인은 앵속의 열매에서 채취한 생아편에 소석회, 물, 염화암모니아 등을 첨가하여 혼합, 침전, 여과, 가열 과정을 거친 모르핀염기에 무수초산, 활성탄, 염산, 에텔 등을 화학 처리하여 합성된다.

2) 코케인

코케인은 볼리비아, 페루, 칠레 등지의 높은 지대에서 자라는 코케나무의 잎에서 추출되는 코케인 알칼로이드를 농축결정시킨 천연마약류이다. 코케나무는 주로 남미주의 안데스산맥 주변 지역에서 재배되며 잎을 가공하여 코케반죽을 만들고 이를 다시 정제하여 코케인을 제조한다. 코케인은 약효가 빠르고 강력한 도취감을 일으키는 중추신경자극제〈각성제〉로써 벌레들이 피부를 기어다니는 느낌의 환각이 일어난다. 지나치게 많이 흡입하면 맥박이 빨라지고 호흡이 불규칙하며 열과 함께 경련이 일어나고 심하면 호흡곤란으로 목숨을 잃는다.

3) 메스암페타민

필로폰, 백색의 공포, 공포의 백색가루, 악마의 가루 등으로 불린다. 미국에서는 아이스, 일본에서는 각성제라고 하며 필리핀에서는 샤부라고 한다. 향정신성약품으로 중추신경을 자극하는 이 각성제를 보통량을 상용했을 때는 일시적으로 잠을 재워주고 기아를 잊게 해주며 행복감을 느끼게 한다. 남용하면 손떨림, 망상, 적개심, 공격적행위, 환각 같은 증상을 일으킨다.

4) LSD

백색분말로 수용성이며 무색, 무미, 무취이다. 리세르산을 기초로 합성한 향정신성 약물이다. 시각, 촉각, 청각 등 감각을 마비시키는 가장 강력한 환각제이다.

5) 대마

잎과꽃에 있는 THC라는 물질이 향정신성 활성기능을 한다. 마리화나는 대마초를 말하며 대마초로부터 채취한 대마수지를 건조시키고 압착시켜 제조한 것이다.

6) 흡입제

본드, 시너, 에어졸 스프레이 등은 생활주변에서 쉽게 구입할 수 있으므로 청소년들이 주로 사용하여 사회적 문제가 제기되고 있다. 마약은 사람의 건강장수에 해를 주고 범죄행위를 조장하는 망국의 악마이다.

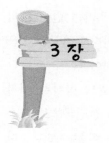

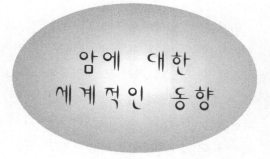

암에 대한
세계적인 동향

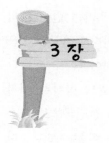 2002년 이후에 세계의 암 사망자 수는 800만 명
으로 늘어날 수 있다.

세계보건기구가 발표한 자료에 의하면 암이 발생하는 노년층이
증가하고 있기 때문에 2002년 이후에는 암으로 사망하는 사람의 수
가 800만명 이상이 될 것으로 추측하고 있다. 세계보건기구는 또한
생활양식과 환경변화가 암으로 인한 사망율의 증가에 기여할 것으
로 예상된다고 한다. 현재 암으로 인한 사망자 수는 년간 430만 명
에 달하고 있다. 암으로 인한 사망율 증가 가능성을 예언하는 동시
에 세계보건기구는 과학자들이 모든 암으로 인한 사망자의 3분의 1
은 암에 걸리지 않게 미리 예방할 수 있으며 암에 걸린 사람들의 3
분의 1은 치료할 수 있는 능력을 가지고 있다고 발표하고 있다.

우리는 암 역사에서 특이한 시기에 살고 있다. 우리는 현존 암의 3분의 1은 예방할 수 있고 또 암을 초기에 발견한다면 3분의 1은 치료할 수 있으며 거의 모든 암환자들의 고통을 덜어 줄 수 있다라고 세계보건기구의 암연구센터 책임자 잰 스턴스워드 박사가 기자회견에서 말하였다. 암으로 인한 사망자 수는 현재 선진국들보다 후진국에 더 많은데 세계의 총 430만 명은 후진국들이 차지한다. 다섯살이 지난 후부터 발생하는 질병중 암은 선진국이나 후진국의 3가지 주요 사망요인의 하나로 되고 있다라고 그는 말하였다.

세계보건기구가 최근에 발표한 유행성 질병에 관한 기록에 의하면 매년 590만 명의 암환자가 발생하는데 제3세계 국가들에서 300만 명의 환자가 발생한다고 한다. 세계적인 암으로 인한 사망자들 가운데서 아시아가 180만 명 이상, 유럽 130만 명, 미국과 캐나다를 포함한 미주가 70만 명 이상 그리고 아프리카가 26만8천 명을 각각 차지한다고 세계보건기구가 발표하였다. 위암으로 인한 사망자는 60만 7000명, 폐암 사망자는 59만 7000명이다. 이 두가지 주요 암발생 원인은 적절하지 못한 식생활과 흡연에 있다. 세계보건기구보고는 제3세계 국가들의 보건시설 및 의료인의 부족, 흡연, 난잡한 성생활과 위생 등을 암발생의 주요 원인으로 들고 있다. 보고는 아시아 국가들에서는 구강암과 폐암이 가장 많지만 라틴아메리카는 자궁암이 가장 많다고 한다. 세계에서 인구가 가장 많은 인도와 중국에서는 폐암 환자가 가장 많이 늘어나고 있다.

 위궤양환자가 위암 발생율이 높다.

위궤양환자의 경우 위암 발생율이 십이지장궤양 환자보다 훨씬 높다는 자료가 있다. 연구 자료에 의하면 5,700여 명의 위궤양, 십이지장궤양 환자를 대상으로 9년에 걸쳐 연구 분석한 결과 위궤양 환자의 위암 발생율이 예상보다 2배나 높은 반면에 십이지장궤양 환자는 오히려 예상보다 40%나 낮은 것으로 나타났다고 한다. 이러한 분석 결과는 위궤양이 위암 발생을 촉진하는 반면에 십이지장 궤양은 위암을 억제하는 효과가 있음을 보여주는 것이라고 한면서 십이지장궤양에서는 위암 유발과 관계가 있는 것으로 알려진 박테리아를 억제하나 위궤양에서는 그것을 촉진시킨다고 보는 것이다.

위암 발생과 관계 있는 소금

위암은 염분의 섭취량과 밀접한 관계가 있다고 한다. 즉 염분을 많이 섭취하는 사람들이 위암으로 인한 사망율이 높다고 한다. 연구자들은 소금을 많이 먹어도 체내에서는 일정한 농도의 염분만 흡수되고 그 대부분은 소변으로 배설되는데 이때 배설되는 염분 양은 소금 섭취량을 반영하므로 이것을 위암의 원인에 응용하고 있다.

간암과 밀접한 관계가 있는 누룩곰팡이

1990년 영국에서 10만 마리의 가금류들이 급성 간장애로 폐사되었는데 이것이 계기가 되어 누룩곰팡이 독에 대한 연구가 시작되었다. 누룩곰팡이 독소의 독성은 시안카리보다 10배, 무수아비산보다는 68배나 강하다. 특히, 누룩곰팡이가 간암을 일으킬 수 있다는 것이 동물실험에 의하여 증명되었다. 여름철 우리들의 가정생활 가까운 곳에서 쉽게 누룩곰팡이를 찾아볼 수 있다. 곡식, 땅콩, 콩류와 그 식료품들에서 가능한한 누룩곰팡이가 발생한 음식을 먹지 않는 것이 좋다. 부득이 식용으로 할 경우에는 누룩곰팡이를 완전히 제거해야 한다. 곰팡이가 발생한 쌀은 여러 번 씻고 수소탄산나트륨(중조)을 소량 넣고 밥을 지으면 안전하게 독을 없앨 수 있다. 요리를 할 때는 기름을 먼저 끓이다가 파란 연기가 날 때 야채를 넣고 볶아야 하며 먼저 소금을 넣으면 누룩곰팡이 독소를 90%까지 제거시킬 수 있다.

 ## 어떤 사람들이 간암에 쉽게 걸리는가?

간암 발생과 관련되는 요소에는 간염, 아플라톡신독소, 오염된 음료수, 니트로조아민, 음주 및 흡연, 유전 등이 있는데 그 중 가장 중요한 것이 간염에 이환된 적이 있는 자이다. 간암으로 쉽게 이행될 위험성이 많은 사람들로는 간염 기왕력을 가진자, B형간염 양성자, 간경변 또는 만성간염환자 중에서도 40세 이상의 남성들이다. 과도한 음주는 알코올중독성 간경변을 일으킬 수 있고 간경변을 바탕으로 간암이 발생할 수 있다. 특히, B형간염 바이러스 보균자들의 경우 간암발생을 촉진시킨다. 흡연이 간암을 유발시킬 수 있으며 특히 50세 이상의 남성들에게 간암이 발생할 수 있는 위험성이 크다. 간암환자의 직계 가족들인 경우에는 감암에 걸릴 수 있는 위험성은 직계가 아닌데 비하여 4배나 높다. 간암의 80% 이상이 간경변과 관계가 있다. 이 밖에 간염, 영양실조, 알코올중독, 만성간염이 간장의 영양장애를 야기시켜 간암이 발생할 수 있으므로 정기적으로 건강검진을 받아야 한다.

🐸 오존층이 줄어들면 피부암이 증가한다.

1987년 오존층을 보호하기 위한 국제회의에서 10년 이내에 염소, 불소화합물의 생산량을 절반 이하로 줄일 것을 결의하였다. 이유는 오존층을 파괴하는 것이 염소, 불소화합물이기 때문이다. 지상으로부터 16~48km 거리에 있는 오존층은 태양으로부터 쪼여지는 자외선의 99%이상을 흡수한다. 피부암을 일으키는 인자들 중에서 자외선의 영향은 매우 크다. 과학자들은 오존층이 줄어들게 됨에 따라 피부암 환자들이 증가하고 있다고 지적하고 있다. 인공적인 자연의 파괴현상에 대처하기 위하여 자외선 양이 많은 여름철 정오 전후에는 일사광선에 노출되는 것을 피하는 것이 좋다.

🐭 모발이 주홍색인 사람들이 피부암에 걸리기 쉽다.

주홍색 머리를 가진 사람들은 피부암 발생율이 평균치보다 10배나 높다고 한다. 주홍색 머리를 가진 사람들이 일사광선을 쪼일 때 피부색소인 멜라닌을 체내에서 충분히 생성하지 못하므로 유전적 이상으로 피부암에 걸릴 수 있다고 추측하고 있다.

🐭 불합리한 식생활이 암을 유발한다.

아프리카 여러 국가에서 발생하는 간암은 특종의 곰팡이균에 감염되거나 아플라톡신이 함유되어 있는 식품을 먹는 것과 관련이 있다고 한다. 위암도 일정한 지역에 많이 발병되고 있는데 이곳 주민들은 어류 훈제품을 많이 먹는다. 서구의 선진국에서 일정한 악성종양이 발병되고 있는 것은 평소에 자주 먹는 음식물에 화학성분이 함유되어 있는 것과 관련된다. 이러한 국가들에서는 소화가 힘든 기름기가 많은 음식을 주식으로 하고 있다. 이것은 위암과 장암, 유선암, 자궁암 발병율을 더욱 증가시킨다.

발암물질은 직접 암을 발생시키며 발암 보조물질은 다른 물질들과 결합될 때에만 암을 촉진시킨다. 발암물질들은 육류 훈제품과 생선을 먹거나 흡연시 체내로 흡수된다. 그리고 발암 보조물질들은 기름기가 많은 음식물을 주로 많이 섭취하고 흡연 및 음주를 좋아하면 발병율은 훨씬 높아진다. 최근에는 암 발생원인을 단백질과 지방질을 많이 섭취하는 것과 관련이 있는 것으로 믿고 있다. 그러므로 육류를 적게 섭취하고 소화가 잘 되지 않는 음식물을 많이 섭취하지 말아야 한다. 또한 신선한 야채와 과일, 거친 곡류, 조리한 음식, 식물성기름을 많이 섭취해야 하며 설탕과, 동물성기름, 훈제품, 기름에 튀긴 음식, 술, 담배를 삼가야 한다.

 ## 스트레스와 암

암 성격이라고 불리는 형의 사람들은 스트레스를 잘 처리하지 못하여 암에 감염되기 쉽다. 그것은 스트레스에 의해 면역력이 약해지면 암이 발생한다는 원인이 밝혀졌기 때문이다. 암 성격의 소유자는 자기가 누리는 행복의 요인을 상실하여 장기적인 절망과 무력감에 빠진 사람, 정서가 불안정한 내성적인 사람이라고 할 수 있다. 암 성격과 같은 좋지 못한 성격의 소유자를 심리요법으로 해소시킨 결과 암에 의한 사망율이 정상적 유형의 성격소유자와 같이 내려갔다고 한다. 암세포는 체내에서 계속 증식하게 되며 체내에 항상 수십만 개가 존재하고 있다. 그것은 면역을 담당한 림파구가 각처에서 이물인 암세포를 공격하여 탐식한다. 이 투쟁에서는 NK세포라고 하는 림파구가 주로 작용을 하는데 이 NK세포의 기능은 스트레스를 받으면 급속히 기능이 감소된다. 이렇게 되면 살아남은 암세포가 급격히 증가되어 면역력의 감소로 암이 유발된다.

 ## 근심걱정은 암을 발생시킬 수 있다.

'의심이 병이다'라는 말이 있다. 심리학자들은 암환자들에 대한 성격의 특징을 연구하였다. 그것은 흔히 암환자 가운데는 내성적이고 우울한 성격, 불안한 감정을 가지고 있으며 일상생활에서 희망이 없고 성격이 고독하고 공연히 근심걱정에 쌓여있는 사람들이 많다고 한다. 현대의학의 발전과 신경면역학의 연구 결과에 의하면 근심걱정, 슬픔과 비애, 공포감, 쉽게 화내는 것은 인체의 면역기능에 영향을 주고 면역형성을 약화시켜 세포의 암 돌연변이를 촉진시킨다고 한다. 때문에 학자들은 근심걱정은 암세포의 활성체라고 말한다. 사실 암환자들 중 생활을 낙천적으로 하며 희망을 가지고 치료에 적극적인 환자는 회복율이 높은 것을 볼 수 있다. 반면에 치료에 대한 희망을 잃고 모든 것이 절망감에 사로잡혀 있는 환자는 병이 더욱 악화되는 것을 볼 수 있다. 사람들은 애로와 난관에 부딪쳐도 의연히 낙천적이고 용기를 내어 일하면 어떠한 질병과의 투병에서도 이기고 건강하여 장수하지만 간단한 질병을 가지고도 공연히 근심하면 아무리 좋은 약을 써도 잘 듣지 않고 식욕이 없으며 건강에 해롭다. 불안과 걱정은 건강에 무익하며 낙천적이고 마음이 넓으면 건강 장수할 수 있다.

🐭 발암성 유독 물질이 많은 담배

담배가 암을 유발하는 유독성 물질인 디옥신이 많이 함유되어 있다는 것은 이미 알려진지 오래다. 미국 담배 7종류, 일본 담배 6종류, 영국 담배 3종류, 독일, 덴마크, 중국, 대만 담배 각각 1종류씩 검토한 결과 디옥신을 비롯한 기타 해로운 물질이 가장 많은 것은 영국 담배였다. 영국 담배 다음으로 독성물질이 많은 것은 대만 담배였다. 미국과 독일 담배는 디옥신 함량이 중국 담배보다 5.7배, 일본 담배보다 3.3뱅, 덴마크 담배보다 2.3배 많았다. 디옥신은 독성이 가장 강한 물질의 하나로 알려지고 있다. 특히, 디옥신은 미군이 월남전쟁시 광범하게 사용하여 수많은 사람들을 중독시킨 고엽제〈에이젠트오렌지〉의 주요 성분이다.

🐭 비타민 부족과 암발생 관계

비타민 B_6, B_2, 엽산이 부족하면 세포 유전물질인 데핵산의 기능을 정상적으로 조절하는 데 필요한 특수화합물의 합성이 장애된다. 이 화합물이 없으면 데핵산기능에 장애가 생겨 정상 세포들이 악성 세포로 전환된다. 이런 전환 과정으로부터 암이 발생되는 것으로 생각된다. 비타민 C는 위내에서 발암물질인 니트로조아민이 합성되는 것을 억제한다. 암을 발전시키는 데 중요한 역할을 하는 것은 활성

산소와 자유원자인 산화제라 할 수 있다.

🐭 암세포를 무한정 증식시키는 효소의 일종

텔로메라제라는 효소는 암을 불멸의 것으로 만든다. 텔로메라제는 여러 종류 암의 상이한 세포들에서 발견되었다. 그러나 정상적인 세포들에서는 발견되지 않는다. 텔로메라제는 암세포가 재생하는 것을 억제 하지만 정상 세포들에게는 거의 또는 전혀 영향을 미치지 않는다. 항텔로메라제는 현재 이용되는 약물의 대부분이 가지고 있는 치명적인 부작용이 없으면서 암을 치료할 수 있다고 한다.

🐭 단세포 기생동물이 암을 일으킨다.

단세포 기생동물이 쇠약해진 유기체 안에서 기하급수로 증식되기 시작하면 이 기생동물은 적혈구, 백혈구, 조직 세포들을 먹고 살면서 기생숙주의 몸을 독성배설물로 오염시키며 면역기능을 손상시킨다. 이것들은 구강과, 위, 비뇨생식기관에서 기생하지만 필요할 때에는 왕성하게 번식하여 종약학에서 생성물로 불리는 집락을 형성한다. 암을 유발하는 병원체는 성병을 일으키는 미생물인 트리코모나스이다. 자료에 의하면 암세포는 인체 세포가 전혀 아니다. 암세포는 인체에 기생하면서 조건이 유리해지면 매우 조폭해지는 트리코모나스라는 것이다. 각종 동물과 사람의 암세포를 채취하여 인공배양 하였더니 얼마 후에 그것은 편모형태로 전환되었다.

알코올 섭취가 암을 전이시킨다.

혈액내의 알코올 농도가 높아지면 짧은 시간 내에 암세포의 전이가 증가한다는 것을 동물실험을 통하여 확인하였다. 실험용 쥐에게 다량의 알코올을 먹여 취하게 함으로써 일시적으로 혈액내의 알코올 농도를 높였더니 악성암세포 수가 10배나 증가하였다고 한다. 이것은 알코올 섭취로 인해 암세포를 공격하는 면역세포의 기능이 약화되어 암세포가 활성화되기 때문이다. 오랜 기간에 걸쳐 많은 양의 알코올을 섭취하면 암세포의 전이가 조장된다는 것은 이미 잘 알려져 있다.

 암과 혈전이 하나의 병원체에 의해서 생길 수 있다.

의학은 지구상에서 가장 널리 전파된 심장혈관계통 질병의 발병 원인을 밝히는 거대한 발견을 할 수 있을 것이다. 현재까지는 이 질병을 일으키는 병원체가 확인되지 않았다. 한 학자는 심장혈관계통 질병의 기생충성 특성을 실험적으로 밝히는데 성공하였다. 그는 암 문제를 연구하면서 이상하게도 종양 질병과 순환기 질병이 유사성을 가지고 있다는 것을 발견하였다. 또한 종양을 유발하는 물질이 트리코모나스로 이루어져 있다는 것을 실험적으로 증명하였다. 암이 심장혈관병리학과 자주 결부된다는 것을 과학자들은 주장한다.

만일 종양을 유발하는 물질들과 혈전을 일으키는 병원체가 같은 것이라면 이상할 것이 없다. 그러나 다른 전염성 질병들은 그렇지 않다. 실례로 흑사병은 티푸스나 콜레라를 배제한다. 이 병들의 병원체가 다르고 서로 적대관계에 있기 때문에 사람은 이 병들 중 어느 하나의 병에만 감염될 수 있다.

트리코모나스는 죽을 위험에 처하면 난폭해지며 체내에서 떠돌아 다니다가 급격히 번식하기 시작한다. 결과 병들이 더 심한 형태로 새롭게 나타나게 된다. 실예로 종양을 유발하는 물질을 제거한 자리에서 보다 악성인 새로운 종양을 유발하는 물질이 생기거나 다른 장기에 전이되어 나타난다. 동맥 수술 후에도 이와 비슷한 현상들이 나타난다. 혈전을 제거하면 그 자리에 새로운 혈전이 생성된다. 즉, 종양과 순환기 질병이 하나의 병원체인 트리코모나스에 의해 발생한다는 것이다. 종양인 경우 트리코모나스는 조직내에서 번식하여 종양을 유발하는 물질을 형성하며, 순환기 질병인 경우에는 혈관내에서 번식하여 혈전을 일으키는 것이다.

20세기 중엽에 기생충학이 발전하였고 트리코모나스 등 편모충류를 비롯한 원생동물에 대한 집중적인 연구 결과 기생충들이 혈관 등 많은 장기들에 축적될 수 있다는 것을 발견하였다. 암이 조직과 장기에서 생기고 혈전은 혈관에서 생기기 때문에 이것을 분류하는데는 객관적인 원인이 있는 것 같다. 암에서 떨어져나온 세포들이 혈관에 뚫고 들어가 전신에 퍼지며 약해진 장기속에 전이되어 새로운 집락을 형성한다는 것이다. 인체는 통일적인 유기체이며 그 어떤 병도 일반적인 병의 국소적인 발현에 지나지 않는다. 혈전증도 전반적으로 인체가 쇠약해지고 나빠지면 생긴다. 그렇기 때문에 병의 원인을 제거하는 것이 중요하다. 즉, 병원체를 없애야 한다.

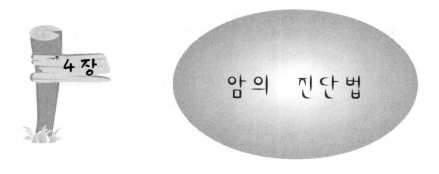

4 장

암의 진단법

 암의 초기 신호

암은 초기에 발견해야 치료 효과가 좋다. 그러나 병원을 찾은 환자들을 진찰해 보면 대부분이 말기암 증상을 가지고 있는 사람들이다. 그러면 어떻게 암을 조기에 발견하겠는가? 다음과 같은 증상이 있으면 즉시 전문의의 검사를 받아야 한다.

• 통증도 없고 가렵지도 않는 혹이 생겨 점점 커지거나 원래 있던 혹이 갑자기 커지면서 몸이 여윌 때에는 즉시 전문의를 찾아야 한다.

• 원인이 뚜렷하지 않은 빈혈, 출혈이 있을 때는 주의해야 한다.

• 원래 피부에 있는 기미가 갑자기 커지고 단단해지며 진한 갈색을 띠고 아프며, 출혈이 있을 때에는 악성변화를 일으킨다는 것

을 의미하므로 즉시 전문의와 상의해야 한다.

- 구강 점막 혹은 피부에 발생한 궤양이 치료해도 잘 낫지 않거 나 외상을 입은 후에 부은 것이 치료해도 잘 낫지 않으며 상처 가 아물지 않을 때에는 암으로 의심해야 한다.
- 항시 코가 메고 콧물에 혈액이 섞여 나올 때, 특히 한쪽 코에 서 항시 출혈이 있을 때에는 주의하여야 한다.
- 발작적인 마른 기침이나 가래에 피가 섞여 나올 경우에 치료해 도 잘 낫지 않으면 즉시 종합 진찰을 받아야 한다. 특히 장기 적으로 담배를 피우는 사람들이 이런 증상이 나타나면 즉시 의 사와 상의해야 한다.
- 지속적으로 목이 쉰 소리가 날 때에는 후두암일 수 있다. 음식 물을 삼키기 힘들며 식욕이 없어지고 소화불량이 있으며, 체중 이 감소할 때는 신속히 의사의 검진을 받아야 한다.
- 원래 만성적인 위질환이 있는 사람이 위통이 심해지고 약을 써 도 통증이 없어지지 않을 때에는 악성변화가 있을 수 있으므로 즉시 의사에게 보여야 한다.
- 대변을 보는 횟수가 많아지고 대변에 혈액이 섞여 나올 때, 배 변이 가늘거나 혈액이 섞여 나오면서 복통이 있을 때는 이것을 가볍게 생각하지 말고 즉시 의사와 상의한다.
- 소변 습관이 달라지거나 통증이 없이 혈뇨가 있을 때는 의사와 즉시 상의해야 한다.
- 포경이 있는 남자가 음경에 이물감이 있거나 가려우며 음경에 홍반, 백반, 또는 궤양이 발생했을 때는 즉시 의사와 상의해야 한다.
- 중노년 여성이 백대하가 많거나 성생활시 출혈이 있을 때 특히 폐경기에 질분비물이 많거나 불규칙적인 질출혈이 있을 때는

곧 산부인과 의사의 진찰을 받아야 한다.

• 유방에 통증이 없는 혹이 생겨 단단해지고 경계선이 확실치 않으며 유두에서 혈액이 혼합된 액체가 흐를 때에는 유선암으로 불 수 있다.

• 두통이 지속적이면서도 한쪽 눈의 시력이 떨어질 때에는 전체적인 뇌검사를 받아야 한다.

중년기 암 발생의 7가지 신호

중년기에 이르면 암이 발생할 수 있는 위험성이 점차 증가한다. 따라서 다음과 같은 7가지 신호에 주위를 기울여야 한다.

• 담배를 많이 피우는 사람이 자주 헛기침을 하거나 가래에 혈액이 섞여 나오면 폐암을 의심할 수 있다.

• 여성의 음부에서 불규칙적인 출혈이 있거나 백색대하가 많아지면 자궁암을 의심할 수 있다.

• 여위고 소화가 잘 되지 않고 간부위에 통증이 있으며 갈색의 대변을 볼 때는 간암, 위암을 의심할 수 있다.

• 유방에 통증이 없는 단단한 덩어리가 만져지거나 유두에서 혈액이 섞인 액체가 나오면 유선암을 의심할 수 있다.

• 코가 메고 비출혈이 있는 경우 특히 한쪽 비출혈이 있는 경우 비암을 의심할 수 있다.

• 비강이 막힌 감이 있고 가슴이 답답하거나 흉골 뒷부위에서 뜨거운 감이 있으면 식도암을 의심할 수 있다.

• 열이 나고 빈혈이 있으며 출혈증상이 있으면 백혈병을 의심할 수 있다.

상기와 같은 증상이 있으면 즉시 의사에게 보여야 한다.

간단한 조기 암 진단법

현대 의술로 단 한방울의 혈액을 사용하여 불과 15분 이내에 암의 조기진단을 할 수 있는 새로운 검사법이 개발되었다고 한다. 이것은 지금까지 개발된 암 진단법 중에서 가장 간단하고 신속한 방법으로써 많은 사람들을 대상으로 일단 암 진단을 하는데 가장 효과적인 것으로 알려져 있다.

암환자의 혈청내에 알칼리 단백이 있다는 것이 밝혀진 후 전기영동법을 사용하여 그러한 단백을 분리하는 간단한 방법이 개발되었다. 즉, 50㎕의 혈액에 특수 시약을 첨가하면 15분 이내에 주시장치가 암세포의 존재여부를 판단한다. 이 검사법은 속도가 빠를 뿐아니라 정확하다는 것이 밝혀졌다고 한다.

간암을 조기에 발견할 수 있는 간단한 진단법

간암을 조기에 발견할 수 있는 간단하고 정확한 진단법이 개발되었다고 한다. 간암은 그 발견 시기가 너무 늦어지기 때문에 암 가운데서도 가장 사망율이 높은 질병이다.

의학자들은 간암이 흔히 바이러스에 의해 발병한다고 하며 또한이 바이러스는 B형 간염을 발생시키는 바이러스와 같은 것으로 보고 있다. 이 바이러스는 간을 침범하여 수년 간 잠복해 있다가 언제 간암을 발생시킬지 모른다는 것이다. 그런데 간암 증상이 나타날 때는 그 증상이 너무 심하기 때문에 환자는 6개월이상 더 살지 못하는 경우가 많다. 간혹 다른 병을 진단하다가 간암을 조기에 발견하고 그 종양을 제거함으로써 환자를 살릴 수도 있다. 그러므로 간암을 조기 발견할 수 있는 간단하고 신뢰성이 있는 진단법을 개발하여 임상실험에 성공하였다. 이 방법은 혈액내에서 그 어떤 측정한 단백질을 찾아내는 일이 포함된다. 정상적인 경우 이 특정한 단백질은 태아의 간에서 생성되는데 태어나자 마자 그 단백질의 형성이 중지된다. 만일 어른 또는 성장하고 있는 어린이의 혈액내에서 그러한 단백질이 발견된다면 이는 곧 비정상임을 말해준다. 또한, 이 간암 발견 방법이 간암과 간의 다른 질병들을 판별할 수도 있다고 한다.

1~2방울의 혈액으로 간, 비, 인후암을 진단하는 새로운 방법

최근에 환자의 혈액 1~2방울을 여과지에 묻혀 간암검사를 하는 새로운 방법을 개발하였다고 한다. 과거에는 간암을 진단하고 검사할 때 정맥에서 혈액을 채취하여 검사하므로 시간이 많이 요구되었으며 또한 많은 사람들을 대상으로 검사하는 데는 대단히 불편하였다. 이 새로운 방법은 환자의 귀 또는 손가락에서 1~2방울의 혈액을 채취하여 여과지에 묻혔다가 그것으로 검사하는 것인데 그 결과가 정맥에서 혈액을 채취하여 검사한 것과 기본적으로 일치하였다. 여과지에 혈액을 묻히면 2주일간 보존할 수 있다. 여과지는 경제적이고 보관관리와 수송에 편리하므로 특히 산간지역에서 집단 검사를 할 때는 매우 편리하다. 또한 혈액을 묻힌 여과지를 흡착면역 효소법을 적용하는 실험실에 보내면 발견하기 매우 어려운 조기 비, 인후 암도 1일 이내 기초적인 진단을 할 수 있다. 그 다음 다시 임상 및 병리 검사를 통하여 최종적으로 확진할 수 있다.

 흡연자의 폐암발생 가능성을 규명하는 혈액검사법을 개발

이제는 거의 누구나 담배가 폐암의 주요 원인의 하나라는 것을 잘알고 있지만 똑같이 담배를 피우는 사람들 중에서도 어떤 사람들은 다른 사람들보다 폐암에 더 민감하다는 또 다른 증거가 나타났다. 현재는 흡연자의 폐암발생 가능성을 규명할 수 있는 혈액검사법이 개발되었다고 한다.

혈액을 이용한 새로운 암 검사법

혈액검사로 95%이상 정확한 새로운 암 진단법이 개발되었다. 2,217명의 혈액을 이용한 실험에서 95%의 정확한 진단을 하였다고 한다. 아직 실험단계에 있는 이 검사법은 핵자기공명(자기공명영상) 현상을 이용하고 있는데 이것은 메틸과 에틸렌간의 미세한 차이를 알아낸다. 이 화학 물질들은 혈장과 림프액에 있는 일종의 지방단백질인 리포단백질 지질속에서 발견된다. 핵자기공명은 세포들의 핵을 자극함으로써 화학물질의 차이를 측정한다. 이것은 핵으로 하여금 정확히 측정할 수 있는 에너지를 내보내게 하는데 이것으로써 실험대상물의 구성 부분을 알아낼 수 있게 된다. 2,217명의 실험대상 중에서 암에 걸린 환자 300명을 발견하였다고 하였다. 이것은 그 후 생검을 통하여 확인되었다. 그것은 이 장치가 암 환자들과는 다른 양성 종양을 가진 환자들을 분별하고 종양과는 관련이 없는 질병을 가진 환자들도 분별한다는 것이다.

 ## 새로운 암 진단법

종양을 진단하는 새로운 방법을 개발하였다는 연구 보고가 있다. 이것은 인체에서 2ml의 혈액을 채취하여 방사선 면역분석방법을 이용하는 법인데 감마면역계수기와 극소자동처리기의 수치에 근거하여 인체내의 종양을 밝혀낸다. 전문가들은 이 분석기술이 종양을 적시에 발견할 뿐 아니라 종양의 예방과 치료를 높여주는 중요한 의의를 가지는 것으로 보고 있다. 이 검사법은 간암, 폐암, 위암, 장암, 유선암 등 10여 종의 암에도 비교적 좋은 진단 효과를 나타냈다고 한다. 시험연구의 확진율은 73%이며 임상시험 확진율은 80.9~86.6%에 달하였다. 이것은 조기, 중기의 암검사의 효과를 나타낼 뿐 아니라 암의 치료 효과를 관찰하는데도 유용하여 임상담당 의사들에게 새로운 객관적 증거를 제공할 수 있다고 보고 있다.

 ## 암을 조기에 진단하는 혈액검사법

한 대학연구팀은 소화기 계통의 암을 조기에 발견할 수 있는 혈액검사법을 발견했다. 그들에 의하면 5년 동안 연구한 이 혈액검사법은 종양에 의해 혈액속에 들어간 일종의 물질을 찾아내는 방법으로 소화기 계통의 초기암을 검사하는 것이다. 이러한 혈액검사법은 암을 진단하는데 하나의 커다란 전진이라고 인정할 수 있다. 결장암과 직장암의 발병율은 남자들이 폐암과 여성들의 유방암보다 높다. 만약 결장암이나 직장암을 전이되기 전에 즉시 발견한다면 수술치료가 매우 쉬울 것이다. 결장암이나 직장암은 다른 장기로 전이되기 전에는 거의 뚜렷한 자각증상이 없기 때문에 본인이 암에 감염된 것을 알지 못한다.

소변으로 암을 진단하는 법

소변검사에 의해 암을 조기 발견하는 법은 일부 소아암의 진단에 이용되어 왔다. 그런데 최근 암의 종류 여하를 불문하고 인체 어느 곳에서든지 암이 발생하여 증식하고 있는 지의 여부를 조기 발견할 수 있는 새로운 1차 검진방법의 개발을 추진하고 있다고 한다. 연구팀은 아미노산의 일종인 〈3치드로 카시클로린〉이라 불리는 물질에 큰 관심을 가지고 있다. 이 물질은 암이 증식됨에 따라 연이어 파괴되는 신체 조직의 일부이며 기저막에 많이 포함되어 있는 물질이다. 이것이 암 환자의 경우에는 소변내에 많을 것으로 생각하고 연구팀은 위암, 대장암, 식도암 등의 환자 70명의 소변을 조사하였는데 암 환자들이 초기, 진행기에 관계 없이 정상인들보다 30~40%나 많다는 것을 발견하였다. 그 후 더욱 많은 환자들 대상으로 연구하여 그것을 확인하게 되면 이 검사법이 암의 조기 발견하는 방법으로 될 것이라는 것을 확신하고 있다.

생물미사일로 뇌종양을 진단

생물미사일 기술을 이용하여 사람의 뇌교질 종양을 진단하는 임상연구에 성공하였다는 보고가 있다. 사람의 뇌교질 종양은 흔히 볼 수 있는 중추신경계통의 악성종양으로서 진단 및 치료 기술의 제약성으로 인하여 인체의 종양 진단 및 치료에 있어서 가장 어려운 것으로 되어있다.

저명한 뇌외과 전문가의 지도 하에 2년여 기간의 연구를 거쳐 면역미사일로 뇌교질 종양을 진단하는 법을 개발하였다. 사람의 뇌교질 종양항체에 대항하는 탄체에 탄두 즉, 방사성동위원소를 표시하여 만든 완전한 생물미사일을 인체에 주입하면 그것은 동위원소 씨티단층의 현상에서 혈액을 따라 순환하면서 오직 목표만을 찾게 된다. 미사일 탄두 즉, 동위원소가 일단 목표를 명중시키면 그것이 악성 종양이라고 진단할 수 있으며 만약 명중시키지 못하면 그것이 정상 조직이거나 비 특성 종양이라고 할 수 있다. 동위원소 씨티에는 종양의 성격과 부위가 똑바로 명시되게 된다. 이러한 기술의 발전은 수술을 하기에 앞서 효과적인 진단을 정확히 할 수 있도록 한다.

 ## 초기 위암을 진단하는 자동 진단기

의사들이 오진하기 쉬운 극히 작은 초기 위암을 컴퓨터로 발견한 자동 위암 진단기를 개발하였다. 이 자동 위암 진단기는 위의 내벽에 암이 발생하면 그 주위에 주름살이 생기는 성질을 이용하고 있다. 즉, 엑스레이 검사에서 가장 많이 주름살이 집중된 부분을 컴퓨터로 찾아내 암을 진단하는 것이다. 이 연구팀이 이 진단기로 실험한 결과 16건의 실례에서 13건의 초기 암에 대해 정확하게 진단할 수 있었다. 엑스레이를 촬영하여 진단 결과가 나올 때 까지는 불과 몇 분밖에 소요되지 않는다.

🐭 5분 이내에 암을 판별할 수 있는 진단기 발명

중국의 한 과학자가 발표한 바에 의하면 5분 이내에 암을 판별할 수 있는 진단기를 발명하였다고 한다. 이 과학자에 의하면 이 진단기의 진단속도는 세계에서 제일 빠르다고 한다. 이 진단기는 귀의 일정한 부위에 접촉시키면 남녀 불문하고 그가 암의 유무나 암의 유형을 밝혀낼 수 있다고 한다.

지금까지 5만 명에게 이 기구를 사용한 결과 정확도가 90%나 된다고 한다. 이 기구를 설계한 과학자는 이 발명이 중국의 전통 의학이론에 의하고 있다고 하였다. 전통의학은 경락이 일부 질병과 관계가 있는 신호를 통과시킨다고 믿고있다. 이 신호는 특수한 현대 기구에 의해 밝혀질 수 있다. 부순환 계통으로 알려진 경락은 생명 에너지가 순환하고 경혈이 분포되는 통로로 간주되고 있다.

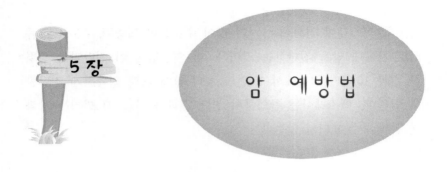

5 장

암 예방법

 항암력을 높여주는 근채류

　현재 인체의 면역력을 높여 암세포만을 사멸시키려는 구상이 항 암제를 개발하는데 중요한 문제점이다. 그런데 인체의 면역력을 높 여주는 리그닌이라는 물질은 무, 홍당무 등의 근채류에 많이 함유 되어 있다.

　리그닌은 세포와 세포를 결합시키는 물질로써 시멘트와 같은 역 할을 한다. 또한 리그닌에는 변이원을 억제하는 작용도 있다는 것 이 판명되었다. 변이원이란 세포유전자를 손상시켜 돌연변이를 일 으키는 성질을 말한다. 변이원이 있는 물질의 대부분은 암을 발생 시키는 성질을 가지고 있다. 변이원을 억제할 수 있다면 리그닌에는 항암작용이 있는 것으로 생각된다. 따라서 리그닌에는 면역력 증강작용 외에 발암물질에 직접 작용하여 그 발암성을 빼앗아내는 작용도 있다고 한다. 무, 홍당무, 오이 등을 잘게 썬 후 1~2일 놓아 두면 리그닌이 3배 정도 증가한다.

야채가 변질되면 미생물 등에 의해 제2차 손상을 방지하기 위한 보호물질로서 리그닌이 합성된다. 이 리그닌은 야채를 식초에 절이면 더 효과적으로 다량 합성된다. 따라서 무말랭이나 식초에 절인 근채류와 오이 등에는 많은 양의 리그닌이 함유되어 있으므로 평소에 이러한 식품을 자주 먹는 것은 암에 대한 저항력을 높이는데 큰 의의가 있다.

암을 예방하려면 신선한 야채를 많이 먹어야 한다.

무, 신선하고 연한 콩나물, 호박 등 10여 종의 신선한 야채 속에는 일종의 간섭요소인 유생제가 함유되어 있기 때문에 바이러스 감염을 막고 종양을 억제할 수 있다고 한다. 이것은 바이러스 연구팀들이 6년 동안 연구한 결과 얻은 결론이다.

무, 호박, 콩나물 등 여러 종류의 일반 야채들에서 추출해낸 물질이 항 바이러스 작용을 한다는 것을 발견하였을 뿐 아니라 이러한 작용을 하는 것이 일종의 간섭요소인 유생제라는 것을 증명하였다. 그들은 무에서 축출한 간섭요소 유생제를 흰쥐의 체내에 주입시켜 쥐에 발생했던 악성종양의 50~60%를 감소시켰다. 그 결과 이 약이 항암약으로 인정받게 되었다.

암을 예방하는 시금치요리

성장기의 아이들은 물론 성인병이 염려되는 중노년자에게 시금치는 여섯 번째 영양소라고 이야기되는 식품섬유를 비롯하여 현대인들에게 부족되고 있는 비타민과 광물질의 효과적인 공급원으로 되고 있다. 이러한 성분들은 체내에서 각각 중요한 역할을 하고 있다. 그중에서도 최근 중요시되고 있는 것이 시금치에 많이 함유되어 있는 베타-카로틴 즉, 비타민 A의 항암작용이다.

비타민 A는 이밖에도 여러 가지 중요한 작용을 한다는 것이 밝혀지고 있다. 피부와 점막 등은 신진대사가 왕성하다. 그러므로 항상 세포분열에 의해 새로운 세포가 생겨난다. 이러한 신진대사를 정상적으로 하기 위해서 반드시 필요한 것이 비타민 A이다. 이 세포분열과 관련하여 큰 관심을 끌게 된 것이 비타민 A와 암의 관계이다.

암은 우리들의 몸에 형성되기만 하면 정상적인 세포를 압박하여 사멸시키면서 자기자신을 한없이 증식시키는 무서운 질병으로서 일종의 세포분열의 이상과정이라고도 말할 수 있다. 비타민 A의 부족에 의한 상피조직의 이상상태는 암으로 발전하기 전의 증상, 소위 전암증상과 아주 유사하다. 즉, 비타민 A의 부족 상태가 계속되면 암이 발생한다고 생각된다.

이미 동물실험이나 시험관내의 실험에서는 비타민 A를 충분히 보충해 주면 발암물질을 첨가해도 암에 걸리지 않고 비타민 A가 부족되면 암에 걸리기 쉽다는 것이 확인되고 있다. 또한 전암증상이 나타난 쥐에게 비타민 A를 충분히 먹였더니 정상상태로 되돌아갔다는 연구 보고도 있다. 이런 결과가 그대로 사람에게 적용될 수 있을런지 그 결론을 내리기에는 더 시간이 필요할 것 같다. 그러나 적어도 비타민 A가 체내에 충분하면 암에 걸리지 않는다고 말할 수도 있다. 또한 전암상태의 세포도 정상상태로 되돌아 올 가능성이 있다고 말할 수 있다.

비타민 A에는 시금치 등 식물성 식품에 함유되어있는 카로틴과 동물의 간 등 동물성 식품에 함유되어 있는 레티놀 등이 있다. 그리고 카로틴에는 알파, 베타, 감마 등 몇 가지 종류가 있다. 이것들은 각각 체내에 들어가면 소장 등에서 분해되어 비타민 A로 변한다. 이 중에서 가장 높은 비율로 비타민 A로 변하는 것이 베타카로틴인데 장에서 흡수율은 30%라고 한다. 이러한 이용율 즉, 비타민 A의 효력의 관점에서 보면 동물성 레티놀이 더 우수하다. 그러나 기름에 잘 용해되는 비타민의 특유한 과잉증과 동물성 식료품의 콜레스테롤을 고려한다면 베타카로틴이 더 좋다. 암 예방책으로서 비타민 A를 섭취하려고 하면 베타키로틴을 매일 섭취하는 것이 좋다. 베타카로틴은 녹황색 야채에 많이 함유되어 있다. 특히 시금치는 100g중 3,100mg(비타민 A 효력으로서 1,700 IU)의 베타카로틴이 함유되어 있다. 이런 베타카로틴을 다량으로 효율적으로 섭취할 수 있는 음식으로는 돼지고기와 시금치국이다. 이 시금치국에는 돼지고기의 지방이 함께 함유되어 있으므로 베타카로틴의 흡수율이 40~50%에 달한다.

🐭 양배추에서 항암물질을 추출하는데 성공

문헌에 의하면 양배추에서 강한 항암물질을 추출하는데 성공하였다고 한다. 이 연구진은 양배추에서 이러한 물질을 추출하고 유황성분으로 세포내의 임계효소를 자극하였다. 임계효소는 종양에 대항하는 막을 형성한다고 한다. 이 연구사는 임계효소를 자극하는 자연 혹은 인공 물질이 이미 여러 종류가 발견되었지만 양배추에서 발견된 물질이 지금까지 발견된 물질중 가장 강한 자극제라고 주장하고 있다.

 홍당무와 사과로 만든 빨간즙은 암이나 심장병의 예방과 치료에 효과적이다.

문헌에 의하면 암과 심장병 그리고 성인병을 홍당무와 사과를 믹서한 빨간즙으로 치료할 수 있다고 한다.

1) 성인병은 미량 원소의 부족으로 유발되는 경우가 많다. 당뇨병과 무서운 암을 예방하여 권고하고 싶은 것은 홍당무와 사과를 믹서한 빨간즙을 마시는 것이다. 혹자는 자연요법으로 치료하는 병원에서도 생즙을 이용하여 암을 비롯한 여러 가지 난치병 치료에 효과를 보고 있다고 한다. 이 빨간즙은 홍당무의 감미와 사과의 산미가 혼합되어 맛도 좋고 먹기도 쉬웠다. 암을 비롯한 심장병, 뇌졸중 등 성인병의 근본 원인은 비타민과 광물질 등의 미량 원소가 부족한 것이 원인이 된다.

2) 비타민과 광물질이 풍부한 빨간즙이 성인병을 예방한다. 빨간즙의 재료인 홍당무에는 비타민 A, C, E, 그리고 유황, 염소, 인을 비롯한 인체에 필요한 비타민과 광물질 등이 풍부하게 함유되어 있다. 사과에는 비타민 A, B군 외에 칼슘, 인 등의 광물질과 사과산, 레몬산, 포도주산 등 유기산이 풍부하다. 홍당무와 사과를 동시에 충분히 섭취할 수 있는 빨간즙 요법은 이러한 영양소를 쉽게 보충하는데 가장 적합한 치료법이라고 할 수 있다. 특히, 암을 예방하는

데는 비타민 A, C, E가 중요하다. 1982년에 국제과학회가 암 예방의 비결이라는 보고를 발표하였는데 이 보고서에는 비타민 A, C, E의 충분한 섭취는 암 예방에 결정적이라고 하였다. 보고서에는 특히 홍당무에 대해 언급하였고 홍당무야말로 비타민 A, C, E를 충분히 함유하고 있기 때문에 암 예방을 위해 매일 먹어야 할 야채라고 강조되고 있다.

이 세 가지 비타민은 다음과 같은 작용으로 암을 예방한다.

우선 비타민 A가 부족되면 세포막을 파괴하여 세포핵 내에 있는 유전자를 손상시켜 세포를 암세포로 발전시킨다. 비타민 A가 충분히 함유되어 있어 세포막이 단단하면 발암물질이 쉽게 세포 속에 침입 할 수 없다. 세포막에는 인지질이라는 지질이 다량 함유되어 있다. 인지질은 산소와 결합(산화)하여 과산화지질이 된다. 과산화지질은 대단히 유해한 물질로써 세포막에 붙게 되면 암세포가 쉽게 세포막을 침입하게 된다.

비타민 E는 비타민 A와 같이 과산화지질의 형성을 방지하고 발암물질이 세포막으로부터 침입하는 것을 방지한다.

한편 비타민 C는 면역력을 높이는 작용을 한다. 비타민 C는 백혈구에 다량 함유되어 있으며 백혈구에는 K세포와 NK세포라는 세포가 있는데 이 두 세포는 세균과 암세포를 박멸시키는 작용을 한다. 비타민 C는 이러한 세포를 활성화시켜서 암세포가 증식되는 것을 예방한다. 또 빨간즙은 암뿐만 아니라 뇌졸중과 심근경색의 원인으로 되는 동맥경화의 예방에도 매우 효과가 있다. 혈관 내벽에 출혈이 있으면 혈소판이 창구에 모여든다.

혈소판은 창구에 혹과 같은 덩어리를 형성하여 창구를 막아 지혈시킨다. 이 혹에 지방과 콜레스테롤이 침착하면 혈관의 내벽이 좁아지고 혈관은 취약해진다. 이것이 동맥경화이다. 동맥경화가 심장

에서 생기면 심근경색 등의 심장병이 되고 뇌에서 생기면 뇌졸중이
된다. 비타민 C와 비타민 P(루틴)는 혈관을 튼튼하게 하는 작용을
하고 동맥경화를 예방한다. 비타민 C는 홍당무와 사과 등에 풍부하
다. 또 비타민 P는 메밀에 많이 함유된 것으로 알려져 있으나 홍당
무에도 함유되어 있다.

　암을 비롯한 성인병을 예방하고 건강을 유지하기 위해 매일 2컵
의 빨간즙을 마실 것을 권고한다. 빨간즙의 재료는 홍당무 2개와
사과 1개다. 이것을 잘 씻고 적당한 크기로 잘라서 가정용 믹서로
만든다. 이 정도 분량이면 대체로 1일분의 빨간즙이 만들어진다. 빨
간즙은 아침 또는 저녁에 마셔도 상관없고 몇 번에 나누어 마셔도
된다. 1일분은 냉장고에 보관할 수 있기 때문에 아침에 만들어 아
침, 저녁에 마시기도 한다.

 무생채가 암을 예방한다.

　음식물의 종류와 음식물을 먹는 방법에 대하여 옛날부터 구전으
로 전해오는 말과 전통적인 습관이 대단히 많다. 그 중에는 아무런
논란의 가치도 없는 미신도 있지만 현대의학과 영양학의 입장에서
보아도 이론에 맞는 것도 적지 않다. 그 중에서도 장수에 도움이 되
는 옛날 사람들의 식사법을 몇 가지 소개한다.

　옛말에 무생채라는 말이 있다. 생선구이에 무생채를 함께 먹는 것
이 식욕을 증진시키며 암을 예방하는 데도 좋다. 생선구이나 육류
를 지나치게 많이 섭취하면 암에 걸리기 쉽다. 이것은 생선이나 육
류의 단백질을 구성하고 있는 아미노산이 불에 타면 암을 유발하는
작용을 하는 물질로 변하기 때문이다. 그러나 이러한 발암성물질에

야채즙을 첨가하면 해독되면서 그 발암성이 크게 감소한다. 야채의 종류에 따라 그 효과에 차이가 있지만 무도 효과가 좋다. 그러므로 생선구이와 함께 무생체를 먹으면 생선의 탄 부분에 생긴 발암성물질의 독성이 해소된다. 또한 무에는 리그닌이라는 식물성 섬유가 많이 함유되어 있다.

식물성 섬유는 발암성 물질을 비롯한 유독성 물질을 흡입하여 배설시키며 변비를 개선하여 대장암을 예방하는 데 기여한다. 무 이외의 야채도 발암물질에 대한 해독작용을 하며 식물성섬유도 많이 함유되어 있다. 이런 점에 비추어보면 생선구이에는 무채라고 한 것은 이론에 맞는 식사법이라고 할 수 있다.

또한 식후에 과일이 제일 좋으며 입안을 시원하게 할 뿐 아니라 신맛은 소화액 분비를 촉진시켜 소화흡수를 좋게 한다. 또한 과일에 함유되어 있는 레몬산은 신진대사를 촉진하고 흡수된 영양분의 이용율을 높여준다. 이것도 암의 예방에 기여한다. 사람의 위내에서도 정상적으로 니트로조아민이라는 발암물질이 생성된다.

니트르조아민은 생선류와 패류에 다량 함유되어 있는 아민이라는 질소화합물과 돼지고기 훈제품 등의 가공품에 사용하는 색소에 함유되어있는 아초산이 결합하여 생성된다. 아민을 포함한 생선과 패류는 중요한 단백질 공급원이며 건강에도 좋은 식품이다. 이것을 먹지 않을 수는 없다.

한편 아초산은 가공식품에 함유되어 있을 뿐 아니라 야채에 함유되어 있는 초산이 체내에서 변화되어 생성되기도 한다. 그러나 자연계에는 아민과 아초산이 결합되는 것을 억제하는 물질이 있다. 그것이 바로 비타민 C이다. 니트로조아민은 주로 위내에서 생성되며 이 때 비타민 C가 첨가되면 니트로조아민이 생성되는 것이 억제된다. 다시 말하면 야채에 함유되어 있는 초산이 아초산으로 변화되

고 니트로조아민을 만들어 내지만 야채에 포함되어 있는 비타민 C
가 이것을 예방해 준다. 식후에 과일을 먹으면 과일에 함유되어 있
는 비타민 C를 지원군으로 더 보내주는 것이기 때문에 니트로조아
민의 발생을 더욱 더 효과적으로 억제할 수 있으며 암의 예방에 기
여하게 된다.

 녹황색 채소에 많이 함유되어 있는 카로틴이
노화를 막고 암을 예방한다.

홍당무, 시금치 등 녹황색 야채에 함유되어 있는 카로틴이 노화
와 암을 예방하는 데 독특하고 강한 힘을 가지고 있다고 한다. 카
로틴은 지금까지 비타민 A의 원천으로 알려지고 있다. 비타민 A가
부족하면 야맹증과 피부장애를 유발시킨다. 식물에 함유되어 있는
카로틴이 인체내에서 분해되어 비타민 A로 된다. 녹황색 야채에 특
히 카로틴이 많이 함유되어 있다.

연구 보고에 의하면 27만 명을 17년간 조사한 결과 녹황색 야채
를 주식으로 하는 사람은 사망율이 낮고 병에도 잘 걸리지 않는다
는 것을 발견하였다. 그리고 녹황색 야채를 주식으로 하는 사람은
통계상으로 노화가 10년 늦어진다고 한다. 또한 육식을 주로 하는
사람도 녹황색 야채를 매일 먹으면 대장암에 걸리는 비율이 적다는
것을 발견하였다. 이렇게 되는 원인은 비타민 A의 효과만으로는 설
명할 수 없다.

최근에 노화와 암의 요인의 활성산소와 카로틴과의 관계가 밝혀
지기 시작하였다. 활성산소는 인체에 해를 주며 암과 노화의 원인
이 될 뿐 아니라 동맥경화를 일으킨다. 활성산소의 주된 발생 원인

은 술과 담배이며, 지방, 배기가스, 오존과 자외선도 발생 원인으로 볼 수 있다. 암환자는 카로틴의 섭취가 적고 혈액내에 카로틴이 적다는 것이 학자들에 의하여 밝혀졌다. 그러면 카로틴을 어느 정도 섭취해야 하는가에 대해서는 아직 명확히 규정된 것이 없다. 이들의 일일 섭취량이 평균 2.5mg이므로 이것을 2배 정도 늘리면 젊어지고 건강을 유지하는 데 좋다. 야채는 싫다고 하면서 술, 담배를 많이 하는 사람들도 카로틴 제제를 먹을 수 있다. 그러나 카로틴과 비타민 A는 아직 규명되지 않은 부작용이 있으므로 카로틴 제제를 많이 먹으면 역효과를 가져올 수도 있다. 녹황색 야채에는 카로틴뿐 아니라 섬유, 비타민 C, 광물질 등 중요한 영양소가 많이 함유되어 있으므로 카로틴 제제보다 녹황색 야채를 많이 먹는 것이 더 효과적이다.

🐭 마늘이 암을 예방할 수 있다.

사람들이 즐겨먹는 기호식품인 마늘은 아시아와 지중해 지역에서는 약재로도 쓰이고 있다. 그러나 의학계의 적지 않은 사람들은 이런 약재를 그 다지 중요하게 여기지 않고 있다. 최근에 연구한 바에 의하면 마늘이 일부 질병들을 예방하는 작용이 있다는 것을 입증하였다. 마늘의 효능에 관한 국제 심포지엄에서 학자들은 마늘이 심장병이나 암과 같은 중병을 예방하는 데 유익하다는 것으로 발표하고 있다. 이 학회에 참가한 영양학계의 한 학자는 마늘의 효과에 대해 권위자로 알려지고 있다. 그의 실험 결과에 의하면 마늘가루는 일부 발암성 물질의 발암작용을 70~80% 감소시킬 수 있다고 주장한다. 이것은 사람들을 매우 흥분시키고 있는 발표다. 그는 논문을 통해 마늘이 발암성 물질과 데옥시리보핵산의 결합을 방해하며, 이 결합이 바로 정상세포를 암세포로 전환시키는 중요한 요인이 되는 것이다.

 ## 암 예방에 좋은 파

암 발생 원인의 80%는 좋지 못한 식생활 습관에 있다. 식이요법이라는 것은 일반 식품에 함유되어 있는 항암물질을 최대한으로 이용하면서 암을 치료하는 것이다.

파에 함유되어 있는 셀렌과 대표적인 영양소의 하나인 글루타티온 이라는 것이 있다. 이것은 글루타민산, 시스틴, 글리신의 3가지 아미노산이 결합된 물질이다. 인체에는 환원형과 산화형의 두 종류의 글루타티온이 있다. 이 두 가지 중 환원형은 적혈구와 간세포에서 세포내의 과산화지질을 제거하는 작용을 하는데 이러한 작용의 중재 역할을 하는 것이 셀렌이다.

셀렌이 결핍되고 비타민 E가 부족한 상태가 되면 간장장애나 암에 걸리기 쉽고 그 반대로 비타민 E가 충분하면 항암 효과가 나타나게 된다. 셀렌이 증발되기 쉬운 광물질이라는 것을 잘 알고 파를 이용해야 한다. 파를 푹 삶으면 셀렌이 증발될 뿐 아니라 맛도 감소된다. 그렇기 때문에 파를 음식에 넣어 요리할 때는 불을 끈 다음에 넣든가 또는 될수록 날것에 가까울 정도로 살짝 익히는 것이 좋다.

참나무버섯, 팽이버섯 등을 자주 먹으면
암에 잘 걸리지 않는다.

버섯 연구가는 참나무버섯을 비롯한 여러 가지 버섯을 자주 먹으면 암에 걸리지 않는다고 하면서 버섯의 약효에 관해 다음과 같이 설명한다. 옛부터 참나무버섯을 비롯한 여러 가지 버섯은 암을 억제하는 작용을 한다고 전해져 왔다. 이것을 확인하기 위하여 국립 암연구소에서는 1965년 경에 동물실험을 실시하여 많은 버섯들이 항암 작용을 한다는 것을 확인하였다.

사르코마 180이라는 암을 이식한 쥐에게 버섯을 달인 즙을 10일 간 주사하였다. 그 후 35일 지나서 암의 변이에 대해 조사하였다. 참나무버섯의 경우는 암이 완전히 없어지고 치료된 것이 10마리 중 5마리나 있었다. 그리고 암의 평균 무게를 버섯을 달인 즙을 주사하지 않은 대조군과 비교해 보면 버섯을 달인 즙을 주사하지 않은 대조군이 평균 11.4g인데 반하여 주사한 실험군은 2.2g이었다.

암의 억제율, 즉 암이 증식하는 것을 얼마나 억제되었는가를 %로 표시하면 참나무버섯은 80.7%이며 송이버섯은 91.8%, 기와버섯은 77.5%였다. 송이버섯의 경우 9마리중 5마리가 완전히 암이 없어지고 치료되었다. 기와버섯의 경우 8마리중 4마리가 완전히 치료되었다. 이밖에 여러 가지 버섯들이 항암 작용을 한다는 것이 확인되었다. 이러한 버섯의 항암 작용에 대해서 다른 여러 연구기관들에서 실험을 통하여 동일한 결과를 얻었다. 그리고 그러한 작용을 하는 주성분이 폴리사카라이드(다당체)라는 것도 확인하였다.

많은 실험에 의하여 버섯류가 암을 억제하는 작용을 한다는 것은 확인되었지만 이것들은 주사에 의하여 얻어진 성과이다. 그러나 버

섯을 먹어서는 그런 효과를 기대할 수 없다고 인정되어 왔다. 유효
성분인 폴리사카라이드라는 것은 당이 여러 개 결합하여 이루어진
것이다. 이것은 분자가 크기 때문에 위나 장에서 흡수되지 않는다.
당이라는 것은 분해되어 포도당과 같이 작은 단위가 되었을 때 비
로서 인체에 흡수되기 때문에 실험에서는 반드시 주사에 의하여 체
내에 주입하였다. 그런데 버섯이 암에 효과가 있다고 전하여진 옛
날 사람들은 버섯을 먹거나 달인즙을 먹었던 것이다.

이에 비추어 학자들은 버섯을 먹어서는 실제로 효과가 없다고 생
각한 끝에 수년 전부터 이에 대한 연구에 착수하게 되었다. 우선,
밝혀진 것은 먹어서는 효과가 없다는 것이 일반상식으로 되어있지
만 그것을 확인해 주는 실험이나 연구가 없었다는 것이었다. 그래
서 먹어서는 효과가 없다는 자료를 얻기 위해 몇몇 대학에 그러한
연구를 의뢰하였던 바 그 실험 결과는 다음과 같다.

사르코마 180이라는 암을 이식한 쥐에게 참나무버섯가루 20g을 첨
가한 사료를 매일 공급하고 35일 후에 암의 크기를 조사해본 결과
참나무버섯가루를 먹이지 않은 그룹에 비하여 암이 확실히 적어졌
다. 그리고 참나무 버섯가루를 많이 먹인 그룹이 그 효과가 크다는
것도 확인되었다. 예상하지 않았던 결과가 나타났기 때문에 수차에
걸쳐 실험을 반복하였으나 같은 결과가 나타났다. 쥐를 대상으로 한
실험에서는 참나무버섯을 식용하여 암을 억제하는 면역증강 효과를
나타냈다는 것이 확인되었다. 참나무버섯 이외의 다른 버섯에 대해
서도 실험을 한 결과 식용하여 동일한 효과를 나타낸다는 것을 확
인하였다. 다음으로 참나무버섯을 첨가한 사료에서 유효성분인 폴
리사카라이드와 지질을 제거한 후 실험을 하였다. 그 결과 폴리사
카라이드와 지질의 두 가지를 축출하면 효과가 없어지고 한쪽만을
축출한 사료는 효과가 나타났다. 다시 말하면 참나무버섯을 식용으

로 하였을 때의 효과는 폴리사카라이드와 지질의 작용에 의한 것으로 생각된다.

종류에 따르는 면역증강 효과율은 다음과 같다.

참나무버섯을 넣지 않은 분말사료	0.0%
참나무버섯 분말사료	66.7%
지질만 제거한 사료	57.2%
폴리사카라이드만 제거한 사료	38.9%
지질, 폴리사카라이드를 제거한 사료	0.0%

팽이버섯의 경우도 식용으로 효과가 있다는 것이 다른 종합병원에서 실시한 실험 결과가 밝혀졌다. 팽나무버섯은 식용 버섯의 일종으로 팽나무, 버드나무, 느티나무 등에 많이 자생하는데 야산에 많으며 늦은 가을까지 채취할 수 있다.

사르코마 180이라는 암을 이식한 쥐에게 팽나무버섯 추출액을 주사한 결과 암이 분명히 적어졌는데 전부 없어진 경우도 있다. 또한 팽나무버섯가루를 첨가한 것을 먹여도 암이 적어졌다. 다시 말하면 팽나무버섯을 식용으로 하여도 효과가 있다는 것이 확인되었다. 팽나무버섯 산지에서 팽나무버섯 재배농가 300호, 약 1,000명을 대상으로 조사한 결과 과거 10년간 전체 사망자에 대한 암에 의한 사망자의 비율은 약 10%였다. 이것은 전국 평균율(1973년)이 약 18%이므로 팽나무버섯 재배농가가 암에 의한 사망율이 낮다는 것을 알 수 있다. 또한 팽나무버섯을 많이 먹는 농가일수록 암에 의한 사망자가 적다. 이러한 실험과 조사에 비추어보면 팽나무버섯을 많이 먹으면 그것이 암의 예방에 도움이 된다는 것을 알 수 있다. 참나무

버섯을 식용으로 할 때의 효과에 관해서는 동물실험만을 실시하였기 때문에 식용으로 하여도 효과가 있는지 아직은 자신있게 이야기할 수는 없다. 그러나 팽나무버섯의 경우에 비추어보아 참나무버섯의 경우에도 효과가 있을 것으로 기대된다. 암뿐만 아니라 고혈압, 고지혈증, 심장병, 뇌졸중, 당뇨병 등에 대한 효과에 대해서도 획기적인 연구 성과가 있을 것으로 기대된다.

또한 자료에 의하면 여러 가지 버섯들에는 다당, 폴리펩티드 등 항암물질이 함유되어 있기 때문에 암에 대해 뚜렷한 치료 효과가 있다고 한다. 실험에 의하면 일부 버섯은 암세포 억제율이 90%, 흰참나무버섯은 80%, 풀버섯은 75%에 달한다.

암 예방에 좋은 콩과 식물

자료에 의하면 위암 환자들은 일반적으로 콩과 식품을 정상적으로 먹지 않는 사람들이었으며 두부나 콩나물을 비롯한 콩과 식품을 매일 먹는 사람들은 위암에 걸릴 위험성이 상대적으로 적었다. 콩과 식품 중에는 발암물질의 생성을 억제할 수 있는 항암물질이 5가지가 함유되어 있다. 이밖에도 양질의 식물성 단백질이 많이 함유되어 있는데 이것은 위를 보호하는 작용이 있다. 매일 콩과 식품을 먹으면 위점액의 분비가 증가하여 위점막을 보호하므로 발암물질이 위점막에 접촉할 수 없게 된다. 콩과 식품에는 또한 섬유소가 많이 함유되어 있는데 이런 섬유소는 발암물질을 희석시켜 줌으로써 장암 발병율을 감소시킨다. 그러므로 콩과 식품을 매일 적당히 먹으면 암 발생을 미리 예방하는 데 매우 좋다.

강력한 항암작용이 있는 다시마

장수국으로 알려져 있는 유럽의 어느 나라 사람들은 특이하게도 어패류와 해조류를 많이 먹는다. 이런 해산물을 많이 먹는 식생활과 장수와 관련하여 세계적으로 관심이 높아지고 이에 관한 여러 가지 연구가 진행되고 있다.

현재 어패류와 해조류에 있는 성인병 예방 성분이 계속해서 밝혀지고 있다. 그 중에서 가장 큰 관심을 끌고 있는 것은 암을 예방하는 작용이다. 다시마가 암을 예방하는 강한 작용을 한다는 것이 확인되었다. 이 발암 예방 작용을 조사하는 실험은 다음과 같이 실시되었다.

우선 다시마 끓인물 추출액을 주사하여 암의 진행 과정을 조사하였다. 그 결과 다시마가 암 세포의 증식을 억제하는 작용이 있다는 것이 확인되었다. 또한 백혈병세포(L 1210)를 이식한 쥐를 대상으로 그 수명율을 조사한 결과 다시마가 억제작용을 한다는 것이 확인되었다. 다음으로 주사가 아니라 먹는 방법으로 실험을 실시하였다.

추출액을 주사하여 효과가 나타났다면 다시마를 그대로 식품으로 먹었을 경우 어떤가? 추출액의 경우와 마찬가지로 실험동물 쥐의 등에 암세포(사르코마 180)를 이식하여 암을 형성하였다. 이 쥐에게 다시마 등 해조류를 먹여 기른 후 35일이 지나서 암조직을 분리하여 그 양을 측정하였다. 이것을 보통 사료로 사육한 것과 비교하여 암증식 억제율을 조사하였다. 다시마 분말 또는 끓인 물 추출액은 암증식 억제율이 상당히 높으며 다시마의 종류에 따라 차이가 있지만 대체로 51~81%의 수준이었다. 다시마 추출액을 더욱 정제한 것을 먹인 경우에는 그 효과가 낮다는 것도 확인되었다.

그러면 다시마에 함유되어 있는 어떤 성분이 암을 방지하는가? 우선 유산을 포함한 다당이 항암작용을 한다. 다시마에서 추출한 유산다당이 면역 증강 작용을 한다는 것이 면역학적 실험에 의해 확인되고 있다. 이런 여러 가지 성분의 종합적인 작용으로 다시마는 훌륭한 항암기능을 발휘한다. 또한 유산다당을 포함한 끓인물 추출액을 다시 정제한 것의 효과가 오히려 낮고 추출액의 찌꺼기의 효과가 매우 높고 분말이 전체적으로 성적이 좋다는 것에 비추어 보아도 여러 가지 성분이 종합적으로 작용한다는 것을 알 수 있다.

다시마에 많이 함유되어 있는 섬유질이나 비타민 A, C 등은 발암물질을 흡착하여 체외로 배출시키며, 변비를 개선하여 유해물질이 장내에 머물러 있는 시간을 단축시키거나 발암물질을 무독화하여 암 발생을 억제시킨다. 이러한 작용이 종합적으로 볼 때 다시마의 암 억제 효과가 있다고 생각된다. 다시 말하면 암을 예방하기 위해서는 다시마의 맛있는 국물만을 이용하는 것보다 다시마를 모두 먹는 것이 효과가 더욱 좋다.

 계란의 흰자위에서 항암물질이 발견되었다.

어느 농학박사가 실험을 통해 계란의 흰자위에서 항암물질을 발견하였다고 하면서 계란의 유효성에 대해 다음과 같이 발표하였다. 이니시에이션이라는 것은 〈개시〉를 의미하며 정상세포가 전암세포로 변화되는 것이다. 이 이니시에이션에 연결되어 있는 요소로는 담배, 알코올, 대기오염 등을 들 수 있다. 이 단계에서는 아직 암이 발생하지 않는다. 그리고 다음 단계는 프로모이온으로 〈촉진〉이라는 뜻인데 전암상태의 세포가 암세포로 변화되는 과정을 의미한다.

이니시에이션과 프로모이은의 두 단계를 거쳐 비로소 암으로 발전한다. 그러나 이니시에이션을 일으키는 요소인 담배나 알코올을 섭취하지 않아도 대기오염 등은 독자적으로 암을 유발시킨다. 계란의 흰자위에 함유되어 있는 비타민 B_2가 분해되어 생기는 루미플라빈과 루미크롬이 암을 예방한다. 식품 중에서도 계란은 1년 중 언제나 섭취할 수 있고 가격도 매우 싸다. 따라서 계란에서 암 예방에 효과가 있는 물질이 발견되었다는 것은 앞으로 식생활 개선에 크게 기여할 것으로 기대된다.

 ## 중노년기의 암 예방책

중년과 노년기에는 여러 가지 원인으로 신경 기능과 내분비 기능, 면역 기능이 복잡하여 암에 쉽게 걸린다. 그러므로 암을 예방하는 것은 매우 중요하다. 암을 예방하려면 무엇보다 암이 발생할 수 있는 3대 요인을 알아야 한다.

물리적 발암 요인 : 엑스선, 와이선, 강자외선, 전기파 등은 발암 요인이다. 때문에 그것을 피해야 한다. 그리고 장기간의 기계적자극과 신장결석, 담석증, 만성궤양 등 만성염증도 암종을 발생시킬 수 있으므로 즉시 치료해야 한다.

화학적 발암 요인 : 담배연기, 완전 연소되지 않은 기름은 벤즈피렌과 같은 강한 발암물질을 생성시킬 수 있다. 주방의 기름연기 속에는 벤즈피렌의 농도가 매우 높으므로 통풍하여 배출해야 한다. 그리고 일부 식료품의 첨가제와 니트로조아민 그리고 곰팡이가 낀 음식물에서 생기는 곰팡이 독소는 발암 화합물이다.

생물학적 발암 요인 : 전문가들은 60%의 암이 바이러스의 감염으로 유발되며 이미 알고 있는 림파흑, 비인후암, 백혈병, 자궁암 등은 모두 바이러스와 관계된다고 인정하고 있다. 이밖에 암의 발생은 유전, 영양, 정신적 요인들과도 관련되어 있다. 영양이 과잉되거나 부족하면 일부 암종을 발생시킬 수 있다. 예를 들면, 지방을 너무 많이 섭취하고 섬유소를 적게 먹으면 장암과 유선암에 쉽게 걸릴 수 있다.

 ## 암을 예방하는 생활 습관

세계보건기구의 자료에 의하면 모든 암의 3분의 1은 예방이 가능하며, 3분의 1은 조기 진단과 치료가 가능하다. 그리고 나머지 3분의 1은 근본적인 치료가 불가능하기 때문에 단지 보조적인 치료가 필요하다고 한다. 그러므로 암은 예방이 최선의 방법이다. 콜레스테롤 섭취를 억제함으로써 심장질환을 예방할 수 있는 것과 마찬가지로, 식생활을 개선하면 암을 예방할 수 있다. 암을 예방할 수 있는 올바른 식습관과 암을 유발하거나 촉진시키는 물질이 인체에 들어오지 못하게 하는 생활 습관, 그리고 일상적인 건강 유지를 위한 규칙적인 생활과 적당한 운동 등을 고려해야 한다. 다음은 암 예방에 필수적이라 할 수 있는 암 예방의 권장 사항이다.

① 여러 가지 종류의 야채와 과일을 먹는다. 매일 변하는 식생활이 좋다.

② 쌀, 현미, 찹쌀, 검정콩, 모조, 차조, 수수, 율무 등이 혼합된 밥을 먹는다.

③ 흰 설탕은 되도록 적게 먹는다. 과식은 피하고 지방을 적게 먹는다.

④ 매운 음식은 피하거나 되도록 적게 먹고, 뜨거운 음식은 반드시 식혀 먹는다.

⑤ 담배는 아예 끊고, 술은 안 마시는 것이 좋다.

⑥ 육류는 적게 먹고, 생선을 많이 먹는다.

⑦ 불에 탄 고기나 음식은 먹지 말고, 훈제 음식은 되도록 적게 먹는다.

⑧ 곰팡이 핀 음식에 주의한다.

⑨ 비타민과 섬유질이 많이 함유된 녹황색 채소를 섭취한다.

⑩ 성생활은 다음날 피로를 안 느끼고 기분이 상쾌할 정도로 날짜 간격을 조절한다.

⑪ 직사광선(자외선)을 장시간 쬐지 않는다.

⑫ 업무의 양과 질을 능력에 맞게 조절한다.

⑬ 가능한한 화를 내지 말고 즐거운 마음으로 생활한다.

⑭ 목욕이나 샤워를 자주 하되, 건강상태나 신체의 지방 등을 고려해 매일 또는 2, 3일에 한 번씩 함으로써 혈액 순환이 잘되게 한다.

⑮ 아침에는 가능하면 일찍 일어나되 앉아서 두 손을 뒤로하여 허리를 50번 정도 문지르고 힘에 맞게 보건체조를 한다.

⑯ 건강 상태에 따라 낮잠을 조절하되, 오전과 오후에 10분 또는 30분 정도씩 잔다.

암을 예방하기 위한 식사요령

① 식사 중에 마시는 물은 소화를 방해하므로 식사 때는 액체 섭취를 삼간다. 다만 익힌 채소 요리는 수용성 영양물질이 국물에 들어 있으므로 국물까지 먹어야 효과적이다.

② 식후에는 10~30분 정도 휴식을 취한다.

③ 식사 때는 식사에만 열중하여 즐겁게 꼭꼭 씹어 먹는다.

④ 자극성 있는 음식은 피한다. 커피, 술, 담배는 물론이고 맵고 짠 음식도 피한다. 이런 것들은 위산 분비를 촉진하여 위산과다, 위궤양 등을 유발한다.

⑤ 잘 씹어 먹는다. 같은 양과 질의 음식도 잘 씹어 넘기느냐 그렇지 않느냐에 따라 3배의 열량 차이가 난다. 음식을 잘 씹으면 타액의 분비가 촉진되고 또 분비된 타액과 잘 혼합된 음식물은 소화되기 좋은 상태로 위에 들어가기 때문에 위의 부담을 줄인다.

⑥ 소식과 절식을 한다. 음식이 위 속에 들어가면 위는 이를 소화시켜 장으로 넘기기 위해 연동운동을 하는데, 이 연동운동이 잘 되려면 위에 음식물과 위액을 제외한 약간의 여유 공간이 필요하다. 위 속에 음식물이 가득 차 있으면 위액이 잘 섞이지 못하여 소화에 시간이 걸리고 장쪽으로 이동하여 부패하기 쉽다.

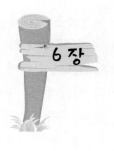

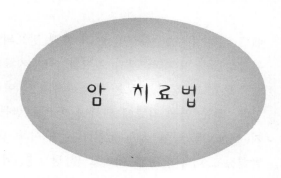

암 치료법

 암과 성인병의 예방 및 치료에 효과 있는
장수식품-〈건강곱돌토장국〉

　토장국은 예로부터 오곡밥(흰쌀, 좁쌀, 차조, 수수, 붉은 팥)과 함께 애용하여 온 건강 장수식품의 하나이다. 사람은 원래 쌀, 야채, 과일, 고기, 산나물 등 여러 가지 식품을 먹어야 건강 장수할 수 있다. 최근 일부 의사들은 30가지 이상의 식품을 먹는 것이 건강 장수의 요인의 하나라고 주장하고 있다.

　토장에 자연상태의 여러 가지 국거리를 넣어 부식물이나 술안주로 이용한 우리나라 동해안의 일부 지대에서는 수 백년 동안 암이나 소화기 질병을 비롯한 성인병이 거의 없었다. 외국의 일부 자료에도 이와 유사한 사실이 여러 차례 발표되었다. 토장국은 입맛을 특별히 돋구며 여러 가지 질병의 예방 치료와 술, 유독 물질의 만성중독, 오래 쌓인 피로를 해소시키는 데 아주 좋은 것으로 알려져 있다. 최근 연구 자료에 의하며 콩으로 만든 토장과 거기에 몇 가지 부식물을 넣어 국을 끓여 먹으면 아주 좋다는 것이 과학적으로 밝혀졌고 더욱이 암과 에이즈 및 당뇨병, 뇌혈관 질병의 예방과 치료에 매우 좋다는 것이 증명되었다.

건강곱돌토장국의 조성 : 토장(메주된장), 풋고추, 참나무버섯 혹은 송이버섯 등이다.

토장의 기본 원료인 메주된장은 우리나라 북부 산간 지대의 토종 콩으로 만든 것이 특별히 좋으며 잘 발효된 것일수록 더욱 효과가 크다.

메주된장은 구정을 전후해서 제조하여 3개월 동안 숙성시켜 만드는 데 발효가 잘 되면 향기로운 냄새가 난다. 밭의 고기라고 하는 콩에는 단백질이 풍부할 뿐 아니라 트립신 저해인자를 비롯하여 5가지 항암 성분이 함유되어 있는데 콩이 잘 발효되면 이 항암성분들의 활성이 증대되어 암의 증식과 암세포의 재생을 억제하고 소멸시키게 된다. 콩을 먹으면 위의 점액이 많아져 위를 보호하며 발암 물질의 흡수를 막고 암세포가 점막에서 자라지 못하게 한다. 또한 취장의 인슐린 분비를 촉진시켜 당뇨병 치료에 좋으며 혈관을 튼튼하게 해주므로 동맥의 출혈이나 혈전의 형성을 뚜렷하게 방지한다. 특이한 것은 발효를 거쳐 만든 메주된장의 항암활성이 순수콩보다 몇 배 강한 것이며 혈전을 녹인다는 것이다. 메주된장과 다른 식품을 섞으면 그 식품의 유효성분 포용력이 크므로 인체에 유익하게 작용하는 성분들이 체내에 잘 침투되게 한다.

건강곱돌토장국에 들어가는 참나무버섯이나 송이버섯의 인터페론 다당체는 항암제로 널리 알려지고 있다. 풋고추의 향유성분은 위액 분비를 좋게 하고 비타민과 항생물질을 풍부히 함유하고 있으므로 여러 가지로 이로운 것이다. 곱돌은 고유한 광물성 한약재로서 여러 가지 질병에 이용되어 왔는데 그것이 가열되면 곱돌에서 나오는 특이한 방사물질이 항암작용을 할 뿐 아니라 해독작용도 한다고 한다. 곱돌단지에 토장국 재료를 넣고 끓이면 유효 성분들이 잘 보존될 뿐 아니라 체내에서 유효 성분의 흡수가 잘 되며 오랫동안 식지 않고 여름에는 빨리 변질되지 않는 신기한 점이 주목되고 있다. 건강곱돌토장국은 마치 암세포에 미사일과 같은 작용을 하며 아무리 활성이 강한 암세포도 이 미사일의 공격을 피하지 못한다는 연구보고가 있다.

최근 건강곱돌토장국을 입맛을 잃고 극도로 쇠약한 말기암 환자들에게 먹여 본 결과 끓이는 냄새만 맡고서도 식욕을 회복하고 입맛이 돌아와서 식사를 제대로 하게 되어 건강이 회복되었다는 보고도 있다. 뿐만 아니라 민간요법으로 옛날부터 목이나 어깨 등에 혹이 났을 때나 외상으로 부어올랐을 때 토장을 발라 치료하였고 벌이나 독충에 쏘였을 때도 토장을 발랐다. 또한 당뇨병, 오랜 류마치스, 만성소화기 질병에 사용하여 효과가 좋았기 때문에 최근 의학과학 연구계의 이목을 끌고 있으며 그에 대한 수요가 아시아뿐 아니라 유럽, 미주 지역에서도 점차 증가하고 있다.

 정제한 알코올로 간암을 치료

최근 실험을 통하여 직경 3cm 이하의 간암세포에 정제한 알코올

(에틸알콜)을 주입하면 간암 세포를 완전히 죽일 수 있을 뿐 아니라 부작용도 매우 적다는 것을 발견하였다. 이 연구팀은 간암 부위를 확정한 다음 정제한 알코올을 간암 세포에 직접 주입하였다. 그들은 실험과정에서 직경 3cm 이하의 간암 세포에 1회에 3~4ml 의 정제한 알코올을 주입하였다. 이렇게 반복하여 3~4회 주입한 결과 간암 세포를 완전히 사멸시킬 수 있었다고 한다. 다른 화학요법과는 달리 이러한 새로운 암치료법은 부작용이 매우 적을 뿐 아니라 수술할 수 없는 간암 환자들을 치료하는데 효과가 있다고 한다.

특이한 간암치료법

학계 보고에 의하면 특이한 간암치료법을 개발하였다는데 그 방법은 일반적인 혈류에서 간으로 가는 혈류를 다른 곳으로 돌리고 펌프의 도움으로 치료약을 혈류에 주입하는 것을 예견하고 있다. 간으로 가는 혈류는 침대 옆에 있는 펌프로 순환되게 하고 산소와 항암약이 혼합된 혈액을 간으로 유입되게 한다.

간암을 냉동 사멸시키는 새로운 치료법

암을 영하 100℃보다 낮은 온도로 냉각시켜 암세포를 파괴하는 치료법이 개발되어 학계의 관심을 끌고 있다. 간에는 혈관이 풍부하기 때문에 수술할 때 혈관을 손상시켜 대출혈을 일으킬 위험성이 있다. 그러므로 연구팀은 전이암 부위를 영하 170℃ 전후의 액체질소로 냉동시켜 암세포를 사멸시키는 방법을 적용해 보았다. 이들은

40세 된 남자환자를 이 방법과 항암제를 함께 써서 치료하였다. 2개월 후 엑스선 단층사진으로 검사한 결과 암세포들은 완전히 사멸되었다는 것이 판명되었으며 수개월 후에 이 환자는 완치되어 직장에서 일하게 되었다고 한다.

약초로 간암을 치료한다.

문헌에 의하면 생약으로 제조한 〈보타고〉로 간암환자 60명을 치료하여 좋은 효과를 보았다고 한다. 이 〈보타고〉는 굳은 것을 부드럽게 하고 어혈을 제거하는 16종의 생약을 특수 가공하여 제조하였다. 이 약은 발병 부위에 부착시키는 동시에 먹을 수 있게 만든 약으로서 경화된 부위를 부드럽게 하고 어혈을 풀어주며 혈액순환을 좋게 하는 작용을 통해 통증을 없애고 부종을 가라앉히며 종양을 연화시키고 병소를 억제하며 수명을 연장시키려는 목적을 달성한다.

이 약으로 말기 간암을 치료하면 100% 환자들의 수명을 연장시킬 수 있고 90%의 환자들은 이상적인 치료 효과를 얻을 수 있으며 10%의 환자들이 뚜렷한 효과를 볼 수 있었다고 한다.

조기 간암에 대한 치료 효과는 더욱 뚜렷하게 나타난다. 또 다른 보고서에서 〈소시호탕〉을 장복하면 면역기능을 높일 수 있고 간암의 발생을 성공적으로 예방할 수 있다는 주목할 만한 과학적인 실험 결과를 발표하였다.

방광암에 대한 새로운 치료법

문헌에 의하면 일반적인 치료법보다 더 짧은 기간에 종양이 크기를 상당히 줄이고 환자의 불쾌감을 훨씬 적게 해주는 새로운 방광암 치료법을 고안해 냈다고 한다. 이 새로운 치료법은 열치료법이다. 아드리아민진과 점성이 높은 히드록시프로필섬유소(HPC)의 혼합액을 두 명의 방광암 환자의 암조직에 주입한 다음 암억제 열치료법을 적용하였다. 이 결과 암조직 부위가 불과 4회의 치료로써 절반이하로 축소되었다고 한다. 이와 같은 새로운 약물을 방광조직에 주입하는데 보통 치료법에서는 2~3시간이 소요되지만 새로 개발된 치료법은 불과 5분밖에 소요되지 않는다. 새로 개발된 약물은 10회의 임상 실험중 7회의 실험에서 암부위가 반 이하로 축소되었다. HPC는 어떤 식품첨가제에도 모두 함유되어 있으며 인체의 건강에 해롭지 않다.

 항암 식품인 돼지혈액이 백혈병을 치료한다.

돼지의 혈액은 인체에 필요한 여러 가지 영양소를 가지고 있는가 하면 암을 억제하고 몸을 보호하는 약효도 있다. 의학자들은 신선한 돼지의 혈액을 먹으면 백혈병이 치료될 수 있다는 것을 발견하였다. 임상실험에 의하면 돼지의 혈액을 먹은 백혈병 환자들 가운데서 60%의 환자가 증상이 호전되었고 10%의 환자가 완치되었다는 보고도 있다. 이는 돼지의 혈액 중에 함유되어 있는 혈장단백은 인체내의 위산을 통해 분해된 다음 소화액 중의 효소를 통해 재분해된다. 이렇게 분해된 혈장단백은 일정한 소독작용과 뱃을 윤활시키는 작용을 하기에 인체 내에 들어온 암을 유발시킬 수 있는 먼지나 금속들과 화학반응을 하여 대변을 통해 체외로 배설되기 때문이다.

🐭 마늘로 피부암을 치료

자료에 의하면 61세의 한 노인이 마늘로 피부암을 치료하였다는 보고가 있다. 그는 마늘을 찧어서 코끝상처에 붙였다. 하루가 지나서 상처에서 물이 흐르면서 매우 역한 냄새가 났다. 10일간 1일 4회씩 마늘을 갈아 붙였더니 코끝 궤양이 신기하게 없어졌다. 그 후 1주일 정도 마늘을 더 붙였더니 상처부위에 아무런 흔적도 남지 않고 치유되었다. 그는 또한 같은 방법으로 코 옆과 기타 부위에 발생한 상처도 이와 같은 방법으로 완치시켰다. 의사의 진찰에 의하면 이 상처들은 모두가 햇빛에 지나치게 많이 노출되어 발생한 피부암이었다. 연구에 의하면 마늘이 백혈구와 접하면 백혈구의 제암능력은 100여배나 증가한다고 한다.

🐭 비타민에 의한 구강암 치료

문헌에 의하면 비타민 A와 베타카로틴을 복용하면 구강내 백반증이라는 전암 질병 치료에 효과가 있을 뿐 아니라 새로운 병소가 발생하는 것을 예방할 수 있다고 한다. 비타민 A를 일주일에 20만 IU를 복용시킨 실험대상자 21명 중 11명이 백반증이 축소되었다는 것을 확인하였다. 비타민 A와 베타 카로틴을 함께 투여했을 경우

보다 베타카로틴 한 가지만을 투여했을 경우에는 효과가 적었다. 이보다 더 중요한 것은 이 두 화합물질로 1년 동안 치료하였으나 새로운 백반증이 발생하지 않았던 것이다. 장기간 이것들을 다량으로 투여하면 독성이 나타나지 않을까 하는 의구심을 가지면서도 과학자들은 다량으로 투여하면서 백반증을 축소시키면서 적절한 상용량을 알기 위하여 부단히 연구하고 있다.

암 치료에 전갈의 독을 이용

자료에 의하면 암치료에 전갈의 독(항암 독소)을 이용하는 법을 동물 실험을 하면서 인체에 적용할 것을 연구하고 있다. 이들은 최소한 5년에 걸쳐 전갈독소를 암치료에 적용하기 위한 동물 실험을 실시하였다. 암이 상당히 진전된 14마리의 개에 전갈의 독을 투여한 결과 이 개들은 1년 이상 생존하고 있다.

또 같은 종류의 암세포를 가진 350마리의 쥐에게 전갈독소를 상이한 분량을 투여하여 80%이상 회복시켰다고 한다. 그리고 한 마리의 고양이를 실험한 결과 완전 회복시켰다. 이들은 큐바의 바라꼬아지방에 있는 토종 전갈의 독소(액체)를 그들이 만든 기구로 채취하여 이용하고 있다. 전문가들은 이 물질을 인체에 적용할 수 있다고 생각하고 있다. 이들은 독파병(후천성환무늬증-백점병)과 에이즈 치료에 이를 이용하려고 시험 중에 있다.

🐭 종양 치료용 사독을 개발

종양을 치료하는 데 이용할 수 있는 사독을 개발하여 현재 임상 시험중이다. 사독으로 질병을 치료한다는 것은 고전에서도 찾아 볼 수 있다. 최근 국내의 연구 결과에 의하면 사독이 악성 종양에 대해 비교적 뚜렷한 효력을 나타낸다는 것이 판명되었다. 그러나 지금까지 종양을 치료하는 양질의 사독이 없었다. 그래서 많은 학자들이 이 약의 개발에 큰 관심을 가지고 있었다. 현재 사독의 표준 규격을 제정하고 국내에서 개발된 약이 발전함에 따라 견본품이 나오면서 여러 병원에서 공동으로 이 견본품에 대한 임상시험을 하고 있다.

🐭 감자의 생즙은 암 치료에 효과가 있다.

각종 암 치료에 효과가 있는 감자생즙을 만드는 방법은 다음과 같다. 1회에 큰 감자 2~3개 또는 작은 감자 3~4개를 깨끗이 씻고 감자의 눈을 도려낸 다음 감자를 껍질째 믹서하면 한 컵(180~200ml) 정도의 즙을 얻을 수 있다. 이 즙을 매일 아침 식전 또는 저녁 식사 전에 마시는 것이 좋다. 매일 만들어 신선한 것을 마셔야 한다. 한 번에 한 컵을 다 마시지 못하는 경우에는 조금씩 여러 번 마셔도 된다. 감자생즙만 마시기 힘든 사람은 효소 과일즙을 30ml 정도 혼합하면 마시기 쉽다. 동양에서는 옛날부터 감자생즙을 위궤양이나 변비치료에 이용했다고 한다.

- 후두암을 감자생즙 요법으로 치료한다.

방사선 요법으로도 치료하지 못했던 후두암을 감자의 생즙 요법
으로 치료한 예가 있다. 그는 매일 아침, 저녁 2회에 걸쳐 공복에
감자생즙을 찻잔으로 한 잔씩 계속 마셨다. 그 후 2주일 후에 말을
할 수 있게 되었으며 피로감도 없어지고 예전보다 체력이 더욱 강
화되었다. 외국문헌에는 감자에 보기의 효과가 있다고 기록되어 있
다. 감자에는 또한 암발생을 예방하는 비타민 C도 다량으로 함유되
어 있다. 감자의 생즙과 함께 현미, 율무, 야채는 기분을 상쾌하게
하고 통변의 효과가 있다.

- 감자의 생즙으로 위암을 치료하였다.

3기 위암이었던 한 환자는 수술을 받고 항암제를 투여하였는데
일주일 후부터는 항암제의 부작용으로 구역질이 나고 구토로 고생
하게 되었으며, 1개월이 지난 다음부터는 뒷머리가 빠지기 시작하
였다. 그는 감자의 생즙이 좋다는 것을 알고 그것을 마시기 시작했
는데 위를 수술하였기 때문에 많이 마실 수 없었다. 그래서 큰 감
자 한 개로 생즙을 만들어 효소 과일즙을 10ml 정도 섞어 1일 2회
정도 복용하였다. 감자의 생즙을 마시기 시작하여 1개월 정도 지난
후부터 구역질이 멎었고 뒷머리가 나오기 시작하였으며 죠깅도 할
수 있게 되었다.

🐸 빛을 이용한 암 치료법

문헌에 의하면 빛으로 암을 치료하는 방법을 이용할 수 있는 특
허권을 얻었다고 한다. 이것은 감광포르피린을 주입하는 것이다. 암

조직에 축적된 포르피린은 그에 의해 포화된 종양에 레이저 혹은 일반 형광빛을 쪼이면 독성물질로 되어 종양을 사멸시킨다. 이때에는 주위의 조직들을 손상시키지 말아야 한다. 현재 적색에 대한 포르피린의 감도를 시험하고 있다. 그러나 적색은 혈액에 흡수된다. 때문에 푸른색에 예민한 포르피린을 사용하는 것이 더 효과적이다.

방사선에 의한 암 치료법

자료에 의하면 새로운 레이저 암 치료 장치가 개발되었다. 이것은 암치료의 최첨단 치료 장치로 생각된다. 새로운 장치에서 발생된 금동증기레이저는 흉부, 목, 머리, 얼굴 및 코 등의 암치료뿐 아니라 출생시부터 가지고 있는 피부의 반점을 제거하는데 이용되고 있다. 이 레이저 치료법은 다음과 같다. 우선 빛에 민감하게 반응하는 약물을 환자에게 먹인 다음 암부위를 특별한 파장의 빛에 비친다. 특별한 파장의 빛에 암세포가 비쳐지면 빛에 민감하게 반응하는 그 약물이 암세포를 죽인다. 일반적인 치료를 받고 효과가 전혀 없거나 약간의 효과 밖에 없어 암이 더욱 더 심해지고 살아날 가능이 전혀 없는 환자들이 이 레이저 치료를 받는다. 이러한 중환자 치료를 위해 레이저 요법이 좋은 효과를 나타내고 있다.

고주파 가온 암 치료기

현재 암 치료를 위한 고주파 가온 암 치료장치가 개발되어 이용되고 있다. 암세포는 열에 약한 특징을 가지고 있다는 점을 이용한

암 치료법으로서 암 발생 부위를 가온하여 치료하는 가온요법이 관심을 집중시키고 있다. 이 가온요법을 방사선요법이나 화학요법과 함께 병용함으로써 치료 효과를 훨씬 높이고 있다. 이 요법은 8메가 헬츠의 고주파를 이용한 유전자열법에 의해 암 부위를 42~43℃로 가온하는 것인데 방사선요법이나 화학요법을 함께 병용하여 암 치료를 하는 것이다.

🐭 말기 암환자에게 효과 있는 온열 화학요법

암의 온열 요법이 최근 더욱 보급되고 있다. 전신 온열 화학요법이라는 것은 환자의 허벅다리의 혈관으로부터 혈액을 체외로 뽑아내어 45℃ 정도로 가열한 후 다시 혈관에 주입하여 체내로 환원시키는 방법이다. 가온된 혈액이 체내에 순환하기 때문에 전신의 체온이 상승한다. 이와 함께 항암제를 투여하여 암을 치료한다. 지금까지는 폐암, 위암, 유선암, 자궁암, 악성흑색종(멜라로마) 등 모두 말기암 환자 134명을 치료하였는 데 그 중 40%에서 치료 효과가 있었다. 수술, 방사선요법, 화학요법 등의 종래의 치료법으로서는 치료 가능성이 없는 심한 암환자들도 이러한 새로운 치료법이 앞으로 더욱 더 이용될 것으로 생각된다.

🐭 암을 정복하겠다는 신념이 회복에 큰 영향을 준다.

암환자가 암과의 투쟁에서 반드시 치료된다는 신념의 유무가 환자의 치료에 큰 영향을 준다는 것이 밝혀졌다. 어느 대학병원에서 유선암으로 유방절제수술을 받은 환자 57명의 수술 후 경과를 10년 동안 조사한 결과를 발표하였다. 그 결과 수술을 받은 후 암을 극복하겠다는 강한 의지를 가졌거나 암의 높은 사망율에 관심을 갖지 않고 수술을 받았으니 낫겠지 하고 간단히 생각했던 환자들은 완치율이 55%이고 생존율은 60%였다. 그러나 자신의 병을 숙명적이라고 생각하거나 절망적인 것이라고 생각하였던 환자들은 생존율이 25% 미만으로 나타났다고 밝히고 있다. 또다른 신경생리학자는 환자의 의지가 병세에 큰 영향을 미친다는 과거의 학설을 경시한 것은 현대의학의 큰 실수였다고 밝히고 환자의 감정이 인체의 면역체계에 분명히 영향을 미친다는 것은 이미 사실화 되었고 이를 과학적으로 밝히는 것이 중요한 과제이다.

암의 정복 전망

현재 암을 조기 진단 치료하는 새로운 각종 기구들이 연구 개발되고 있다. 그것은 선을 이용한 조영법, CT촬영, 동위원소진단, 초음파진단, 섬유내시경 등이다. 이것들에 의하여 인체장기의 모든 암성 병변을 조기에 발견할 수 있다. 현재 이용되는 진단 방법들은 mm수준에 해당하는 크기의 암병소를 발견할 수 있다. 이것은 암을 정복하기 위한 인간들의 투쟁에서 이룩한 가장 큰 성과이며 암치료의 획기적인 방법이 될 것이다.

암의 조기 진단을 기초로 하여 새로운 암 수술법이 개발 체계화되고 효과적인 항암제들의 등장과 그 밖에 생물학적, 물리적 치료법들의 발전에 의하여 암의 치유율은 현저히 높아져 조기 발견시 5년간 생존율은 90%까지 이르고 있다.

2010까지는 암을 정복할 수 있다.

학자들의 추측에 의하면 가까운 장래에 사람의 모든 유전자를 밝힐 수 있을 것이다. 또 유전자 세포의 정상적인 성장을 어떻게 통제하는가 하는 비밀도 명확하게 밝혀질 것이라고 추측된다. 이 문제가 해결되면 앞으로 유전자를 교체하여 주입하는 방법으로 병을 치료하게 될 것이다. 암의 경우에도 어떤 유전자가 어떤 조건에서 어떻게 활동하기 시작하여 암에 걸린다는 것이 확증되면 그 유전자를 교체하는 방법으로 불치의 병을 치료할 수 있게 될 것이다.

세계보건기구가 발표한 바에 의하면 가까운 시일 내에 위암 또는 폐암에 효과가 특이한 항암제가 발견될 것으로 예측하고 있으며 암의 전이를 예방할 수 있다고 한다. 특히, 약초와 토법에 의한 건강식품으로 암을 예방 치료하는 연구에 괄목할 만한 성과가 있을 것이다. 2000년대에는 암을 예방할 수 있는 강력한 수단과 방법이 나오게 될 것이며 2010년까지는 인간이 암을 완전히 정복하게 될 것이라고 한다. 참으로 끝없는 인간의 창조적 활동에 의하여 인류에게 그처럼 불행과 고통을 안겨주던 또 하나의 불행의 근원을 우리는 머지 않아 청산하게 될 것이다. 그날이 바로 우리들의 목전에 있는 것이다.

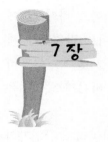

7장

에이즈에 관한
세계적인 현황

 에이즈는 인류의 생명을 위협하고 있다.

20세기의 흑사병, 세기의 악마로 불리고 있는 에이즈는 사람들에게 커다란 불행과 고통을 안겨주고 있다. 세계보건기구가 발표한 자료에 의하면 현재 에이즈 바이러스는 시간을 다투며 전파되고 있는데 매일 5,000여 명이 에이즈 바이러스에 감염되고 있다고 한다. 에이즈는 아시아 태평양 지역에서 빠른 속도로 전파되고 있다. 인도의 에이즈 바이러스 감염자 수는 100만 명 이상으로서 몇 년전 아시아 지역에서 집계된 총 에이즈 바이러스 감염자 수와 대등하다고 한다. 에이즈는 동남아시아와 대양주 각국에서도 급속히 전파되고 있다. 지금까지 태국 50만 명, 필리핀 6만 명, 호주 1만 7,000여 명의 에이즈 감염자가 등록되었다.

한편 중국의 어느 도시에서는 인구의 85%가 에이즈 바이러스에 감염되었다는 보도도 있다. 그 외 지역에서도 에이즈 감염자가 계속 증가하고 있는데 현재 미국 150만 명, 중미주 20만 명, 아프리카지역 800만 명 이상에 달한다고 한다. 에이즈 바이러스는 젊은 층과 여성들에게 많이 전파되고 있다.

세계보건기구가 발표한 자료에 의하면 에이즈 바이러스 감염자의 86%가 20~49세의 연령층이라고 한다. 그 원인은 난잡한 성행위와 마약사용 등 비정상적인 생활방식이 원인으로 지적되고 있다. 여성들의 에이즈 바이러스 전파율이 대단히 높다. 자료에 의하면 세계적으로 1분당 2명의 여성이 에이즈 바이러스에 감염되고 있는데 이런 속도로 확산된다면 21세기에는 여성 감염자 수가 1,300만 명으로 증가할 것이라고 한다. 여성들의 감염자 수가 증가함에 따라 그들로부터 태어난 어린이들도 감염자 수가 증가하고 있다. 지금까지 100만 명의 어린이가 감염되었으며 그 중 절반 이상이 에이즈 환자로 판명되었다.

현재 세계적으로 1,400만 명의 에이즈 바이러스 감염자가 있으며 에이즈 환자는 60여만 명에 달한다고 한다. 현재까지 200만 명이 에이즈로 이미 사망하였다. 에이즈는 세계경제에 커다란 손실을 주고 있다. 국제 기구들의 자료에 의하면 에이즈가 세계경제에 주는 손실액은 년간 무려 3,560억~5,140억 달러에 달하고 있다고 한다. 그 중에 개발도상국들이 제일 큰 영향을 받는데 그 손실액은 이 국가들의 국제 총생산액의 1.6~2.9%를 차지하고 있다. 현재 많은 국가들이 에이즈 예방 및 치료 비용으로 막대한 자금을 투여하고 있다. 유럽에서는 에이즈 예방 및 치료에 총 5억 달러의 자금을 투입하고 있는데 이것은 실제 필요한 액수에 비하면 극히 적은 액수이다. 세계보건기구는 세계적인 규모에서 기본적으로 년간 30억 달러

자금이 투자되어야 한다고 주장하였다.

에이즈는 또한 노동력의 상실과 생산의 감퇴를 초래하고 있다. 그것은 에이즈 바이러스 감염자의 대다수가 청장년과 중년층으로 분류되고 있다. 오늘날 에이즈는 인류의 생존과 관련되는 문제로서 인류를 불안과 공포에 떨게 하고 있다. 에이즈를 예방하기 위한 대책을 시급히 세울 것을 촉구하는 의견들이 많다.

현재 어느 특정국에는 에이즈 바이러스 감염자가 80만 명 이상에 달할 것으로 추측하고 있다.

자료에 의하면 특정국에서는 최근 10년 동안 에이즈 바이러스 감염자가 2배 이상 증가하였다고 한다. 에이즈 전파의 새로운 단계를 차단하지 못한다면 2,000년대에는 에이즈 바이러스 감염자 수가 80만 명 이상될 것으로 추측된다. 한 명의 에이즈 바이러스 감염자가 25명을 감염시킬 위험성을 가지고 있다. 에이즈 전파의 새로운 단계는 주사용 마취약 중독으로 인하여 발생하였다. 현재 180명당 1명이 에이즈 바이러스 보균자로 될 위험을 없애기 위해서는 막대한 자금이 요구된다.

에이즈 감염자들의 지역별 분포 현황

세계보건기구의 최근 자료에 의하면 에이즈 감염자는 세계적으로 13,000~14,000만 명으로 지역별 분포 현황은 다음과 같다. 북아메리카 80만 명 이상, 라틴아메리카 및 카리브해연안 150만 명 이상,

유럽 45만 명, 북아프리카 및 중동 10만 명, 중부 및 남부 아프리카 800만 명, 동유럽 및 중앙아시아 3만 명, 남아시아 230만 명 이상, 동아시아 및 태평양연안 5만 명, 호주 2만 명 이상이다.

 ## 신경에이즈 문제 연구

에이즈는 일반적으로 사람의 면역계통 파괴와 관련되어 있으나 전문가들은 에이즈병 학술회의에서 신경에이즈의 원인 해명에 관해 집중적으로 연구하고 있다. 의학자들은 신경에이즈 원인에 대한 두 개의 가설을 놓고 논의하고 있다. 일부 전문가들은 에이즈가 뇌수에서 스스로 발생한다는 견해를 주장하고 있다. 만일 그렇다면 이것은 새로운 바이러스 변종일 수 있다. 또 다른 전문가들은 질병에 대한 조식후과에 의해 신경계통이 파괴된다고 주장하고 있다. 자기가 에이즈에 감염되었다는 것을 알게 된 환자에게는 가정과 직장, 사회에서 많은 문제가 제기되는데 이것이 점차 질병으로 전이되어 가는 신경장애를 초래한다는 것이다. 그들은 다음과 같이 주장한다. 즉, 신경에이즈는 의학의 4개 분야인 감염학, 면역학, 신경학, 정신병학을 한꺼번에 포괄하는 문제이다. 때문에 이 문제는 종합적인 방법으로 연구해야 한다.

 ## 홍콩에서 에이즈에 감염된 고양이 발견

홍콩 동물보호협회는 얼마 전에 최초로 에이즈 바이러스에 감염된 한 마리의 고양이를 발견하였다. 그러나 이 협회의 대변인은 이러한 바이러스는 사람들에게 전염되지 않기 때문에 걱정할 필요는 없다고 발표하고 있다. 홍콩 동물보호협회는 12마리의 고양이를 대상으로 혈액검사를 하였는데 그 가운데서 한 마리의 고양이가 에이즈에 감염되어 있다는 것을 발견하였다. 이러한 바이러스는 사람의 에이즈와 비슷하며 그것은 고양이 체내의 면역을 파괴하고 고양이로 하여금 세균에 쉽게 감염되어 질병을 일으키게 하였다. 증상은 주로 고양이가 정신이 없고 열이 나는 것이다. 그 치료법과 치료약은 아직까지 개발되지 않았다. 이 협회의 대변인은 이러한 바이러스는 오직 고양이들 사이에서만 전염되며 만약 감염된 고양이에게 사람이 물렸다 해도 사람에게는 전염되지 않을 것이라고 하였다. 그러나 위험성은 항시 존재하며 현재 알려진 바에 의하면 야생 고양이들이 에이즈에 쉽게 감염된다고 보고되고 있기 때문에 협회는 고양이를 사육하는 사람들이 야생고양이를 주의해야 한다고 이야기하고 있다.

 ## 사람의 면역계통을 파괴하는 바이러스 발견

자료에 의하면 사람의 면역체계를 파괴하는 새로운 바이러스를 발견하였다. 이것은 암스테르담에서 개최된 에이즈에 관한 세계학회에서 보고되었다. 바이러스에 의해 나타나는 증상은 에이즈에 감염된 사람들로부터 관찰되고 있는 것과 매우 비슷하다. 이러한 상황은 전문가들을 수회에 걸쳐 의구심을 갖게 하였다. 그러나 발견은 20세기 흑사병의 질병 증상을 가지고 있는 66세의 환자를 장기간에 걸쳐 구체적인 조사 과정을 통하여 이루어졌다. 사람의 생명체를 파괴하는 새로운 바이러스는 이미 미국에서 20명의 환자에서도 발견되었다. 그러나 지금까지는 바이러스 원천이 어디에 있고 어떤 방법으로 그것이 생명체에 침투하는가 하는 것이 의문점으로 남아있다.

 히브바이러스는 환자가 사망한 후에도 21시간 이상 생존한다.

치명적인 에이즈를 야기시키는 히브바이러스는 감염자가 사망한 다음에도 21시간 동안 생존한다는 사실이 밝혀졌다. 연구원들은 에이즈 환자의 시체 41구에서 채취한 혈액표본을 연구한 결과 이러한 것을 밝혀냈다. 연구원들은 환자가 사망한 지 21~25시간이 경과한 후에도 시체의 혈액에서 히브바이러스를 검출해냈다고 한다. 그러나 연구원들은 그 이후에는 바이러스를 검출할 수 없었다고 한다. 그들은 이유를 알 수 없지만 바이러스의 생존능력은 환자 사망후 시간에 의존하고 있는 것 같다고 하였다. 그리고 냉동상태는 바이러스의 생존에 아무런 영향도 미치지 않는 것으로 간주되고 있다. 그러므로 에이즈 환자의 시체를 적어도 24시간 동안 건사해 두었다가 다음 공정에 넘겨야만 히브바이러스의 확산 위험을 줄일 수 있다고 주장하였다.

 에이즈 연구자가 에이즈 바이러스에 감염되기도 하였다.

미국의 국립보건협회와 관계를 갖고 있는 한 에이즈 연구소에서 일하는 연구원이 에이즈 바이러스에 감염되었다고 하는데 이것은 처음으로 보고된 것이라고 보건 관계자들이 밝혔다. 이 연구원은 바이러스를 많이 취급하는데 적어도 1년 전에 감염되었다고 한다. 과학자들은 이 연구원의 체내에서 발견한 바이러스와 그가 취급한 바이러스가 동일한 것으로 판명되었다.

국립 암연구소의 부책임자는 이 바이러스가 그 사람이 일하는 연구소에서 감염된 것이라고 확신한다고 하면서 우리는 그 바이러스를 분리하기 위해 특별한 실험방법을 이용하였다. 그것과 그 연구소의 바이러스와 비교해 보았다. 다른 원천으로부터 감염되었다는 것은 있을 것 같지 않다고 주장하였다. 관계자들은 에이즈 바이러스를 취급하는 모든 사람들에게 에이즈가 일정한 접촉을 통해서만 감염될 수 있다는 것을 반증하는 것이다. 에이즈 바이러스는 혈액 또는 체액을 통해서만 감염될 수 있다. 에이즈 환자의 절대다수는 성교와 정맥주사의 남용의 결과에 의한 것이다. 기록에 의하면 기타 감염은 감염된 혈액이 상처에 묻거나 혈액이나 체액의 우연한 흡입에 의해서도 감염될 수 있다는 것이다.

공중위생국 대변인은 에이즈가 한사람으로부터 다른 사람에게 전파되는 방식에는 달라진 것이 없다고 하면서 우리는 어떻게 그가 감염되었는지 알지 못한다. 그러나 우리는 연구원들이 제규정을 잘 지킨다면 안전하다는 것을 믿고있다고 하였다. 국립보건협회의 전염병 학자들은 지난 3년 동안 수백 명의 연구원들을 대상으로 에이즈 바이러스 감염과 관련한 실험을 거듭 실시하였는데 이것이 알려진 유일한 양성실험 결과라고 보건원들이 전하였다. 그 연구원이 감염되었다는 첫 시사는 수년 전에 있었으나 그 실험은 확정적인 것은 아니었다. 최근에 다시 실시한 실험들이 그가 감염되었다는 것을 보여준 후 과학자들은 이 문제에 관해 협의하고 그 연구소의 바

이러스와 비교하기 위해 그 연구원의 바이러스를 분리하는데 집중
적으로 연구하였다. 그들은 그 연구원에게서는 면역체계의 파괴를
시사하는 증상은 나타나지 않았다고 하였다. 에이즈 바이러스에 감
염된 많은 사람들은 수년 동안 그런 증상을 나타내지 않는다. 지금
연구원들은 감염된 사람의 대부분이 결국에는 일정한 증상을 나타
내게 될 것으로 믿고 있다. 우리는 옛날 실험 방법에 따라 엄격한
검사를 진행하려 한다고 하면서 그들은 옛날보다는 훨씬 더 많은
사람들이 그런 바이러스를 다루고 있다. 연구원들은 규정된 실험 절
차를 준수할 필요가 있다고 하였다.

 ## 에이즈 환자의 백혈구 세포에서 간염 바이러스를 발견

각국의 연구팀은 에이즈라고 하는 불치의 병에 이환된 사람들의
백혈구에서 B형 간염 바이러스를 발견하였다는 것이 최근에 발행
된 한 과학지에 발표되었다. 간염 바이러스와 같은 기타 바이러스
가 에이즈 바이러스의 활성화를 도와주는 요인으로 된다는 가설이
이러한 발견으로 일정한 근거를 가지게 되었다고 연구팀이 확인하
고 있다. 에이즈는 환자에 따라 특이한 반응을 일으키는 것 같으며
다른 바이러스의 존재가 에이즈에 적극적인 역할을 하면서 면역체
계를 손상시키는데 적극적으로 활동하거나 잠복하고 있는 것 같다.
에이즈 바이러스를 처음 발견한 한 학자는 에이즈 바이러스 (에
취티엘브이-3)가 수개월 동안 심지어는 몇 년 동안 백혈구 또는 T
림파구 속에 잠복해 있을 수 있다고 하였다. 만일 다른 바이러스
즉, 간염 바이러스가 침입하면 T세포는 활성화될 수 있다고 한다.

T세포가 활성화되면 조용히 잠자던 에이즈 바이러스 유전자들도 활성화될 수 있을 것이라고 주장하고 있다.

백혈병 환자는 에이즈 바이러스가 더 신속하게 증식

에이즈 바이러스에 감염된 성인 T-세포 백혈병 환자는 단순한 백혈병 환자보다 면역력을 더 빨리 상실하게 된다고 한 의학 연구팀이 최근 주장하였다. 자료에 의하면 어느 나라에서 성인 T-세포 백혈병 환자 수가 100만명 이상에 달하는데 이러한 2중 감염을 피하기 위한 예방조치가 취해져야 한다고 연구팀은 주장하고 있다. 이 의학연구팀은 성인 T-세포 백혈병 환자들이 에이즈에 감염될 위험에 관한 연구보고를 동경에서 있었던 학술세미나에서 발표하였다.

그들은 실험 자료를 통하여 에이즈 바이러스가 성인 T-세포 백혈병 바이러스에 이미 감염된 림파세포에서 신속히 증식하며 궁극적으로는 그 세포를 파괴한다고 보고하였다. 연구팀은 10명 (5명은 에이즈 바이러스보유자, 5명은 성인 T-세포 백혈병과 에이즈 바이러스의 두 가지 모두 감염된 환자)의 면역체계와 증상을 조사하고 비교 분석한 결과 거의 동시에 에이즈 바이러스에 감염된 환자들 전원이 건강한 사람들보다 면역수준이 낮았으며 2중 감염된 5명의 환자중 2명은 에이즈 관련 증상을 나타냈다. 현재 발병자 수는 적지만 2중 감염에 관해 가일층의 연구가 필요하다고 그들은 보고 하고 있다.

에이즈 바이러스가 사람의 대뇌와 중추신경도
침범한다.

자료에 의하면 외국의 의학자들은 후천성 면역결핍 증후군 즉, 에이즈 바이러스가 인체의 면역계통을 침범하는 외에 사람의 대뇌와 중추신경계통도 침범한다는 것을 발견하였다. 이 곳의 한 연구팀이 15명의 에이즈 환자들의 대뇌를 연구한 자료에 의하면 5명의 환자들의 뇌에 바이러스가 있었고 어떤 환자들은 반신불수가 되었는가 하면 일부 환자들은 대뇌가 위축되었다. 에이즈 연구에서 또 다른 하나의 성과는 에이즈 바이러스가 보기 드문 일종의 악성 림파종과 관련이 있다는 것이다.

 눈물에서 에이즈 바이러스를 발견

과학자들은 처음으로 눈물에서 에이즈와 관련된 바이러스를 발견하였으나 이와 같은 눈물은 자주 접촉하여도 이 질병이 감염되지 않는다는 것이 확인되고 있다고 최근 한 보건관계 전문가가 보고하였다. 외국의 암연구소 과학자들이 에이즈에 감염된 33세 된 여성 환자의 눈물에서 에이즈 바이러스를 분리하였다. 그들은 또한 다른 3명의 에이즈 환자의 눈물에서도 동종의 바이러스를 발견하였으나 건강한 사람들의 눈물에서는 발견되지 않았다고 한다. 눈물을 통하여 감염성 바이러스가 전염될 수 있다고 할 수는 없지만 눈물에서 동종의 바이러스를 발견하였다는 것은 중요한 의미가 있다. 이론적으로는 외부 상처에 눈물이 접촉하면 이와 같은 바이러스가 감염될 수 있지만 현재로서는 감염이 있었다는 증거는 없다고 한다.

에이즈 바이러스 〈HTLV-3〉는 생각했던 것보다도 더 많이 체액에 존재한다는 것이 확인되었다. 이 바이러스가 증식하는 것으로 알려진 주된 부위는 인체의 면역체계 중에서 특히 중요한 역할을 수행하는 뇌세포다. 이 바이러스는 또한 림파절, 혈장, 정액 및 타액에서도 발견되었다. 에이즈는 면역체계를 공격하여 그 환자의 면역능력을 파괴한다. 따라서 환자들은 여러 가지 특수한 감염증과 암의 희생물이 된다. 뇌세포들이 이에 감염되면 환자들이 뇌질환에 걸린다. 이 바이러스는 성교, 오염된 혈액과 혈액제품 및 오염된 주사바늘의 사용을 통하여 감염되는 것으로 생각되고 있다. 이 바이러스는 키스와 같은 우연한 접촉에 의해서는 감염되지 않는 것으로 알려지고 있다.

 ## 새로운 에이즈 바이러스를 인도에서 발견

에이즈 바이러스 〈HIV〉와 비슷하지만 기존의 에이즈 바이러스와는 다른 새로운 에이즈 바이러스가 인도인 에이즈환자 4명으로부터 발견되었다. 4명의 환자들이 모두 외국에서 감염되었다고 한다. 감염 위험성이 높다고 하는 그룹에 대한 검사에서 모두 222명의 HIV 양성자가 발견되었다. HIV 검사에서 양성을 나타낸 사람들의 대부분은 동성 연애자들이라고 한다.

신종 에이즈 바이러스 발견

최근 과학자들은 신종 에이즈 바이러스를 발견하였는데 이것은 피부에서 시작되는 극히 드문 암과 관련되어 있을지 모른다고 한다. 이들은 균상식육종증에 감염된 8명의 환자들로부터 이러한 신종의 바이러스를 발견하였다고 하였다. 그들은 이 바이러스의 명칭을 〈HTLV-5〉로 명명하였다. 이 바이러스 및 관련 항체에 관한 연구들은 이것이 〈HTLV-1〉과 유사하다는 것을 암시하고 있다. 〈HTLV-1〉은 1980년에 국립 암연구소에서 T-세포 백혈병 환자로부터 분리해 낸 것이다. 새로운 바이러스는 에이즈를 일으키는 〈HTLV〉 바이러스와 유전학적으로 비슷하면서도 중요한 차이점을 가지고 있다. 이 바이러스는 면역체계를 파괴하는 것 같지 않으나 〈HTLV-1〉처럼 암과 관련되어 있는 것 같다. 이 연구에 참가한 12명의 과학자들은 어떤 환자의 부인이 그 〈HTLV〉에 대한 항체를 나타냈지만 그 바이러스 유전자는 그 여성의 세포 속에는 들어 있지 않다는 것을 발견하였다. 이들은 이것이 다른 〈HTLV〉의 경우처럼 성접촉을 통하여 이 바이러스가 전염되었을 수 있다는 것을 시사해 준다고 한다. 그러나 혈액암 전문가는 균상식육종증이 성관계로 전염되었다는 전염병학적 증거는 아직 없다고 주장하고 있다.

 에이즈 전파의 기본 요인에 대한 연구

현재까지는 무질서한 성관계가 에이즈 감염의 기본 요인으로 인정되고 있다. 문헌에 의하면 에이즈 감염의 위험성은 남자와 여자가 결코 같지 않다. 자료에 의하면 성생활을 통해 남자로부터 여자에게 에이즈 바이러스가 전달되는 확률이 여자로부터 남자에게 전달되는 확률보다 17.5배 더 높다. 전문가들은 에이즈 전파감염에 대한 최근 자료들은 이 불치의 병을 치료하기 위한 계획에서 근본적인 수정을 가해야 한다고 강조하고 있다.

🐭 에이즈의 기원과 감염경로

에이즈는 매우 복잡한 질병이다. 에이즈와 관련한 많은 것들이 아직 수수께끼로 남아있다. 이 병의 기원도 그런 수수께끼의 하나다. 지금까지 알려진 비교적 믿을만한 것은 중부아프리카의 녹색원숭이의 변이성 바이러스에서 온 것이라는 추측이다. 녹색원숭이는 인류와 매우 유사하기 때문에 그런 원숭이가 사람을 교상하여 바이러스가 인체를 감염할 수 있었다. 중부아프리카 사람들은 원숭이를 잡아서 고기를 먹기 때문에 원숭이의 피와 접촉하면서 바이러스에 감염될 수도 있다고 한다.

20여년 전에 뉴욕과 샌프란시스코, 로스엔젤레스의 의사들은 2명의 환자로부터 알 수 없는 증상을 발견하였다. 동성애를 하는 이 2명의 남성은 본래 매우 건강하였다. 그런데 그 후 한사람은 피부 다발성 출혈성 육종에 감염되었다. 이러한 육종은 대체로 지중해연안 남성 노인들에게서만 발생하는 것이다. 다른 한사람은 암환자나 기관이식 환자들에게만 발병하는 폐낭충폐염에 감염되었다. 그리하여 1981년에 이 신종병을 〈후천성면역결핍증〉이라고 정식으로 명명하였다. 그후 1984년 봄에 에이즈를 전파하는 바이러스를 분리해냈고 〈친인류티림파세포바이러스〉라고 명명하였다. 이러한 바이러스

는 원숭이 체내에 2~5만년 동안 잠복해 있었고 인간에게 전파된 것
은 최근 30년의 일이다.

미국의 동성 연애자들이 처음으로 이 병에 감염된 것은 70년대
중반기이다. 에이즈의 전염성은 B형 감염과 비슷하다. 홍역이나 유
행성 감기처럼 빨리 전염되지도 않고 콜레라나 페스트와 같은 치사
성 유행성질병처럼 발작이 급히 일어나 몇 시간 또는 며칠 내에 사
망하는 것도 아니다.

에이즈의 잠복기는 2~5년 때로는 10년 이상 되는 경우도 있다.
에이즈를 계속 연구해온 전염병 학자들은 이 병이 일부 급성전염병
보다 전파가 느리지만 사망률이 매우 높다는 것을 발견하였다. 페
스트와 콜레라의 사망률이 50%, 천연두의 사망률은 40%이지만 에
이즈의 사망률은 100%다. 그러므로 이 병은 일단 유행성 질병과 다
른 점은 감염경로에 있다. 과거의 큰 전염병들은 주로 공기와 물,
곤충을 통하여 또는 위생시설의 불결로 인해 사람들에게 감염되었
다. 그러나 에이즈의 감염경로는 주로 난잡한 성행위와 마약 정맥
주사, 수혈 등이며 임산부가 태아나 갓 출생한 유아에게 감염시켰
다.

남성 동성 연애자들이 에이즈에 쉽게 감염될 수 있는 생리적 근
거가 있다고 한다. 변태적인 성행위는 직장점막을 파손시켜 바이러
스가 쉽게 감염된다. 또한 에이즈는 혈액을 통해 감염될 뿐 아니라
모종의 피부세포를 통해서도 감염된다. 에이즈에 감염된 사람의 체
액이 다른 사람의 점막 및 피부에 접촉하면 감염될 확률은 비교적
적지만 에이즈에 감염될 수도 있다. 이 발견은 에이즈가 피부의 접
촉으로는 감염되지 않는다는 기존 견해를 바꾸어 놓은 것이다. 이
것은 에이즈의 잠복기가 길기 때문에 일부 사람들이 자기도 모르는
사이에 에이즈 바이러스에 감염되고 또 그것을 다른 사람에게 전염

시킬 수 있다는 것을 의미한다. 보통 현미경으로 에이즈 바이러스는 단일 홍세포의 80분의 1밖에 안되지만 시한폭탄처럼 인체 내에서 잠복해 있게 된다.

에이즈 바이러스는 보통 바이러스와 달리 변이성이 매우 강하고 항체가 계속해서 변이된다. 이것은 백신이 처음에는 효과가 있지만 다음에는 효과가 없어질 수 있다는 것을 말해준다.

에이즈는 또한 인체에 기생하는 이를 통해 전염될 가능성이 크다는 연구 결과가 발표되었다. 이가 에이즈의 바이러스를 운반할 힘이 있는가의 여부를 조사한 결과 에이즈 바이러스가 이의 체내에서 최소한 1시간은 생존할 수 있다는 것이 판명되었다. 지금까지 서방 각국들에서의 연구에서는 이 같은 기생충은 에이즈의 감염 원인으로 되지 않는다는 것이 가설로 되어있는 것 만큼 이번의 연구 결과는 새로운 중요한 발견이라고 할 수 있다.

에이즈의 증상과
진단법

에이즈의 증상은 일정치 않다. 초기 증상은 보통 감기와 비슷하다. 그러나 심해지면서 다음과 같은 증상들이 나타난다. 귀, 목, 겨드랑이, 서혜부 등의 임파절이 종대하고 그외 자색 또는 적색육종이 출현되고 그것이 점점 종대하며 외상시 출혈이 심하다. 또한 체중이 급격히 감소되고 맥이 없고 식욕이 감퇴하며 열이 상승하고 식은땀이 난다. 몸의 균형을 잡을 수 없고 행동이 둔화된다. 피부에 물집이 생기고 통증이 오며 화농증상이 있다. 구강과 인후에 백반이 생긴다. 환자의 면역결핍이 심해지면 일종의 기회성 감염, 육종 및 기타 악성종양의 징후들이 나타나게 된다. 최근에 이러한 바이러스가 뇌세포와 중추신경 계통에도 침투할 수 있다는 것이 발견되었다. 즉 기억력감퇴, 언어장애, 경련, 반신불수, 지어, 지능상실 등의 증상이 나타날 수 있다. 에이즈의 주요 증상으로는 다음 7가지를 들 수 있다.

첫째, 환자가 전신의 무력감을 느낀다. 특히 아침에는 약간 스치기만 해도 넘어질 듯한 감을 준다.

둘째, 밤에는 식은땀이 많이 나며 때에 따라서는 낮에도 심하게 땀을 흘린다.

셋째, 갑자기 위통이 있고 식욕부진 증상이 있다. 따라서 몸이 갑자기 여위며 어떤 환자의 체중은 1개월에 최고 7.3kg이나 감소되는 경우도 있다.

넷째, 대변이상으로 주로 설사를 한다.

다섯째, 목과 귀밑, 턱밑, 겨드랑이, 서혜부 등이 임파절이 종대되지만 통증은 없다.

여섯째, 열이 난다.

일곱째, 피부에 반점이 출현하고 두드러기가 돋으며 먼저 수포가 발생하기도 한다.

에이즈의 감염과 진단에 쓰이는 생물제품

문헌에 의하면 각국의 최신 생물공학자들의 연구 결과를 토대로 2분 이내에 에이즈를 진단하고 20분 이내에 감염검사를 하는데 사용하는 새로운 생물제품을 개발하였다고 한다. 생물학은 현재의 자연과학에서 가장 활기 띤 학문이다. 생물공학기술 응용범위는 매우 넓으며 간염, 콜레라, 에이즈 등 인류의 생명에 위험을 주는 전염성 질병들을 모두 생물공학기술을 토대로 효과적으로 억제할 수 있다. 이들은 미국, 싱가포르, 호주 그리고 유럽 등 세계 여러 곳의 연구소와 기술교류를 통하여 생물활성 펩티드, 다당류 약물 중간물, 생화학 시약, 면역 진단 시약과 같은 국제적 수준의 생물공학 제품을 연구 개발하였다.

1992년 초 선진기술을 받아들여 에이즈에 대한 혈액 쾌속 진단시약을 연구 개발하였는 데 이 시약으로 2분 이내에 신속히 검사할 수 있을 뿐 아니라 그 정확성도 높았다. 이 시약은 20여개 국의 세관 검역소에서 이용되고 있다. 그 중에서 일부 세관에서는 이 시약으로 수많은 에이즈 바이러스 감염자를 검출해 냈다는 보고가 있다.

어린이의 에이즈 바이러스 감염을 검사하는 새로운 방법

선진국의 과학자들은 어린이의 에이즈 바이러스 감염을 검사하는 간단한 방법을 개발하였다. 이 과학자들은 에이즈에 감염된 어머니로부터 태어난 어린이 29명을 대상으로 새로운 방법을 실험하였는데 감염여부가 모두 확증되었다. 학자들은 HIV 바이러스 감염환자를 밝혀내는 새로운 방법의 성공율은 80% 이상이며 비감염자를 밝혀내는 성공율은 100%라고 한다. 새로운 방법은 혈액내의 에이즈 항체를 찾는 것이 아니고 바이러스의 일부인 〈T-24〉라는 단백질을 찾는 것으로써 종래의 검사방법에서 가장 문제가 많았던 오진을 없애게 하였다. 과학자들은 HIV 바이러스가 태아에게 전염되지 않도록 하는데 이 새로운 방법이 도움이 될 수도 있을 것이라고 보고있다.

새로운 에이즈 진단법

자료에 의하면 에이즈 감염여부를 1시간 30분 이내에 진단하는 새로운 방법을 연구 개발하였다고 한다. 사전에 처리된 환자의 혈액을 현미경으로 검사한다. 만일 혈액 내에 감염된 세포들이 존재하면 그것들은 자외선을 통과시킬 때 진녹색을 띠게 된다. 이것은 다음과 같이 정리된다. 이미 에이즈 바이러스를 알아내는 보다 빠른 방법이 연구되어 시험단계에 있다. 이 방법으로는 불과 2분 이내에 분석을 할 수 있게 된다. 머지 않아 치과의사도 환자의 에이즈 감염여부를 진단할 수 있게 될 것이다.

에이즈, 간염, 암 등의 초기 진단법

에이즈 바이러스 등에 오염된 혈액을 신속히 발견하는 방법이 시급히 제기되고 있는데 단 한 개의 바이러스도 확실히 검출할 수 있는 고감도의 검사법을 몇 개 국의 연구원들이 개발하여 관심이 집중되고 있다. 이 검사법의 경우 자성초미립자(자석의 소입자)와 바이러스의 항체(몸 안으로 침입하는 바이러스 등에 대항하여 혈액 내에서 생성되는 물질)를 함께 조사하려는 혈액 속에 넣으면 자석이 붙어 있는 항체가 바이러스를 발견하고 이를 붙잡는다. 여기에 전자석을 접근시키면 자력의 힘으로 바이러스가 일정한 장소에 모이게 된다. 이것을 조사하면 바이러스의 유무를 확인할 수 있게 된다. 종래의 검사법에 비해 감도가 1만배 이상이나 높고 에이즈뿐 아니라 B형 간염이나 암 바이러스 등의 초기 진단에도 응용할 수 있다.

에이즈 관련 증상을 검사하기 위한
대규모 진단 체계

외국의 의학 개발회사는 에이즈 증상을 검사하기 위한 대규모 진단 체계를 개발하였다고 한다. 이 진단 체계는 에이즈와 관련한 대규모 검사를 하는 동시에 에이즈 치료 결과를 확인할 수 있는 첫 단계라고 한다. 이 단계는 에이즈 항체를 검출하는 자동장치와 미소판 읽기로 구성되었다. 이 읽기 장치는 혈당치를 측정하고 치료 효과를 확인하기 위해 당뇨병 검사에서 사용되는 장치와 비슷한 것이다. 이 검사 장치는 감염된 에이즈의 검사와 조직 배양, 대규모 약품 검사 및 농산물 검사를 비롯하여 기타 연구실적 검사를 실시할 수 있다고 한다.

 에이즈를 진단하는 계기 〈비색계-03〉

외국의 과학기술연합회사는 에이즈를 진단하는 계기 〈비색계-03〉을 연구 제작하였다. 이 계기는 하나의 광도계가 설치되어 있다. 특수 방법으로 처리한 환자의 혈액을 이 계기에 넣고 빛을 발산하면 에이즈 바이러스와 그 항체가 함유된 정도에 따라 빛의 밀도에 변화가 온다. 이 계기는 에이즈 바이러스가 있는 혈액과 표준 견본품을 통과하는 빛의 밀도를 대비하면 곧 해답을 얻을 수 있다. 이 계기는 에이즈, 간염 등 질병들을 진단할 수 있을 뿐 아니라 동식물의 병도 진단할 수 있다.

2분 이내에 결과를 알 수 있는 에이즈 바이러스 검사법

외국의 의학자들은 에이즈 바이러스에 대한 매우 신속한 검사 방법을 개발하였는데 평균 2분 이내에 결과를 알 수 있다고 한다. 종전의 혈액을 검사하는 방법인 〈엘리사〉는 혈액을 3~5시간 냉각시킨 후에야 결과를 알 수 있다. 그러나 이 방법은 속도가 빠르고 비용이 저렴하며 검사법이 복잡하지 않아 쉽게 이용할 수 있다고 한다.

 ## 에이즈 바이러스 감염을 조사하기 위한 새로운 생물학적 검정법

각국의 학자들은 더욱 신속하고 정확하게 검사할 수 있는 새로운 에이즈 바이러스 검사법을 개발하였는데 이것은 치료의 효과를 판정하는데도 기여한다고 한다. 학자들은 모종의 효소를 분리함으로써 HIV의 존재에 반응하는 유전자 생물공학 기술로써 인간의 세포를 이용하여 새로운 에이즈 바이러스 검사법을 개발하였다. 이 생물학적 검정법은 감염되지 않는 100만 개 이상의 세포 속에서 HIV에 감염된 세포 10개를 검출해 낼 수 있을 정도의 정확성을 보장할 수 있다고 한다. 이들은 모종의 효소를 생산하는 한 세균유전자를 HIV의 유전물질의 일부에 주입하여 이 새로운 검사법을 개발하였다. 이렇게 재결합된 유전물질은 HIV에 감염될 수 있는 두 가지 형의 체세포 유전자에 주입한다. 그 결과 유전자 공학기술로 조작된 체세포는 HIV에 감염될 때는 언제나 세균효소를 분비하게 된다. 이 방법을 이용하여 실험대상 세포가 분비하는 효소의 양을 측정하면 HIV에 감염되었는가? 그리고 그 바이러스가 활성화 되었는가를 정확히 알 수 있게 된다고 한다.

에이즈 바이러스에 대한 현재의 검사법은 그 바이러스에 대한 인체의 반응으로써 나타나는 항체의 측정에 의존하고 있다. 그러나 항체는 감염 후 수개월간 나타나지 않을 수 있으며 그리고 에이즈 바이러스 활동의 간접적 표시에 불과하다. 그러나 이 방법은 바이러스의 존재를 직접 측정할 수 있다고 한다.

이 생물검정법이 디데옥씨티딘(디디씨)이라고 하는 실험적인 에이즈 치료약의 효과를 실험실에서 조사하는데 이미 사용되었다고 한다. 이 검사법은 디디씨가 실험실의 실험에서 HIV의 복제 즉, 증진을 막는데 AZT보다 50배나 강한 힘을 가지고 있다는 것을 보여주었다고 한다.

타액으로 에이즈를 검사

실험을 통해 타액에서도 에이즈 바이러스 항체를 찾아낼 수 있다는 것이 증명되었다. 그렇지만 에이즈 바이러스를 가진 사람의 타액에는 에이즈 바이러스가 극소량 함유되어 있기 때문에 키스나 컵을 함께 사용해도 쉽게 에이즈에 감염될 수 없다는 것이다. 혈액과 성 기관의 분비액에만 다른 사람에게 전염시킬 수 있을 정도의 에이즈 바이러스가 많이 함유되어 있다고 한다.

사람들은 공동으로 쓰는 주사바늘에 의해 에이즈에 감염될 가능성을 의심하기 때문에 에이즈 검사를 위해 타액은 제공하지만 혈액의 제공은 원하지 않는다. 과학자들은 타액으로 에이즈 검사를 크게 간소화하게 될 것이며 의사들로 하여금 에이즈 전파 과정에 대한 정보를 더 많이 알 수 있게 될 것이라고 한다.

 ## 에이즈 검사법 몇 가지

1) 에이즈 바이러스 검사법
외국의 연구사들이 종전의 검사법보다 더 신속하게 에이즈 바이러스를 검출해 낼 수 있는 방법을 개발하였다. 에이즈 바이러스를 검출해 내는데 종전의 방법으로는 5시간이 소요되었지만 새로운 방법을 이용하면 3시간밖에 걸리지 않는다. 새로운 검사법은 다음과 같다. 먼저 에이즈 바이러스와 젤라틴을 혼합하고 여기에 혈청을 첨가한다. 검사할 혈액 내에 에이즈 항체가 존재하면 양성반응이 나타난다. 이 검사법은 특별한 설비를 필요로 하지 않는다.

2) 에이즈의 증상을 확정하는 새로운 법
최근에 에이즈 환자의 면역 계통의 손상 정도를 확정하는 새로운 방법을 개발하였다. 이 방법은 지금 사용하고 있는 검사법보다 값도 싸고 간단하다. 이 방법은 증상을 정확히 판정함으로써 에이즈 환자의 치료에 도움이 된다.

새로운 검사법은 암 연구를 할 때 사용되고 있는 종합물 입자를 사용하여 혈액에서 감염된 T-4 면역세포를 분리해 내고 직접 흡수한다. 감염된 T-4 면역세포의 다소에 따라 에이즈의 감염 정도가 어느 단계에 이르렀는가하는 것을 판단 할 수 있다.

T-4 면역세포는 질병을 예방하는 인체의 주요 요소인데 에이즈가

바로 이 면역세포를 공격한다. 증상이 심해짐에 따라 T-4 면역세포
의 양이 감소한다. 이러한 종합물은 세포를 분리시키는 연구에도 이
용할 수 있다. 이 검사법은 환자의 증상에 관한 귀중한 정보를 제
공할 뿐 아니라 의사로 하여금 치료법을 확정할 수 있게 한다.

3) 암 원인의 발견과 에이즈 백신개발에 기여할 새로운 장치

최근 과학자들은 후천성 면역결핍증의 예방백신의 개발에 도움을
줄 뿐 아니라 암과 유전병의 기전을 밝혀내는데 기여하게 될 새로
운 기술을 개발하였다. 이들은 데핵산 분자구조를 신속히 그리고 저
렴하게 해명할 수 있는 장치를 만들었다. 데핵산은 인체의 유전적
특징을 전해주는 물질이다. 레이저 광선과 소형 전자계산기를 이용
하여 혈우병, 류마치스성 관절염 및 일부 암과 같은 질병을 유발하
는 결함을 빨리 확인할 수 있다.

4) 자동 에이즈 바이러스 검사체계

최근 에이즈 바이러스 감염 여부를 진단하기 위한 자동 혈액검사
체계를 개발하였다. 이 체계를 이용하면 에이즈 바이러스의 감염 여
부를 한 시간 이내에 진단할 수 있다. 이 체계는 새로 개발된 화학
시험약을 이용한다. 이 화학시험약이 나온 결과 현존 혈액검사 장
치로도 에이즈 바이러스를 검출할 수 있게 되었다. 현재 널리 이용
되고 있는 에이즈 바이러스 검출방법 〈엘리사〉는 검출에 장시간
소요될 뿐 아니라 더 많은 인원을 요구한다.

5) 5분 이내 에이즈 바이러스 감염 여부를 판단할 수 있는 검사법

외국의 한 연구 집단은 자기들이 에이즈 바이러스 감염 여부를 5
분 이내에 판단할 수 있는 검사법을 개발하였는데 이것이 세계에서

제일 빠른 검사법일 것이라고 주장하였다.

새로운 라텍스 입자 점착검사법은 어떤 특별 시약과 라텍스 고무 화합물을 혼합한 혈액 내에서 에이즈 바이러스를 분리하기 위해 일종의 빛계기를 사용한다.

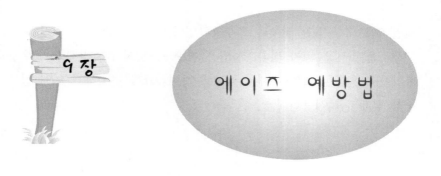

에이즈를 예방하는 녹차

최근에 과학자들이 발표한 자료에 의하면 바이러스의 증식에 관계 있는 효소의 작용을 억제하는 성분이 있다는 것을 발표하여 학계의 이목을 집중시키고 있다. 이 연구를 하게 된 동기는 현재 에이즈 치료에 사용되고 있는 아지트티미진이라는 인공 합성약을 장기적으로 투여하면 빈혈과 백혈구의 감소 등 조혈기능의 장애를 일으키는데 이 약을 어떻게 해서 생약으로 대체할 수 없겠는가하는 구상을 하게 되었다. 여러 가지로 조사하던 중 한약의 일종인 소시호탕이 에이즈 바이러스의 증식을 억제하고 그 유효 성분이 플라보노이드 물질이라는 것까지 밝혀냈다. 또한 여기에서 밝혀진 것이 이

플라보노이드의 구조와 녹차의 폴리페놀의 구조가 매우 유사하다는 것이다. 현재 녹차의 성분에 대한 여러 가지 연구와 실험이 진행되고 있는데 실험 단계에서도 이미 좋은 결과가 나오고 있다. 앞으로 녹차가 에이즈예방의 결정적인 수단이 될지도 모른다. 앞으로의 연구가 기대되고 있다.

🐭 에이즈 예방백신 발견

외국의 한 과학연구센터가 에이즈를 예방하는데 중요한 일보 진전을 하였다고 한다. 이 연구팀은 자기들이 제조한 항에이즈 백신을 긴꼬리원숭이에게 실험한 결과 4개월 전에 바이러스를 주입한 실험 동물들의 혈액에서 아무런 이상현상을 발견하지 못했다고 한다. 학자들은 실험결과에 매우 낙관하고 있다. 이 백신은 실험이 성공적으로 끝나면 에이즈 예방약으로만 쓰이게 되고 에이즈 감염자와 환자에게는 별로 도움이 되지 못할 것이라고 한다. 병에 감염되었는가를 매우 짧은 기간에 판정할 수 있게 하는 입자들을 혈액에서 발견하였다고 한다.

🐭 콩에 에이즈를 예방하는 성분이 함유되어 있다.

콩에 함유되어 있는 당분의 일종인 DDMP사포닌이라는 성분이 에이즈 바이러스이 활동과 증식을 억제한다는 것이 한 연구팀에 의해 발견되었다. 일반적으로 시험관에 에이즈 바이러스와 건강한 세포를 함께 혼합하면 며칠 이내에 에이즈 바이러스가 건강한 세포를 파괴한다. 그러나 거기에 DDMP 사포닌을 혼합하면 에이즈 바이러스의 활동이 둔해지고 건강한 세포는 거의 파괴되지 않는다. 연구팀은 에이즈 바이러스가 체내에 침입하여도 DDMP 사포닌이 함유되어 있으면 에이즈가 나타날 때까지의 기간을 장기간 연장할 수 있을 것이라고 한다. DDMP 사포닌에 대한 연구는 아직 기초단계이며 에이즈 발병을 억제하는 인과관계는 입증되지 않고 있으나 현재 연구를 계속하므로 가까운 장래에 실용화 될 전망이라고 한다.

 에이즈 방지를 위한 침 소독법

중국의 한 한의사는 침을 75%의 알코올 용액에 담갔다가 사용함으로써 침구요법에 의한 에이즈감염 위험성을 제거할 수 있다고 한다. 이 교수는 자기가 고안한 방법은 외국의 한의사들이 이용하는 방법을 개량한 것이라고 한다. 그들은 에이즈와 간염의 전염을 방지하기 위해 일회용 침을 사용하고 있다. 에이즈와 간염은 오염된 침에 의하여 전염될 수 있다. 중국의 전통적인 치료법의 하나로 인정되고 있는 침술은 값비싼 양의학적 치료법 대신 널리 이용되고 있다.

 에이즈를 예방할 수 있는 생약제

자료에 의하면 외국의 의학자가 에이즈 바이러스를 억제할 수 있는 순수 자연생약제를 개발하였다고 한다. 생물반응 면역변조 성분이라고 하는 이 약물은 아마존의 수림지대에서 발견되었다. 이 약물은 아프리카 야자나무에서도 추출해냈다. 이 약물로 10년 동안 시험해온 그는 이 약물로는 에이즈를 치료할 수는 없으나 에이즈를 억제할 수 있고 환자들의 림파세포를 증가시킬 수 있도록 함으로써 전반적으로 개선시켜 병을 악화되지 않도록 할 수 있다고 한다.

에이즈 바이러스를 예방하는 단일 클론 항체

외국에서는 에이즈 바이러스를 예방하는 단일 클론 항체를 생산하는 곳도 있다. 어느 병원의 면역연구소에서 이것을 만들었으며 그들은 항체를 가진 림파세포를 새로 배양한 세포와 서로 융합시켜 세포를 배양하는 과정에서 이러한 항체를 대량 생산할 수 있다고 하며 이것은 에이즈 바이러스를 예방하는 생물제품 생산에서 또 하나의 큰 걸음을 내디딘 것으로 인정된다고 하였다.

에이즈 감염을 방지하기 위한 대용 혈액

매년 수천 명의 사람들이 수혈을 통해 에이즈 바이러스에 감염되고 있다. 이러한 현상을 방지하기 위해서 외국의 생화학자가 새로운 대용 혈액을 개발하였다고 한다. 그는 수혈자들의 혈액에서 깨끗한 헤모글로빈을 채취하였다. 그러나 중요한 것은 그가 화합물의 화학적 구조를 변경시킴으로써 각종 바이러스와 세균도 사멸시키는 88℃ 이상의 온도로 가열시킨 후에도 산소전달 기능을 보유하는데 성공하였다는데 있다. 이와 같은 대용 혈액은 1년 동안 보관할 수 있다.

에이즈를 예방하는 새로운 약

외국의 과학자들이 에이즈가 전파되는 것을 예방할 수 있는 새로운 약을 연구하였다고 한다. 현재 사용되고 있는 AZT와는 달리 콘트라칸이라고 하는 이 새로운 약은 복합제로써 독성이 없고 값이 싸다. 1차적인 시험에서 효과가 매우 좋았다. 이 복합제는 연구원들이 에이즈와 암, 다발성 경화증을 비롯한 기타 세포막결손에 대해 연구하면서 발견하였다.

세포막은 두 개의 지방층으로 이루어졌으며 그사이에 단백질이 함유되어 있다. 새로운 약을 연구한 그들은 에이즈와 암이 세포막의 포화와 비포화 지방산의 비율에 영향을 미친다는 것을 발견하였다. 에이즈와 암 환자들의 세포막내의 비포화 지방 양의 정상적인 비율을 초과하면 세포막이 정상적인 것보다 약해지게 된다. 그들은 이러한 것들이 에이즈 바이러스에 감염된 세포가 사멸되게 할 수 있다고 인정하였다. 그러나 그는 세포의 포화 지방을 잃는 것을 막는 과정을 통하여 에이즈바이러스가 세포내에 봉쇄되어 확산되지 못하게 할 수 있다고 한다.

 ## 에이즈를 억제하는 참나무 버섯

에이즈 바이러스 보균자들에게 참나무 버섯에서 추출한 리그닌을 투여한 실험 결과 리그닌을 정상적으로 복용한 환자들은 인체의 면역 세포수가 감소되지 않았고 상태도 나빠지지 않았으며 추가로 치료법이 필요하지 않았다. 그러나 리그닌을 복용하지 않은 환자들은 병세가 훨씬 악화되어 여러 가지 강한 약물을 지속적으로 투여하지 않으면 안되게 되었다. 이와 같이 참나무 버섯에서 추출한 리그닌은 에이즈 바이러스의 발육을 억제하고 질병의 조기치료를 위하여 적극적으로 권정할 만하다.

🐭 에이즈 바이러스의 증식을 막는 새로운 약제

연구 자료에 의하면 에이즈 바이러스가 증식되는 것을 막는 약을 개발하였다고 한다. 최근에 발행된 의학잡지에 보고한 바에 의하면 이 약품은 인체 에이즈 바이러스에서 발견된 단백질로 만들어진 것이라고 한다.

'V3그리' 라고 하는 인공 합성된 인체 바이러스의 분자구조로 극히 미세한 단백질로 세포표면에 부착되는 단계에서 극히 중요한 역할을 하는 것으로 보인다. 체외에서 배양된 체세포에서 시험한 결과 여섯 가지의 단백질이 건전한 세포에 부착되어 거의 모든 종류의 에이즈 바이러스가 건전한 세포에 감염되는 것을 막아주는 것으로 생각된다. 이들은 이러한 발견이 에이즈에 대한 효과적인 치료 방법으로 발전할 것으로 추측하고 있다.

🐭 러시아에서 개발한 에이즈 예방약

러시아 의사들이 인체의 혈액 내에서 에이즈 바이러스를 억제할 수 있는 새로운 물질을 에이즈 환자에게 이용하고 있다고 한다. 이는 단백 분해 효소의 일종으로 알려지고 있다. 러시아 에이즈 예방센터에 의하면 러시아의 아에떼라는 제약회사에서 에이즈 바이러스에 적극적으로 작용하는 물질인 '포스파지트'에 대한 임상실험 중이라고 한다. 이 물질은 에이즈 치료제의 일종인 아지도티미딘에 의해 체내에서 형성된 새로운 물질인 것이다. 임상실험 전에도 '포스파지드'는 독성이 아지도티미딘보다 약한것으로 알려져 있으므로 투여량을 증가하여 에이즈 바이러스를 크게 억제할 수 있을 것으로 예상한다.

단백질 분해효소 억제제 중에서도 '크락씨반', '비라셉트', '노르비르' 등도 이미 이용하기 시작하였다. 새로운 의약품들에 의한 치료의 효과성은 혈액내 에이즈 바이러스양이 감소하는 데서 나타났다. 특히 몇 가지 약을 배합하여 사용하는 경우에 더욱 잘 나타났다. 현재 의사들은 '포스파지드'가 인체에 작용하여 혈액내의 에이즈 바이러스 양이 최저 상태로 될 수 있도록 하기 위해 최선을 다하고 있다.

🐭 에이즈 바이러스의 번식을 억제하는 잣나무 솔방울

잣나무 솔방울에서 채취한 가루가 에이즈 바이러스의 번식을 억제하는 작용을 한다. 연구 보고서에 의하면 잣나무 솔방울에서 채취한 물질로 갈색분말을 얻는데 성공하였으며 이 분말이 암세포와 에이즈 바이러스의 번식을 억제한다는 것을 증명하였다. 이 분말을 에이즈 바이러스에 감염된 임파세포에 사용한 결과 50%의 임파세포는 생존하였으나, 솔방울 분말을 사용하지 않은 에이즈 바이러스에 감염된 임파세포는 3일만에 모두 죽었다.

에이즈 환자의 면역계통을 강화시키는 호르몬

보고에 의하면 에이즈 환자의 면역계통을 강화시키기 위한 실험에서 GM-CSF라는 일종의 호르몬을 합성하였다. 이 호르몬은 에이즈와 싸우는 혈액의 세포 수를 잠정적으로 증가시킬 수 있다. 약간의 부작용이 있기는 하지만 혈액세포 수를 증가시킨다는 것은 매우 경이적이며 그것이 백혈구의 파괴로부터 발생하는 감염의 영향을 감소시킬 것으로 판단되며 에이즈 바이러스를 마비시킬 면역계통을 강화시켜주는 것으로 추측된다.

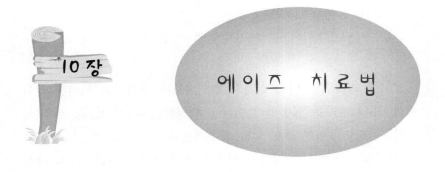

10장

에이즈 치료법

🐸 에이즈 환자의 암에 대한 새로운 치료법

암 연구소 학자들은 에이즈 환자의 암세포들에 약물을 직접 보내기 위해 지질로 만든 이소교갑을 사용하고 있다. 이 새로운 치료법은 무서운 에이즈에 의해 발생하는 암의 일종인 카포시 육종에 감염된 환자들에게 적용된다.

카포시 육종은 한때 아주 드문 종류의 암이었다. 그러나 지금은 에이즈 환자들에게서 나타나는 보편적인 질병으로 여겨지고 있다. 현재 실험적으로 적용되고 있는 새로운 치료법은 리보솜이 암 조직을 둘러싼다는 것에 기인한다. 이 방법은 다우노라비신을 리보솜에 넣어서 환자들에게 투여하는 것이다. 그 결과 환자들은 구토를 덜하게 된다.

의학 평가에 의하면 24명의 에이즈 환자 중 15명의 악성 종양이 완전히 또는 부분적으로 소실되었다는 것이 확인되고 있다. 그러므로 약품을 첨가한 리보솜의 사용이 독성이 적고 전통적인 화학요법에 비해 실험적으로 종양 치료에 더 효과적이라고 한다.

새로운 에이즈 치료제를 발견

최근에 에이즈 치료의 가장 효과적인 방법이라 할 수 있는 물질을 발견하였다. 학자들이 〈CB-73〉이라 명명한 이 약은 페니실린균에서 추출되었으며 혈액 내에서 백혈구의 성장을 촉진할 뿐 아니라 면역결핍 바이러스의 번식을 억제하는 능력을 가지고 있다.

〈CB-73〉이 인체에 주는 효과에 대한 연구는 몇 년 전부터 여러 나라에서 동시에 시작되었다. 47명의 환자들이 가담한 초기실험은 10일간 실시되었다. 이 기간에 모든 환자들에게 약을 5mg씩 주사하였다. 첫 치료 후 환자들의 건강상태는 호전되었다. 실험 분석 결과는 모든 환자들로부터 혈액내의 백혈구 함량이 급격히 증가하였으며, 일부 환자의 경우에는 70%까지 증가하였다. 면역결핍 바이러스에 의해 생겨나면서 인체를 파괴하는 기본 단백의 농도는 낮아졌다. 현재 학자들은 이상적인 이 약의 사용량을 밝히기 위해 노력하고 있으며 그에 대한 대량 생산을 준비하고 있다.

에이즈 치료에 효과 있는 새로운 약

에이즈 치료를 위한 성공적인 처방을 위해 경쟁이 계속되고 있는 가운데 최근 새로운 약인 〈DDI〉의 사용을 승인하였다. 〈DDI〉는 기존의 약 〈AZT〉를 복용하고 그 효과가 뚜렷하지 않은 환자들에게 생명을 연장시켜주는 효과가 있는 것으로 증명된 약이다.

〈DDI〉는 〈BI-DEX〉라는 상표로 등록되어 있다. 〈AZT〉에서 〈DDI〉로 약을 교체한 결과 〈AZT〉를 계속 복용하는 환자들보다 에이즈와 관련된 질병 발생이 감소된 것이 증명되었다고 한다. 그러나 이들은 〈DDI〉를 복용해야 할 가장 좋은 시기가 언제인지는 밝히지 못하였다. 종래의 연구에서도 〈DDI〉가 면역체계에 중요한 역할을 하는 백혈구를 증가시켜 주는 것으로 발표된 바 있다.

 ## 에이즈를 치료하는 새로운 방법

최근 한 연구소의 병원에서 에이즈에 감염된 사람들을 치료하는 데 효과가 있는 독특한 방법을 개발하였다. 이 곳에서는 에이즈에 감염된 환자들을 치료하기 위해 현재 잘 알려진 꼰스딴찐부떼이꼬의 의식적인 심호흡 근절 방법을 사용하였다. 방법은 호흡의 심도, 즉 호기의 부피를 폐포에서 약 65%의 탄산가스 기준까지 자각적으로 점차적으로 감소시키는데 있다. 이것은 신진대사를 개선시키며 인체의 면역을 높여준다.

과학적인 치료 결과는 다음과 같다. 즉 부떼이꼬 방법으로 완전한 치료 주기를 거친 7명의 바이러스 감염자들이 10일 동안 일반

상태의 개선이 있었다. 이들 중 2명은 심한 우울증과 신경쇠약증이 하루 지나서 사라졌다. 치료 과정에 혈액 검사와 생리학적 지표에서 긍정적인 변화 과정을 볼 수 있다는 것을 예측할 수 있다. 실험 기간에 합병증은 나타나지 않았다. 에이즈에 감염된 환자들에 대한 부떼이꼬 방법의 검사 결과가 보여주고 있는 것처럼 앞으로 21세기에 가장 무서운 바이러스로부터 인체의 완전한 해방을 기대할 수 있다.

🐭 에이즈를 억제할 수 있는 방법

최근 학자들은 10명의 에이즈 환자들에게 에이즈 바이러스는 가지고 있으나 발병되지 않은 사람들로부터 축출한 항체를 주사하여 에이즈를 억제하였다고 하였다. 그들은 이것이 에이즈 치료의 가장 효과적인 방법이며 치료는 못하지만 최소한 에이즈를 억제할 수 있고 지금까지 치료한 모든 환자들이 현재 정상생활을 하고있다 한다. 이들은 10명의 에이즈 환자를 대상으로 9개월간 실험을 하였으며 앞으로 이에 대한 성과를 발표할 예정이라고 한다. 그들은 에이즈 바이러스 보균자들로부터 항체를 추출하여 그것을 에이즈 환자들에게 주입하였다고 한다. 혈청을 매월 주입한 결과 환자들 중 9명이 호전되었고 1명은 사망하였다. 일부 환자들은 현재 자기 자신의 항체를 형성하고 있으며 부작용은 없었다. 왜냐하면 그것은 모두 인체에서 추출한 물질이기 때문이라고 하였다. 이 발견은 의사들로 하여금 회복 불가능한 상태에 이르기 전에 에이즈 바이러스를 중화시켜 에이즈 바이러스를 가진 사람들의 에이즈 발생을 미리 막을 수 있게 할 것이라고 한다.

에이즈 바이러스 보유자의 혈액을 에이즈 치료에
이용할 수 있다.

에이즈 바이러스 감염자의 혈청이 치명적인 에이즈를 치료하는데 중요한 요소로 작용할 수 있다고 2개국 과학자들이 최근 주장하고 있다. 그들은 6명의 심한 에이즈 환자가 에이즈 증상이 나타나지 않은 에이즈 바이러스 보유자의 혈액을 공급 받은 후 11주 동안에 증상이 매우 호전되었다고 한다. 수혈을 받은 혈액에는 상당히 높은 수준의 항체가 함유되어 있다. 항체란 인체가 질병에 감염되면 자체적으로 형성하는 방어 물질이다. 후천성 면역결핍증(에이즈)은 질병과 싸우는 자체 능력을 파괴해버린다. 에이즈 증상이 나타난 환자들에게 이런 항체를 주입한 결과 그들의 혈액 내에 존재하는 에이즈 바이러스가 억제되기 때문에 이 항체가 에이즈 감염억제에 사용할 수 있는 가능성을 보여준다.

 에이즈 치료약-〈D.D.I〉

문헌에 의하면 D.D.I 라는 새로운 약이 에이즈와 대항할 수 있는 유력한 무기로 될 수 있다고 주장하고 있다. D.D.I 는 에이즈 바이러스의 재생을 방지할 수 있을뿐 아니라 환자의 체중을 증가시킬 수 있으며 부작용이 없다고 한다. 이 약으로 26명의 에이즈 환자에게 각각 다른 양을 8개월 동안 투여한 결과 이 약이 지금까지 에이즈 치료약으로 이용하고 있는 어느 약보다 독성이 적다는 것을 발견하였다.

다량의 약을 복용한 몇 사람들만이 수면장애, 경한 두통 등 증상이 나타났다. 이는 인체의 면역체계를 강화해 줌으로써 에이즈의 진전속도를 늦출 수 있다는 새로운 약품이다. 의사들의 보고에 의하면 이 약품은 에이즈 환자의 생명을 많이 앗아가는 특수 폐염에 감염되지 않거나 그의 진전 속도를 늦춘다.

🐭 백혈구를 증식시키는 새로운 약 〈G-CFS〉

백혈구를 증식시키는 새로운 약품이 에이즈 치료에 효과가 있다는 것이 임상실험에서 확증되었다. 임상 실험에서 감소되었던 백혈구는 며칠 사이에 3~10 배나 증가되어 정상으로 회복되었다고 한다. 이 새로운 약 G-CFS 는 유전자 교환술로 만든 것으로서 8명의 에이즈 환자에게 시험적으로 투여한 결과 대부분의 환자의 열을 섭씨 36~38도 정도로 낮추고 에이즈 증상을 개선시켰다고 한다. 현재 시험적으로 사용되고 있는 이 약은 암 그리고 심한 감염증, 골수이식과 같은 기타 이식에도 사용될 것으로 보고 있다.

🐭 에이즈 바이러스를 제거하는데 성공

최근 발표에 의하면 환자로부터 에이즈 바이러스를 완전히 제거하는데 성공하였다고 한다. 전문가들이 밝히는 효과부터 말하면 많은 환자들에게 골수이식과 동시에 〈AZT〉를 투여함으로써 환자들로부터 에이즈 바이러스를 제거시킬 수 있었다는 것이다. 그들은 이와 같은 새로운 방법은 질병의 진전을 완만하게 할뿐 아니라 에이즈 환자들을 완전히 치료할 수 있는 방법을 찾아낼 수 있다는 희망을 주고 있다고 한다. 그러나 만일 이와 같은 새로운 방법의 효과성이 증명된다 해도 그 사용 범위는 비싼 진료비와 이식에 필요한 골수를 찾아내는 것과 같은 어려운 문제점이 있기 때문에 쉽지는 않을 것이다.

에이즈 환자의 눈병치료에 쓰는 약품

미국의 식품 및 의약품 관리국은 에이즈 환자의 눈에 나타나는 감염증을 치료하는 새로운 약을 최근 인정하였다. 〈포스카네트〉라고 하는 이 약은 에이즈 환자처럼 면역체계가 약화된 사람들이 장님이 될 수 있는 감염증인 씨토메갈로바이러스〈CMV〉성 망막염의 치료를 위해 승인된 두 번째 약이다. 다른 약인 〈간씨클로비르〉는 1989년 5월에 이 질병 치료에 사용하도록 인정되었지만 〈간씨클로비르〉는 〈AZT〉(에이즈 치료 약제의 일종)와 비슷한 독성을 가지고 있다.

에이즈의 전조 증상들에 효과 있는 새 약품

의료부분 연구원들은 실험 단계에 있는 새로운 약품이 에이즈 발생에 앞서 종종 나타나는 전조 증상이 있는 환자들의 면역계통을 개선하여 준다는 것을 발견하였다고 한다. 그는 〈암플리겐〉이라는 약품으로 실시한 임상실험에서 에이즈 바이러스를 상대로 싸울 수가 있고 에이즈 발생이전의 전조 증상을 억제할 수 있다는 것이 확인되었다고 하였다. 그에 의하면 초기 치료는 이 약품이 그런 전조 증상의 진행을 지연시키거나 또는 차단하여 에이즈로 발전되는 것을 저지시킬 지도 모른다는 것을 암시해 준다고 한다. 그러나 그는 현재로서는 반드시 그렇다고 주장할 수는 없다고 하였다. 에이즈 관련증과 림파절증으로 알려진 에이즈 전조 증상들 뿐 아니라 에이즈에 감염된 환자들을 대상으로 연구가 계속되고 있다고 한다.

〈암플리겐〉은 1986년 이래 암 치료에 실험적으로 사용되어 왔다. 그는 에이즈 관련증과 림파절증에 감염된 환자 25명을 대상으로 한 실험에 기초를 두고 있다고 하였다. 그들의 일부는 76개월간이나 〈암플리겐〉을 복용하고 있다. 〈암플리겐〉은 이용도가 대단히 높다. 누구도 부작용 때문에 연구 대상에서 제외되지 않았다고 하였다. 그는 이 약이 에이즈 관련증과 림파절증에 더 효과적이며 조기에 복용하면 더욱 효과가 있다고 하였다.

현재까지 25명의 환자 중 2명이 에이즈로 전이되었으며 나머지는 T-1 세포의 가장 낮은 수치를 나타냈다. 그는 이 치료가 많은 실험대상 환자들로 하여금 종전보다 더 정상적인 생활을 할 수 있게 하였으며 일부는 자기의 생업에 종사할 수 있었고 일부의 경우에는 취미로써 운동을 다시 시작하였다고 한다. 이들 연구진은 연구대상에 더 많은 에이즈 관련증과 림파절증에 감염된 환자를 참여시키고 연구를 계속하는 동시에 에이즈에 감염된 환자들에 대한 〈암플리겐〉의 효과를 검토하게 될 것이라고 한다.

새로운 에이즈 치료제 〈M-M-1〉

문헌에 의하면 2개국이 합동으로 연구하여 새로운 에이즈 치료약

을 개발하였다고 한다. 그들은 새로운 치료약 〈M-M-1〉을 6개월 반
에 걸친 실험 기간 동안 에이즈 환자들에게 투여한 결과 좋은 결과
를 얻었다고 하였다. 그들은 〈M-M-1〉이라는 새로운 에이즈 치료약
을 증상이 다른 단계에 이른 18~51세의 남녀 에이즈 환자 19명을
대상으로 이 약을 투여하였다. 〈M-M-1〉을 투여한 19명의 환자 중
7명이 이 약의 복용과는 무관한 원인으로 인하여 사망하였지만 다
른 12명은 모두 그들의 면역체계에서 현저한 개선을 보이고 증상
이 상당히 호전되었으며 특히 모두가 체중이 증가하고 피로를 느끼
지 않게 되었다고 한다. 그는 이 약의 구성을 밝히기를 거부하면서
그것이 독성이 없으며 유효하다고 주장하고 있다. 그러나 그는 대
단히 많은 환자들을 대상으로 새로운 실험이 실시되고 있다고 주장
하고 있다. 그렇지만 우리는 에이즈를 완전히 치유시켰다고는 말하
지 않는다고 하였다.

 ## 새로운 에이즈 치료제 〈M-M-2〉

최근 외국의 자료에 의하면 새로운 에이즈 치료제가 개발되었다
고 한다. 〈M-M-2〉라고 명명된 새로운 약은 2개국 과학자들이 합
동으로 연구하여 항에이즈약 〈M-M-1〉으로부터 만들어낸 것이라고
한다. 그들은 이 약을 1,500명의 환자에게 투여하였는데 그들의
70%는 증상이 개선되고 열, 설사, 체중감소 등의 증상이 감소되었
다고 한다. 〈M-M-1〉의 치료 기간은 약 50일이지만 새로운 약을 함
께 복용하면 치료 기간을 30일로 단축할 수 있었다고 한다.

항암제를 에이즈 치료 및 예방에 이용할 수 있다.

일종의 항암제가 에이즈 바이러스를 억제하는데 큰 효과를 나타냈다. 항암제인 크레스틴(P.S.K)이 에이즈 바이러스에 감염된 T세포가 정상적인 T세포를 파괴하지 못하게 한다. 정상적인 T세포는 사람의 면역을 조절한다. P.S.K는 부작용이 극히 적으므로 에이즈 치료와 에이즈 바이러스 예방에 쓰일 것으로 보인다.

영원히 없어진 에이즈 치료 식물

인류가 언젠가는 20세기 흑사병인 에이즈로부터 해방될 치료법을 찾아내는데 성공할 수 있을 것이지만 학자들이 중요한 발견을 할 수 있는 기회는 아마도 영원히 없을지도 모른다. 에이즈 치료약을 연구하고 있는 미국 학자들이 이처럼 비관적인 결론을 내리고 있다.

발표에 의하면 지금으로부터 몇 년전 어느 연구 기관의 학자들은 에이즈 바이러스 전파를 막는데 효과가 100%인 칼라놀리드라고 하는 물질을 축출해 내는데 성공하였다. 이 물질은 말레이시아의 서라와크주 깔리만딴섬의 갯벌에서 자라는 희귀한 식물의 즙에 함유되어있다. 희망을 가진 학자들은 시험실내 시험을 위한 새로운 식물 표본을 얻기 위하여 식물학자들을 말레이시아에 보내 조사하였으나 이 희귀한 식물을 찾아낼 수 없었다.

여러 가지 정황으로 보아 과거에 이 지방 주민들이 이 식물을 하나도 남기지 않고 모두 베어버린 것이 분명하였다. 지금까지 이들 학자들은 칼라놀리드를 추출하는데 성공하였다는 아무런 발표도 없었다. 그것은 이 소식이 전해지면 에이즈를 앓고 있는 많은 사람들이 신비한 나무를 찾으러 동남아시아의 정글 속에 들어가 열대밀림의 식물계를 위태롭게 할 수 있다고 우려하고 있기 때문이다. 그러나 지금 학자들은 나뭇가지에 앉더라도 그것을 자르지 말라는 옛 격언을 모든 인류에게 교훈으로 남기면서 사라진 발견에 대하여 공개적으로 말하고 있다.

홍삼이 에이즈 치료에 효과적이다.

우리나라에서 생산되는 홍삼이 20세기 흑사병인 에이즈 치료에 효과적으로 이용될 수 있다. 한 면역학 전문가의 임상 실험 결과에 의하면 매일 홍삼가루를 5.4g씩 1년간 복용한 에이즈 바이러스 감염자들로부터 일련의 효과들이 나타났다. 홍삼을 복용하지 않고 다른 약을 복용했던 바이러스 감염 환자들이 홍삼을 복용하기 시작하여 4개월이 지난 후부터 적혈구 수가 감소되는 추세였다. 그밖에도 에이즈 감염 정도를 가늠하는 척도가 되는 일정한 형태의 림프구 수가 홍삼을 복용한 에이즈 바이러스 감염자의 혈액 속에서 증가하기 시작하였다. 실험에 의하면 홍삼과 현재 항에이즈 약으로 이용되고 있는 아지도티미진을 같이 복용하면 더 큰 효과를 얻을 수 있다. 고려홍삼의 원산지는 이북의 개성시 교외다. 예로부터 귀중한 약제의 하나인 인삼은 각종 질병 치료와 예방에 매우 효과적인 것으로 잘 알려져 있다.

감초의 주성분인 Glycyrrhizin이 에이즈 바이러스 보유자를 도와 준다.

연구자들이 11명의 환자를 대상으로 글리치리진의 효과에 대한 임상시험을 시작하였다. 2명은 에이즈에 감염되고 2명은 에이즈관련 증상으로 고생하고 있었으며 7명은 에이즈 바이러스를 새로 보유하였다. 7명의 바이러스 보유자중 4명으로부터 림파구의 T-4 세포의 수는 혈액 1mm³당 1.30~1.66배 증가하였다. T-4 세포는 인체의 면역 체계에서 중요한 부분이다. 면역 체계는 에이즈 바이러스에 의해 파괴된다. 2명은 결핵균, 파상풍간균 기타 면역 체계 파괴균에 대한 항체 공격력에 관한 시험에서 양성 반응을 나타냈으며 한 환자의 임파결절은 약간 종대되었다.

연구진은 글리치리진이 면역 체계를 강화해 주고 바이러스의 번식을 억제한 것으로 간주한다고 하였다. 이 글리치리진의 효과는 1년 동안 계속되었으며 부작용은 전혀 없었다고 한다.

 잣나무 솔방울이 에이즈 바이러스의 번식을 억제한다.

잣나무 솔방울에서 채취한 가루가 에이즈 바이러스의 번식을 억제하는 작용을 한다. 한 연구팀은 솔방울에서 채취한 물질로 갈색이 나는 가루를 만들었다. 시험 결과는 이러한 가루가 암세포와 에이즈 바이러스의 번식을 억제한다는 것을 증명하였다. 이러한 가루를 에이즈 바이러스에 감염시켜 배양하는 림파세포에 사용한 결과 에이즈 바이러스의 50%는 생존하였으나 솔방울 가루를 사용하지 않은 에이즈 바이러스에 감염된 림파세포는 3일만에 모두 사멸되었다.

 ## 전통의학으로 에이즈를 치료할 수 있다.

외국에서 전통의학 이론에 근거하여 에이즈에 대한 독특한 해석과 에이즈의 치료 전망에 대해 서술하고 있다. 흥미있는 것은 전통의학이 에이즈에 대해 독특한 이론을 가지고 있다는 것이다. 이 이론에 의하면 에이즈란 병독에 의해 외부는 건강상태로 보이나 내장은 허열증으로서 이것은 이 병의 바이러스가 인체의 상, 중, 하 삼초 또는 혈관에 침투한 결과라고 한다. 그러므로 그 치료법은 마땅히 해열, 해독, 안정, 원기회복으로 되어야 한다는 것이다. 자료에 의하면 침구로 30명의 에이즈 환자를 치료해 본 예가 있는데, 식은땀이 나고 몹시 피곤한 증상을 없애고 T임파 세포를 증대시키는데 일정한 효과가 나타났다.

 ## 동부잎에 에이즈 백신이 포함되어 있을 수 있다.

두과 식물에 속하는 동부잎에 암이나 기타 전염병의 백신이 포함되어 있을 가능성이 있다고 외국의 과학자들이 최근에 발표하였다. 그들은 앞으로 연구 과제가 많이 남아있기는 하나 이미 이에 관한 실험이 시작되었다고 한다. 그들은 동부잎에서 백신을 추출해 내는 데 성공하였으며 동물 실험에서 치료 가능성을 발견하였다고 하였다. 그는 앞으로 실험이 성공적으로 추진된다 해도 몇 년 후 그 백신을 이용할 수 있게 될 것이라고 하였다. 동부잎에 대한 실험은 오래 전부터 시작되었다. 이때 과학자들은 동부잎에 동물 바이러스의 단백질을 주입하는 경우 동부잎 모자이크 바이러스의 구조가 유전학적 변화를 일으키게 하는데 적합하다는 사실을 발견하였다.

에이즈 치료에 독성 물질인 아주까리씨를 사용할 수 있는 가능성

대단히 위험한 자연 독성 물질의 하나를 이용하여 실시한 실험에 의하면 그 독성 물질이 앞으로 에이즈 바이러스에 감염된 환자의 치료에 효과적으로 이용될 수 있다는 것이 알려졌다. 외국의 연구팀은 에이즈를 유발시키는 에이즈 바이러스에 감염된 세포를 공격하기 위해 강한 독성 물질인 리씬(일반적으로 아주까리씨에서 발견된다)을 사용하고 있다. 소위 마법의 탄환을 이용하는 방법을 쓰는 연구 학자들은 바이러스에 감염된 세포들을 찾아내는 분자를 사용한다.

그들은 리씬이라고 하는 아주까리씨에서 추출한 물질의 한 조각을 환자에게 부착시킨다. 이렇게 함께 결합된 분자는 에이즈 바이러스에 감염된 세포를 사멸시킨다. 에이즈의 발병을 예방하거나 지연시키는 효과적인 방법은 에이즈 발병 초기에 바이러스성 단백을 생산하는 세포들을 제거하는 것이다라고 하면서 이 연구 학자들은 이것이 감염의 확대를 방지하고 바이러스성 단백의 생산을 막아줄지도 모른다고 한다. 이런 바이러스 단백의 생산이 에이즈를 더욱 약화시킨다. 마법의 탄환요법은 병에 이완된 모든 세포들을 모두 찾아내고 그것들을 파괴하지만 정상 세포들에는 영향을 미치지 않는 어떤 새로운 약재를 주입하는 방법이다.

지금까지 이 에이즈 치료 실험은 실험실내에서 배양되어 감염된 세포만을 대상으로 실험하였다. 그러나 연구 학자들은 표면에 에이즈 바이러스성 단백을 가지고 있는 모든 세포들이 그 독성 물질의 공격을 받고 사멸될 수 있다는 것을 보여주어야 한다.

그들의 구상은 에이즈 바이러스가 찾아 다니는 주요 목표물인 소위 〈CD-4〉 분자를 표적 탐색 수단으로 사용하려는 것이다. 세포가 일단 감염되면 그것은 자기의 표면에 특수한 분자를 내보내는데 이것이 그 근처에 떠있는 〈CD-4〉 분자를 만들어내고 그 분자들에 무서운 독성 물질인 리씬 분자를 붙이는 과정이 실시된다. 바이러스에 감염된 세포들이 이런 혼합 분자들을 골라내어 탐식한다. 그렇게 되면 그 세포는 사멸된다. 실험에 사용된 세포들은 환자가 아니라 실험실에서 에이즈 바이러스에 감염되었다. 그러므로 이 방법이 치료에 효과가 있을지도 아직 확실하지 않다.

만일 에이즈 바이러스에 감염된 환자들로부터 추출한 감염된 세포도 이런 혼합 분자에 의해 사멸될 수 있다면 그것은 에이즈의 발병을 예방하거나 지연시킬 수 있을 것이라고 학자들은 주장하였다.

에이즈 바이러스를 죽이는 산삼 추출액 연구제조

야생 식물에서 추출해 낸 에이즈 바이러스와 성 바이러스에 대한 사멸 능력을 가진 추출액이 외국에서 발견되었다고 한다. 이들은 산삼 추출액 검출을 실시하였다. 이 산삼 추출액은 2.5% 이상의 농도에서 에이즈 바이러스에 대해 확실히 사멸 능력을 가지며 16배로 희석시킨 추출액은 30초 이내에 매독나선균을 사멸시키며 흰포도상균, 대장균 등에 대한 살균율은 100%에 달하였다는 것을 증명하였다. 검사 결과 이 추출액은 독이 전혀 없다는 것이 판명되었다.

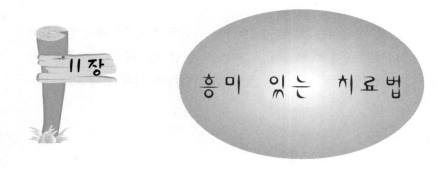

흥미 있는 치료법

최근 새로 개발한 치료법 몇 가지

최근 몇 년 동안 일부 선진국에서는 흥미있는 새로운 치료법을 이용하여 질병 치료에 일정한 성과를 거두고 있다.

1) 글쓰기 요법

한 의사는 글씨를 쓰게하는 방법으로 말더듬증 환자를 치료하였다. 그는 말더듬증 환자 100명에게 인쇄체의 글자를 모방하여 한 자, 두 자씩 일정한 양의 글자를 쓰게 하였다. 이렇게 글자 쓰기를 10주 동안 실시하였더니 환자들이 천천히 글을 쓰는 습관이 생겼다. 이와 함께 환자들이 생각하는 속도가 늦어짐에 따라 조건반사가 생기면서 말더듬증이 없어지거나 이전보다 매우 가벼워졌다.

2) 그림 그리기 요법

일부 정신병원에서는 환자들에게 그림을 그리는 방법으로 병을 치료하고 있다. 그들은 정신병이 처음 나타난 환자들에게 회색 또는 검은색 그림을 그리게 하였고 병이 점차 호전될 때에는 명랑하고 온화한 색의 그림을 그리게 하였다. 정신분열증 환자인 경우에는 일반적으로 그림 그리기를 시키기 어렵기 때문에 그들에게는 괴이한 인물 그림이나 건물 그림을 그리게 하였다. 일정한 기간 여러 단계를 거쳐 그림 그리기를 시켰더니 정신병 환자들의 정신 상태가 점차 좋아지면서 정상적인 정서와 정신 활동을 할 수 있는 능력이 현저히 높아졌다.

3) 음악 요법

정상인들도 우아하고 경쾌한 음악을 들으면 건강에 좋다. 그러므로 음악은 일부 환자들에게 새로운 보조적 치료가 된다. 왜냐하면 음악이 대뇌피질의 흥분과 억제 과정을 조절하며 위장의 운동을 촉진시키고 타액과 소화액 분비를 증가시키기 때문이다. 실험을 통하여 증명된 바와 같이 유아에게 정상적으로 음악을 들려주면 지능발육이 촉진될 수 있고 노인들이 청년시기에 유행되던 음악들을 정상적으로 감상하게 되면 기억력을 회복시키는데 도움이 된다. 우울증 환자에게 경음악을 주기적으로 들려주면 정서가 낙관적으로 되어 병세가 호전될 수 있다. 이밖에 고혈압 환자들이 바이올린 협주곡을 감상하게 되면 혈압이 10-20mmHg쯤 내려갈 수 있다.

4) 향기 요법

어느 한 병원에서는 환자들에게 특이한 치료법을 적용하고 있다. 이 병원에서는 약물 요법이나 일반 물리 요법으로 병을 치료하는 것이 아니라 환자들에게 꽃향기를 맡게 하는 방법으로 병을 치료하고 있다. 예를 들면, 천죽화에서 풍기는 꽃향기를 맡으면 진정이 되며 피로가 풀리고 잠이 잘 온다.

고혈압 환자들이 국화, 흰쑥, 금은화 꽃향기를 맡거나 혹은 이것들을 각각 250g, 반토 120g 정도를 넣고 베개를 만들어 베고 자면 혈압이 내려갈 수 있다. 최근에 향기 요법은 이미 적지 않은 질병들을 치료하는 보조 요법으로 다방면으로 이용되고 있다.

5) 물고기 관상 요법

한 심리학자는 연못에서 헤엄치고 있는 물고기들을 관상시키는 방법으로 어린이들의 정신분열증을 치료하고 있다. 어린이 정신분열증 환자에게 물고기가 자유롭게 헤엄치고 있는 모습을 관상하게 하면 상상력이 높아지고 정서가 점차 안정되면서 정신분열증이 없어질 수 있다. 이 밖에 만성질병이 있는 환자들이 물속에서 회유하고 있는 물고기들을 정상적으로 관상하게 되면 초조한 정서가 해소될 수 있으므로 질병 치료에 이롭다.

6) 얼음주머니 요법

얼음주머니를 관절부위에 올려놓고 류마치스성 관절염을 치료하면 효과가 좋다고 한다. 한 병원에서는 환자 24명의 슬관절부위에 얼음주머니를 올려놓고 하루에 20분씩 3회, 4주일 동안 치료하였더니 환자는 통증이 없어지고 잠을 잘 잤을 뿐 아니라 관절운동도 잘 하였다고 한다.

7) 웃음 요법

하루에 3번씩 웃으면 장수한다는 말은 근거가 있는 것 같다. 지금 일부 연구 기관들에서는 웃음 요법을 쓰고 있다. 어느 한 병원에서는 퇴원하는 환자들에게 매일 15분간씩 웃을 것을 권고하고 있다. 또한 일부 요양소에서는 일정한 시간을 정해놓고 노인들에게 유모어스런 소설이나 만화, 희극같은 것을 읽어주거나 관람하게 하여 한바탕 웃게 하고 있다. 과학자들의 연구에 의하면 사람들이 웃을 때면 인체내의 횡격막, 심장, 폐, 췌장, 간장까지도 짧은 시간 내에 단련을 할 수 있어서 혈액 순환과 내분비 기능이 촉진되고 호흡이 조절되며 심장박동이 촉진될 수 있을 뿐 아니라 전신 근육이 느슨해지며 권태감과 우울증이 없어질 수 있다고 한다.

8) 모래찜질 요법

외국에서는 모래병원을 개원해 놓은 곳도 있다. 이곳에서는 해마다 6월 20일경부터 8월 20일까지 전국 각지에서 오는 환자들을 대상으로 치료하고 있다. 햇빛이 쨍쨍 내리쬐는 여름에 모래 속에 몸을 묻으면 류마치스성 관절염과 요통을 치료하는데 효과가 매우 좋다고 한다. 또한 모래찜질 요법은 좌골신경통, 순환계통의 염증, 신경계통 질환, 소화기능 장애, 외상으로 인한 질병들을 치료하는데 효과가 좋다고 한다.

9) 푸른색에 의한 치료법

최근 일부 국가의 산림지대에는 특별한 산림 병원들이 건설되고 있다. 환자들은 수림 속이나 나무 밑에서 또는 샘터에서 산보하며 휴식하는 것을 중요한 치료 방법으로 하고 있다. 사람들은 이것을 푸른색에 의한 치료법이라고 한다. 분석한 바에 의하면 산림속 푸른색은 사람의 신경계통과 대뇌피질, 시망막 조직에 대한 조절작용과 원기보충작용을 함으로써 호흡과 맥박을 고르게 하고 혈압을 낮추며 시력을 높여준다.

산림 속에는 산소가 풍부할 뿐 아니라 공기 비타민이라고 하는 음이온이 많이 함유되어 있다. 그것이 진정, 진통, 진해, 경련해소, 이뇨 작용을 한다. 많은 나무와 고등 식물들은 또한 여러 가지 살균소를 분비한다. 전나무, 소나무, 녹나무 등은 결핵, 이질, 감기, 콜레라, 디프테리아 등 병균을 죽일 수 있는 많은 향기로운 살균소를 분비한다. 식물이 분비하는 휘발성 정향, 페놀, 천죽화유, 계수나무유, 레몬유도 균을 죽일 수 있다. 고혈압, 기관지염, 심장병, 기관지천식, 폐결핵, 폐기종, 신경쇠약 환자들이 산림병원에 와서 푸른색에 의한 치료를 받은 후 병세가 모두 호전되었다.

10) 동굴에 의한 치료법

동굴 안은 주위가 조용하고 공기가 깨끗하며 먼지와 병균이 극히 적다. 그러므로 동굴에 의한 치료는 정신, 심리, 심장혈관계통과 호흡기계통의 질병에 좋은 효력을 나타낸다. 어느 동굴 관리원에 의하면 기관지염과 기관지천식 환자들이 동굴 속에서 10~15일만 있으면 병세가 현저히 호전될 수 있고 불면증 환자들도 잠을 제대로 잘 수 있으며 정신적으로 초조감을 느끼는 환자들도 기분이 상쾌하게 되고 고혈압과 심장병 환자들의 증세도 개선될 수 있다고 한다.

 새로 개발한 머리피부 자극법

머리피부 자극법이란 일정한 방법(솔빗이나 손가락)으로 머리의 피부를 자극하여 병을 예방하거나 치료하는 비약물성 치료법이다. 자극은 주로 머리칼이 있는 부위를 위주로 하면서 머리를 덮고있는 피부의 일정한 부위로 한다. 자극법으로 가장 좋은 것은 프라스틱으로 만든 빗이다.

빗은 빗살의 끝이 뾰족하지 않고 다소 뭉툭하며 빗살의 수가 많은 것이 가장 좋다. 자극 방법은 빗기(긁기), 두드리기, 누르기로 나누어볼 수 있는데 기본은 빗기 즉, 머리칼을 빗을 때처럼 빗으로 머리 피부를 자극하면서 긁어 빗는 것이다.

빗기(긁기) - 빗의 자루를 손에 쥐고 앞머리털 경계에서 시작하여 뒷머리털 경계부위까지 빗어 넘기면서 자극을 준다. 머리 피부에 빗살을 대고 다소 힘주어 빗는데 약간의 아픈 감각이 있을 정도로 한다. 머리의 한 부분을 자극하는데는 보통 앞으로부터 뒤로 빗기를 5~8회 하며 병의 상태에 따라 그보다 더 많이 할 수도 있다.

두드리기 - 흔히 빗기가 끝난 후에 하는데 관자놀이나 백회혈 부위, 풍지혈 부위를 위주로 한다. 두드리기만 단독으로 할 수도 있다. 한 부분에 10회 정도 율동적으로 두드리는데 피부침을 두드리는 것과 비슷하다. 일반적으로 기분이 좋을 정도로 하는 것이 좋다.

누르기 - 빗의 빗살을 머리 피부에 수직으로 대고 힘주어 누르는데 1-2초씩 5~6회 누른다. 오른손이나 왼손의 두 번째 손가락으로 누르는 것도 좋다. 약간의 통감이 있을 정도로 누르다가 떼면 누른 자리가 시원한 감을 느낀다.

타인이 해주는 경우에는 자극 강도를 조절하기가 어려우므로 손의 마비가 없는 한 환자 자신이 하는 것이 좋다. 목적한 자극이 끝나면 머리를 빗는다. 치료는 세면 후에 하는 것이 좋으며 1회에

3~5분 동안이 적당하다. 치료 기간은 10~30일로 하며 뇌동맥 경화증이나 뇌졸중이 우려되는 경우에는 장기간 실시하면 더욱 좋다. 몇 가지 질병과 증상에 대한 자극 방법은 다음과 같다.

뇌수피로 - 머리가 무겁고 불안, 초조할 때 한다. 먼저 머리의 정중선(독맥, 정중선)을 따라 5~8회 비교적 세게 빗으로 머리를 뒤로 빗어 넘긴다. 다음 가운데 선을 기준으로 양쪽을 엇바꾸어 가면서 빗어 넘기는데 귀바퀴있는 곳까지 자극한 다음에는 이마를 골고루 빗살 끝으로 두드려준다.

불면증 - 잠들기 힘들거나 잠을 깊이잘 수 없을 때 한다. 두부 전체를 골고루 힘주어 빗으면서 2분 정도 자극을 준 다음 두전정 부위(백회혈 부위)에서 시작하여 뒤로 후두모발 경계부위까지 다소 힘주어 5~8번 빗는다. 다음 백회혈 부위와 풍지혈 부위를 빗 끝으로 10회 정도 힘있게 두드린다.

뇌졸중 - 뇌혈전이나 뇌출혈로 반신마비가 있을 때 할 수 있는 방법이다. 먼저 모발이 있는 피부 전체를 골고루 앞에서 뒤로 다소 힘주어 빗은 다음 마비된 팔다리의 반대편 머리 피부를 전반적으로 5~8회 힘주어 빗는다. 다음 이 부위를 가볍게 빗으로 두드려주고 풍지혈이 포함되게 빗살 끝으로 힘주어 1-2초 정도 5~6회 눌러준다. 아침과 저녁에 한 번씩 한다.

탈모증 - 먼저 모발이 있는 부위를 골고루 빗으로 1분 동안 피부에 자극을 주면서 빗는다. 다음 탈모된 부위를 약간 힘주어 빗는다. 이어서 모발의 경계 부위를 따라 이마, 목, 귀 주위를 차례로 돌아가며 1분 정도 두드린다. 끝으로 탈모 부위에 빗살 끝을 대고 꼭꼭 눌러주고 10~15초 정도 빗살로 두드린다. 빗질을 할 때 모발이 많이 빠져 나오면 빗질을 하지 말고 두드리기와 누르기만 하며 탈모

부위가 예민하면 명주천을 씌우고 한다.

비듬 - 모발이 있는 전체 부위를 빗으로 가볍게 1분 동안 두드린 다음 빗 끝으로 골고루 힘주면서 빗어 넘어간다. 다음 양쪽 손의 두 번째 손가락 끝으로 머리 전체 피부를 약 2분간 골고루 힘주어 누른다.

안질환 - 근시, 시신경위축, 안정피로, 만성 결막염일 때 실시한다. 먼저 눈썹과 이마부위를 빗으로 골고루 1분 동안 두드리고 양쪽 풍지혈 부위를 각각 30초씩 두드린다. 이어 머리의 정중선을 따라 후두결절 아래까지 힘주어 빗으로 5-8번 빗어 넘기고 마지막에는 두 눈을 감은 다음 눈꺼풀 위에 손가락을 가볍게 대고 30초 동안 있다가 뗀다.

주의점은 다음과 같다.

- 빗질은 한 방향으로만 한다. 즉 앞에서부터 뒤로 빗으면서 자극을 주며 그것이 불편한 경우에는 머리 정중선에서 양 옆으로 내려가면서 귓바퀴쪽으로 빗는다.

- 자극을 무리하게 하여 머리 피부에 상처가 생기지 않도록 해야 한다. 만약 찰과상이 생겼을 경우에는 3~4일 동안 치료를 하지 말고 상처가 치유된 다음에 한다.

- 자극의 강도가 지나치면 머리에 피가 몰리는 것과 같은 감을 느낄 수 있는데 이때에는 치료 후 10분 동안 누워서 안정하며 다음날부터는 강도를 낮추어야 한다.

- 머리 피부에 화농부위가 있으면 금지해야 한다.
- 빗은 매일 비누로 씻어서 건조시켜 보관하고 사용해야 한다.

이런 방법으로 치료하면 머리의 피로감, 눈의 피로감은 즉시 효과를 볼 수 있다. 불면증, 신경과민 때에는 3일 정도 지나서 효과가 있으며, 탈모증은 30일 정도 지나야 눈에 띄게 좋아진다.

뇌졸중 후 반신마비가 왔을 경우에는 일찍부터 하는 것이 효과가 좋다. 연구자는 뇌졸중 후 반신마비가 왔으나 침 치료를 꺼려하는 환자들에게 이 방법을 적용하였는데 침 치료를 받은 환자들과 같은 정도로 마비가 빨리 호전되었다. 고혈압과 뇌동맥 경화증으로 뇌졸중이 항상 걱정되는 50대의 환자들에게 이 치료법을 권하였는데 날이 갈수록 머리가 가벼워지고 말초혈액순환이 잘 되어 수족의 저림이 없어졌으며 혈압도 안정되었다. 특히 언어장애를 느끼던 환자들에게 3개월 동안 치료한 후 말이 쉬워지고 기억력이 좋아지는 것을 느꼈다.

이밖에도 신경쇠약증, 뇌외상 후유증, 난청, 이명, 메니에르병, 두통, 뇌염 및 뇌막염 후유증, 산후증, 위산저하 등에 효과가 좋았다. 위에서 본 머리 피부 자극요법을 발바닥 자극요법과 병행하면 성인병의 예방과 치료에 신기한 효과를 보는 경우가 많다.

 약간의 미열은 질병 치료에 도움을 준다.

몸이 아파서 열이 나면 사람들은 보통 아스피린과 같은 해열제를 먹고 열이 내리기를 기다린다. 그러나 일부 의사들은 약간 미열이 있는 것이 병을 치료하는데 도움을 준다는 주장을 하여 주목을 끌고 있다. 이들은 몸에 열이 있을 경우 병원균에 대한 인체의 저항력이 더욱 강해진다고 주장하고 있다. 뿐만 아니라 체내에 있는 열은 병원균과 직접 싸우는 항체가 더욱 신속히 형성되게 한다고 한다. 인체에 병원균이 침입하면 백혈구는 그 병원균을 포위하고 공격하게 된다. 병원균과 싸우는 과정에 백혈구도 내인성 발열호르몬을 생성하게 되는데 그 호르몬은 혈액을 통하여 뇌의 시상하부에 도달하게 된다. 뇌의 시상하부가 바로 인체의 온도를 조절하는 기능을 수행하고 있다.

결국 백혈구와 병원균 사이의 싸움을 통하여 내인성 발열호르몬이 생성된다. 이 호르몬이 뇌의 시상하부를 자극하게 되면 인체의 온도를 조절하는 시상하부는 병원균을 더욱 효과적으로 공격할 수 있도록 더 많은 열을 발산하도록 지시하는 것이다.

뿐만 아니라 체온이 높을 때 즉, 몸에 열이 있을 때 병원균에 의해 감염된 세포에서는 인터페론이라는 물질이 형성된다. 이 인터페론 역시 병원균의 감염을 방지하는 기능이 있다. 다시 말하면 정상보다 높은 체온을 유지하면 병원균에 대한 인체의 저항력이 그만큼 강화되는 것이다. 그러나 어린이들이나 노약자들 그리고 심장질환이 있는 경우에는 체온이 높으면 위험할 수도 있다고 의사들은 말하고 있다. 따라서 의사들은 열이 있다고 해서 해열제를 먹고 열이 내리게 하는 것 보다는 약간의 미열을 유지하는 것이 병원균에 대한 항체활동을 강화하는데 도움이 된다고 말하고 있다.

머리를 동쪽으로 향하고 자는 것이 좋다.

사람들이 머리를 북쪽을 향해서 자는 것을 피하고 동쪽으로 향하고 자는 편이 좋다는 것이 밝혀졌다. 지구에서 자주 일어나는 미세한 자력선장애가 뇌의 전기작용의 명백한 변화를 가져온다는 것이 발견된 것이다. 그것은 머리를 북쪽으로 향하고 자는 사람들은 생화학물질의 분비에 영향을 준다. 자성분야의 극히 미세한 진동은 뇌의 전기활동을 상당히 억제하기 때문에 초조감, 불안감 등이 생기게 된다. 그러나 머리를 동쪽으로 향하고 잔 실험 대상자들은 기분이 좋고 안정감을 느꼈다고 한다.

 ## 유전자 총으로 불치의 병을 치료

영국 의학자들이 병든 세포에 필요한 양의 유전자약을 쏘아넣어 암과 무서운 전염병들을 치료하는 새로운 기구를 발명하였다. 유전자 총으로 건강한 데핵산 분자가 함유되어 있는 미세한 금분을 병변 부위에 쏘아 넣으면 세포가 데핵산을 흡수하여 건강해 지므로 여러 가지 불치의 병이 치유된다. 특히 건강한 데핵산 분자들은 세포를 악성종양과 싸우는데 필요한 양만큼 병든 조직에서 생성하도록 도와준다.

 ## 사람의 수명을 확정할 수 있는 생물시계

영국 학자들이 유전학을 연구하는 과정에 인간의 최고 수명을 유전학적 분석으로 알아 낼 가능성을 갖게 하였다. 사람의 몸에는 생물시계가 있는데 이것이 일정한 예비 시간을 가진다. 이 시간이 다 경과하면 죽음에 이르게 된다. 연구 자료에 의하면 시간계산은 어느 한 염색체의 일부분에 의하여 진행된다고 한다. 지금 사람들의 생물학적 예비시간 양을 확정할 수 있게 하는 특별한 방법이 개발되었다고 한다.

젊음을 되찾게 하는 신기한 전자 교갑약

자동조절체계 및 무선 전자공학 연구소 전문가들에 의하여 만들어진 이 약은 공식적으로 위장관 및 점막 자율전기 자극기로 불리고 있다. 자율전기 자극기는 전자공학과 약리학을 결합시킨 것으로 새로운 치료 방법이다.

크기는 22 × 11mm인 작은 교갑 형태로 만들어졌으며 전극으로 연결되는 두 개의 반구로 되어있다. 교갑 안에는 극소형 불로크, 즉 임플스 발생기와 전원이 들어 있다. 물과 함께 쉽게 삼킬 수 있다.

심한 만성변비증 치료를 위해 직장에 넣으며, 성기능을 높이기 위하여 질내에 삽입할 수 있다. 이는 24~150시간 동안 체내에 머물게 되며 그 후 자연적으로 배출된다. 위장관 및 점막 자율전기자극기는 작용 조건을 고려하여 설계되었는데 위 또는 장관의 산성물질 속에 들어가면 자동적으로 가동한다. 이 자극기의 작용으로 누클레인산 함량이 증가되고 위액 내에서 펩신 수치가 낮아지며 위내의 음식물이 빨리 소화되어 내려가고 점막의 방어기능이 높아지며 상피가 정상으로 회복된다는 것이 확증 되었다. 특히 위염 및 십이지장궤양 환자들의 산도가 눈에 띄게 낮아지는 것이다. 1,2기의 당뇨병과 비만증, 산부인과 수술 후와 척수 및 척추 타박상 때 발생하는 장무력증과 부전마비, 만성변비증과 중첩, 분류성 동맥경화증, 만성 췌장염, 고혈압, 저혈압, 십이지장 궤양, 연동운동 이상증, 암성질병, 생식기병, 비뇨기병, 피부질병, 스트레스, 편두통 등에 쓰인다. 주요하게는 면역이 급격히 높아지게 되어 세포갱신 효과가 나타나는 것이다.

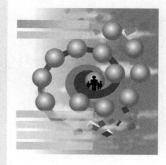

제3부

장수 명약과
음식

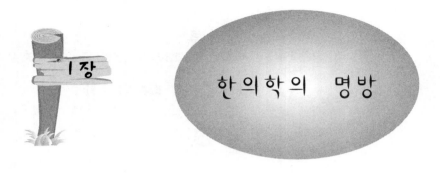

한의학의 명방

 경옥고

구성 : 생지황 9500, 인삼 900, 백복령 1800, 봉밀 6000. 생지황은 즙을 내고 인삼, 백복령은 작말하여 봉밀에 갠다. 이것을 항아리에 넣고 기름종이로 5겹 싼 다음 김이 새지 않게 덮개를 잘 닫은 다음 이것을 물이 든 가마에 넣고 물을 부단히 보충하면서 72시간 달여 엿처럼 되게 한다.

용법 : 1회에 1~2스푼씩 따뜻한 술 또는 물에 타서 1일 2~3회 복용한다.

효능 : 기혈을 보하며 몸을 튼튼하게 한다. 인삼, 백복령은 원기와 비기를 보하고 생지황은 음혈을 보한다.

※ 경옥고는 매우 좋은 전신강장제이다. 실험적으로 만성적인 출혈성 빈혈을 일으킨 동물의 먹이에 경옥고를 첨가하여 일정한 기간

먹이면 적혈구와 혈색소가 증가하며 체중이 증가한다. 또한 추위와 산소 결핍에 잘 적응하며 피로를 예방하고 피로회복을 빠르게 하는 작용이 증명되고 있다.

적응증 : 노화방지 및 건강한 체력을 유지하는 외에 허로손상으로 머리가 일찍 희어지며 치아가 흔들리고 쉽게 피곤한데 사용한다. 만성 위장질환, 여러 가지 소모성 질병에 보약으로 적용할 수 있다.

불노환

구성 : 인삼 112.3, 파극, 당귀, 토사자 각각 112.5, 생지황, 건지황 각각 75, 우슬, 두충 각각 56.3, 백자인, 구기자, 석창포, 지골피 각각37.5. 파극은 거심주초하며 구기자, 우슬, 당귀는 술에 담근 것을, 토사자는 술에 법제한 것을 쓴다. 또한 숙지황은 술에 담가 약한 불에 쪄서 말린 것을 쓰고 두충은 밀기울과 함께 볶은 것을 쓰며 석창포는 쌀을 씻은 물에 담근 것을 쓴다. 위의 약을 가루 내어 봉밀에 반죽하여 3g 되게 알약을 만든다.

용법 : 1회에 7~8알씩 1일 1회 더운 술 또는 끓인 소금물로 식후에 복용한다.

효능 : 인삼은 간, 신과 정혈을 보하며 파극, 토사자는 신양, 숙지황은 신음, 신정을 보하고 당귀, 건지황은 음혈을 보한다. 또한 우슬, 두충은 간, 신을 보하며 골수, 근골을 튼튼하게 하고 석창포는 담습을 제거하여 신을 맑게 한다. 이 밖에 구기자는 간, 신을 보하며 눈을 밝게 하고 백자인은 정신을 안정시키며 대변을 연하게 하고 지골피는 음허로 생긴 허혈을 없앤다.

적응증 : 노화 방지 외에 허리와 다리에 힘이 없고 쉽게 피곤해
지며 머리가 일찍 희여지는데 쓴다. 신경쇠약, 음위증, 불면증, 건
망증 병후 여러 가지 만성소모성 질환에 사용한다.

 ## 인삼고본환

구성 : 인삼 37.5, 생지황, 숙지황, 천문동, 맥문동 각각 75. 생지
황, 숙지황은 생강즙에 담가서 볶은 것을 쓰며 천문동과 맥문동은
닦은 것을 쓴다. 상기약을 가루로하여 봉밀에 반죽해서 0.3g 정도의
알약을 만든다.

용법 : 1회에 50~70알씩 따뜻한 술 또는 소금을 조금 넣고 끓인
물로 1일 3회 식후에 복용한다.

효능 : 원기와 음혈, 신정을 보하며 허열을 없앤다. 숙지황은 음
혈을 보하며 허열을 없앤다. 천문동은 폐열을 없애고 맥문동은 폐
음을 보하는데 다같이 기침을 멈추는 작용을 한다. 여기에 인삼이
배합되었으므로 원기를 더욱 보하며 다른 약들의 작용을 돕는다.

적응증 : 무병장수케 하며 조기에 머리가 희어지는 것을 예방한
다. 폐결핵, 만성 기관지염에 이용할 수 있다.

삼정환

구성 : 백출 50, 지골피 50, 상심자 1200. 상심자에서 짜낸 즙에
백출과 지골피 가루를 섞어 반죽해서 항아리에 넣고 밀봉하여 햇볕

에서 말린 다음 가루 내어 꿀에 반죽해서 0.3g정도의 알약을 만든다. 1회에 30~50알씩 술 또는 물로 1일 2~3회 식후에 복용한다.

효능 : 비위와 간, 신을 보하며 귀와 눈을 밝게 한다. 장복하면 몸이 가벼워진다. 백출은 비위를 튼튼하게 하며 소화가 잘 되게 하고 상심자는 간, 신과 정혈을 보하며 귀와 눈을 밝게 한다. 지골피는 음허에 의한 허열을 없앤다.

적응증 : 노화 방지와 귀와 눈이 멀고 쉽게 피곤함을 느낄 때 사용한다.

🐭 구기전

구성 : 구기자즙, 생지황즙 각각 500(ml), 맥문동즙 900(ml), 행인 180(ml), 인삼분말 11.8, 백복령분말 7.5. 행인은 단맛이 있는 것을 골라 갈아서 약엿이 되게 한 것을 쓴다. 위의 약즙과 약엿을 약한 불에 물엿이 될 때까지 달인 다음 인삼, 백복령 분말을 넣고 다시 약엿이 될 때까지 달인다.

사용법 : 약엿을 사기그릇에 보관하여 1회에 한 스푼씩 1일 2~3회 공복에 복용한다.

효능 : 심, 폐, 신과 정혈을 보하며 노화를 방지한다. 구기자는 정혈과 간, 신을 보하며 눈을 밝게 하고 근골을 튼튼하게 하며 노화를 방지한다. 생지황, 맥문동은 신음, 심혈을 보하며 인삼은 원기와 심, 비를 보한다. 백복령은 심, 비를 보하는 외에 정신을 안정시키며 이뇨 작용을 돕는다.

※ 구기자에는 지질대사에 좋은 영향을 주는 베타인, 루틴 등이 함유되어 있다. 사료에 구기자 가루를 첨가하여 동물에게 먹이면 체중이 빨리 증가하는데 특히 일정 기간 굶긴 동물은 이 작용이 더 뚜렷하게 나타났다. 이밖에 혈압을 하강시키는 작용 및 혈액내 콜레스테롤을 낮추는 효능이 확인되었다.

적응증 : 정혈 부족으로 조노 현상이 있으며 눈이 잘 보이지 않고 두훈 목현과 사지무력과 무기력, 건해와 조열이 있고 인후종통, 흉민, 불안한 증상에 사용한다.

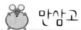 만삼고

구성 : 만삼 130, 황정 20, 꿀, 방부제 각각 적당량. 상기약을 분말로하여 총량이 1000g 되게 하여 꿀에 개어서 연한고제를 만든다.

사용법 : 1회에 30~35g씩 1일 식후 복용한다.

효능 : 보혈강장하는 효능이 있다. 만삼은 인삼과 비슷한 작용을 한다. 만삼을 가지고 한 약리실험에서는 적혈구 수 및 혈색소의 양을 증가시키는 작용이 확인되었는데 이런 작용은 비장을 제거한 후에도 남아있다. 이 밖에 인체의 저항력을 높이는 작용과 혈압을 강하시키는 작용이 있다. 보조약인 황정은 기를 보하는 약으로서 만삼의 작용을 돕는다.

적응증 : 허약자, 병후, 빈혈, 만성 소모성질환, 만성 호흡기질환, 만성 소대장염, 만성 신장염에 전신강장의 목적으로 사용한다.

하수오환

구성 : 적하수오, 백하수오 각각 300, 육종용 240, 우슬 160, 대조 500. 먼저 적하수오, 백하수오를 대조와 함께 찐 다음 적하수오는 햇볕에 건조시켜 가루를 낸다. 대조는 젖었을 때 껍질과 씨를 제거하고 적하수오 가루, 육종용 가루, 우슬 가루와 함께 섞어 잘 찧은 다음 오자대환한다.

용법 : 1회에 30-40알씩 1일 3회 식후에 복용한다.

효능 : 정혈을 보하며 혈맥을 잘 통하게 하고 머리를 검게 한다. 적하수오, 백하수오, 육종용은 간과 신, 신양과 정혈, 골과 수를 보하며 머리를 검게 하고 손발을 따뜻하게 한다. 우슬은 어혈을 제거하며 혈맥을 잘 통하게 하고 골수를 보하며 허리와 무릎을 튼튼하게 한다.

적응증 : 정혈 부족으로 조노현상이 있으며 머리가 희어지고 손발이 싸늘하고 음위증일 때 사용한다.

육미환

구성 : 숙지황 300, 산약, 산수유 각각 150, 백복령, 목단피, 택사 각각 112.5. 위의 약을 가루 내어 꿀에 반죽해서 오자대환한다.

용법 : 1회에 30~40알씩 1일 3회 따뜻한 물, 따뜻한 술 또는 소금을 끓인 물로 공복에 복용한다.

효능 : 신음을 보하며 소변을 이롭게 하고 강장보혈한다. 숙지황

은 신음과 신정 그리고 음혈을 보하고 산약은 비위와 신을 보하며 소화를 돕는다. 산수유는 간, 신을 덥히며 보하고 백복령, 택사는 비를 도와 수습을 잘 빠져나가게 한다. 목단피는 음허로 생긴 허화를 없앤다.

※ 실험적으로 고혈압을 일으킨 흰쥐에게 체중으로 환산하여 어른용량의 배에 해당되는 양의 육미환을 위내에 넣고 혈관에 표식물을 주사한 다음 혈액 내에서 비방사능이 없어지는 속도를 측정하는 방법으로 한 실험에서 신장기능에 대한 효과적인 작용이 증명되었다. 실험동물은 육미환을 먹이기 시작한 첫 주부터 혈압이 내렸고 신장기능이 좋아졌으며 사망율이 낮아졌다.

양측성 신장성 고혈압을 일으킨 흰쥐도 효과가 있었다. 이것은 바로 이 약이 건강한 쪽 신장의 대사기능을 이롭게 하는데만 의의가 있는 것이 아니라 순환장애를 일으킨 신장의 배설기능을 신속히 하는데 상당한 효력이 있음을 보여준다. 이 밖에 성기능을 높이는 작용과 혈당량을 낮추는 작용이 증명되었다.

적응증 : 신허증으로 오는 제반증상에 쓰인다. 신수가 부족하여 허화가 위로 상승하여 몸이 여위고 요슬무력, 산통, 현훈, 목현, 이명, 유정, 몽설이 있고 식은땀이 나며 소변이 자주 마렵거나 소변불리, 미열이 있으면서 기침을 하는데 효과가 있다. 병후 그리고 중년기 이후에 보약으로 쓴다. 신경쇠약 특히 성신경 쇠약, 빈혈, 만성 신장염, 당뇨병, 고혈압, 폐결핵에도 사용할 수 있다.

사물탕

구성 : 숙지황, 작약, 당귀, 천궁 각각 4.7.

용법 : 위의 약을 물에 달여 식간에 복용한다. 1일 2첩씩 물에 달여 먹거나 가루 내어 꿀에 반죽해서 알약을 만든 것이 사물환인데 오자대환으로 1회에 30~50알씩 1일 3회 식후에 복용한다.

효능 : 음혈을 보하며 기혈을 잘 통하게 하고 월경을 고르게 한다. 숙지황은 음혈을 보하며 강심하고 당귀는 음혈을 보하며 혈액순환을 돕는다. 작약과 천궁은 음혈을 보하며 혈액순환을 돕고 작약은 복통을 없애며 천궁은 복통을 없애고 월경을 고르게 한다.

※ 사물탕으로 한 실험에서는 골수의 조혈기능을 자극하는 작용이 증명되었다. 사물탕에서의 주약인 당귀는 자궁근육의 수축을 억제하며 긴장을 완화시키므로 자궁의 혈액순환을 좋게 하여 국소의 영향을 도와 자궁의 발육을 빠르게 한다. 비타민 부족으로 오는 고환의 병적 변화를 막거나 또는 치료하는 작용도 있다.

적응증 : 혈허증으로 오는 제반증상에 좋다. 출혈성 자궁증, 월경부조, 동통성 월경곤란증, 산전 산후제 질환에 사용한다.

보음익기전

구성 : 숙지황 11.8, 인삼, 산약 각각 7.5, 당귀, 모려, 감초, 시호 각각 3.8, 승마 1.9, 생강 4쪽. 산약은 주초하며 감초는 밀자한다.

용법 : 위의 약을 1일 2첩씩 물에 달여 1일 3회 복용한다.

효능 : 음을 보하고 비위를 튼튼하게 하며 열을 내린다. 숙지황은 음을 보하고 인삼, 산약은 비위와 기를 보하며 당귀, 모려는 기혈을 조절한다. 감초는 중기를 보하여 허열을 없애고 승마는 약기를 높이고 시호는 외사를 물리치고 열을 내린다.

적응증 : 음허외감으로 열이 나거나 또는 노권상으로 맥이 없고 식욕이 없거나 음이 허하여 변비가 있을 때 사용한다.

 팔미환

구성 : 숙지황 300, 산약, 산수유 각각 150, 목단피, 백복령 112.5, 육계, 부자(법제한 것) 각각 37.5. 위의 약을 가루내 꿀에 섞어 오자대환으로 한다.

용법 : 1회에 50~70알씩 1일 2~3회 식전에 복용한다. 증상에 따라 양을 증가할 수 있다.

효능 : 신양과 신음을 보하며 하초를 덥히고 소변을 이롭게 한다. 이 처방에 포함된 육미환은 신음, 신정을 보하며 소변을 이롭게 한다. 부자는 신양을 보하며 하초를 덥히고 양기를 전신에 분포시키며 육계의 배합으로 이 작용이 더 강화된다.

적응증 : 양허증에 적용한다. 명문화의 부족으로 비를 덥혀주지 못하여 소화가 안되고 식욕이 없으며 설사를 하거나 하초의 원기가 모자라 배꼽주위가 아프며 야간에 소변이 잦고 그 양이 많을 때 신양이 모자라 음위증이 있거나 손발이 차고, 장기간의 설사, 부종, 각기, 소갈 등에 적용한다. 중년기, 노년기에 일찍이 음위증이 있으며 음낭부위가 습하고 냉감이 있으며 요통과 다리에 힘이 없으며 하초

의 시린감, 두훈과 기운이 없으며 눈과 귀가 어두운데도 사용한다. 육미환은 청장년기에 사용하는 것이 좋고 팔미환은 노년기에 좋다. 팔미환은 보양약에 해당되나 보음작용도 있으므로 신음허증에도 적용한다. 고혈압, 저혈압, 동맥경화증, 만성신장염, 폐기종, 당뇨병, 뇨붕증, 방광염, 신경증, 좌골신경통 등에 적용할 수 있다.

🐭 사군자탕

구성 : 인삼, 백출, 백복령, 감초(밀자) 각각 4.7.

용법 : 위의 약을 물에 달여 식간에 복용한다(1일 2첩).

효능 : 원기 특히 비위의 기를 보하며 비위에 정체된 수습을 제거한다. 또한 몸을 가볍게 하며 기운을 북돋아준다. 인삼은 원기와 오장 특히 비위의 기를 보하고 기운을 나게 하며 항병력을 증가시킨다. 백출, 백복령은 비위를 보하며 비위에 정체된 수습을 제거하고 감초는 오장의 기능을 조절하며 약성을 조화한다.

※ 사군자탕의 주약인 인삼은 원기를 돕고 피로를 풀어주고 생산성을 높인다. 약리실험에서는 정신적 및 육체적 노동력을 높이는 작용 방사선 피해까지도 포함되는 모든 유해 인자들에 대한 인체의 저항성과 반응성을 높이는 작용이 증명되었다.

적응증 : 주로 기허증에 적용된다. 안색무화, 사지무력, 식욕부진, 소화불량, 설사 등에 사용한다. 허약자, 만성질환후, 만성위염, 위하수, 위무력증, 만성대장염 등에 쓸 수 있다.

보중익기탕

구성 : 황기 5.6, 인삼, 백출, 감초 각각 3.8, 당귀, 진피 각각 1.9, 승마, 시호 각각 1.1.

용법 : 위의 약을 물에 달여 식간에 복용한다(1일 2첩).

효능 : 익기승양하는 대표적인 처방이다. 원기와 비위를 보하며 양기를 끌어올린다. 군약인 황기와 인삼, 감초는 원기 특히 중기를 보하는데 이 3가지 약의 협력작용으로 기가 허하여서 발생하는 체열을 없앤다. 백출은 비를 튼튼하게 하고 당귀는 혈을 보하는데 이 2가지 약은 황기와 협력작용으로 피부를 윤택하게 한다. 또한 진피는 비위를 보하며 식욕을 돋게 하고 승마, 시호는 양기를 올리며 기허발열을 없앤다. 이 약을 복용하여 양기가 오르고 중기가 충족해지면 체표의 위기가 튼튼해져서 피로감이 없어지며 내장하수가 치료된다.

※ 보중약기탕에 산수유를 첨가한 약리실험에서는 실험동물의 자궁과 그 주위조직에 대한 선택적인 흥분작용 및 수축작용을 한다. 는 것이 밝혀졌다.

적응증 : 기허로 인한 중기 하함에 주로 적용된다.

기가 허하여 전신이 피곤하며 기운이 없고 가슴이 답답하며, 도한, 식욕부진, 양기가 허하여 외감발열오한, 외한호흡곤란과 말하기 싫어할 때 그리고 여성의 대하에 적용한다. 중기가 아래로 처져서 발생한 탈항, 위하수, 자궁하수를 비롯한 내장하수, 오랜 설사 그리고 땀이 많이 나는 증상, 구학, 만성 소모성질환(특히 결핵성 질병), 기능성 자궁출혈을 비롯한 만성적인 출혈성 질병, 영양실조 등에 쓸 수 있다.

※임상검사에서 자궁하수에 대한 상당한 치료 효과가 확인되었다.

 십전대보탕

구성 : 인삼, 백출, 백복령, 감초, 숙지황, 작약, 천궁, 당귀, 황기, 육계 각각 3.8, 생강 3편, 대추 2개.

용법 : 위의 약을 물에 달여 식간에 복용한다(1일 2첩).

효능 : 이 방제는 보혈약인 사물탕과 보기약인 사군자탕에 육계, 황기를 가한 것으로서 음양기혈을 함께 온보한다. 이 방제에 포함된 사물탕은 음혈을 보하며 기혈을 잘 돌게 하고 사군자탕과 황기는 원기를 보하며 비위를 튼튼하게 한다. 이밖에 육계는 양기 특히 신양을 보하며 비위와 경락을 덥힌다.

적응증 : 기와 혈이 모두가 모자라 전신이 쇠약하고 식은땀이 나며 호흡곤란과 기침, 식욕부진, 소화불량, 안면창백, 형체소수, 위고 출산과 수술시 과다출혈로 인한 빈혈과 상처가 치유되지 않을 때 또는 질병후 원기부족일 때 좋다. 빈혈, 출혈성질병, 심장쇠약, 만성소화기질병, 월경불순, 폐결핵을 비롯한 여러 가지 소모성질병 후에 복용할 수 있다.

 쌍화탕

구성 : 백작약 9.4, 황기, 당귀, 숙지황, 천궁 각각 3.8, 계피, 감

초 각각 2.8, 생강 3편, 대추 2개.

용법 : 위의 약을 물에 달여 식후에 복용한다(1일 2첩).

효능 : 이 방제는 황기건중탕에서 이당을 빼고 사물탕을 합방한 것인데 기와 혈을 함께 보한다. 방제중의 황기건중탕은 비위를 보하며 주리에 양기를 충분히 보내며 병사가 들어오지 못하게 하고 허로손상으로 오는 기혈 부족을 치료한다. 또한 사물탕인 당귀, 천궁, 숙지황, 백작약은 음혈을 보하며 혈액순환을 돕는다.

효능 : 병후 또는 허로손상으로 기혈이 허한 경우, 기혈과 신정 부족으로 감기에 자주 걸리고 잘 낫지 않으며 식은땀이 날 때에 쓴다.

인삼양영탕

구성 : 백작약 75, 당귀, 인삼, 백출, 황기, 육계, 진피, 감초 각각 3.8, 숙지황, 오미자, 방풍 각각 2.8, 원지 1.9, 생강 3편, 대추 2개. 백작약은 술에 담가 초한 것을 사용하고 황기는 꿀물에 담가 초한 것을 사용하며 감초는 구한 것을 사용한다.

용법 : 위의 약을 물에 달여 식후에 복용한다(1일 2첩). 또는 작말하여 0.3g되게 밀환하여 1회에 30~50알씩 1일 3회 복용한다.

효능 : 기와 혈을 보하며 속을 온하게 하고 정신을 안정시킨다. 이 방제는 십전대보탕에서 천궁, 백복령을 빼고 오미자, 원지, 진피, 방풍, 생강, 대추를 더 첨가한 것이다. 오미자는 폐기와 신음, 정혈을 보하고 원지는 정신을 안정시키며 진피는 식욕을 증진시키고 소

화를 돕는다.

※ 십전대보탕과 인삼양영탕은 모두 기와 혈이 허한 것을 치료하는데 십전대보탕은 속을 온하게 하며 한증을 제거하는 작용이 있고, 인삼양영탕은 기혈을 보하면서 정신을 안정시키는 특성이 있다.

적응증 : 비, 위, 폐가 허하고 기혈부족으로 머리가 잘 빠지고 형체소수하며 전신이 나른하고 호흡곤란과 식욕부진, 오한, 발열, 자한, 설사, 인건구조, 심혈 부족으로 오는 심계정충, 이경, 불면, 건망증 등에 적용한다. 여러 가지 만성소모성 질환, 병후에 보약으로 복용한다.

 좌귀환

구성 : 숙지황 300, 산약, 토사자, 구판교, 산수유, 구기자, 녹각교 각각 150, 우슬 112.5. 산약은 초한 것을 쓰고 우슬은 술에 씻어 찐 것을 쓰며 녹각교는 약간 부스러뜨려 부풀어 오르도록 초한 것을 사용한다.

용법 : 위의 약을 가루내어 오자대 밀환한다. 1회에 30~40환씩 1일 3회 식전에 끓인물이나 소금물로 복용한다.

효능 : 신음, 정혈을 보하며 근골을 강하게 한다. 숙지황, 구기자, 녹각교, 산수유, 구판교는 신음과 정혈을 보하며 음혈부족으로 오는 허열을 없앤다. 산수유는 신양을 보하고 우슬은 간, 신을 보하는데 모두가 근골을 강하게 하며 기력을 돕는다. 좌귀음에 비하면 이 방제는 보신강장 작용이 더 강하다. 우귀환과 달리 좌귀환은 주로 신음을 보한다.

적응증 : 신음과 신수의 부족으로 오는 신체허약, 허열이 있으며 도한과 심혈부족으로 심신이 요동되어 나타나는 심신불안, 신, 방광의 허손으로 오는 유정, 유뇨, 임탁, 기가 허하여 오는 두훈, 목현, 이롱, 요퇴산연 등에 적용한다.

 팔미보신환

구성 : 숙지황, 토사자 각각 300, 당귀 131.3, 육종용 187.5, 산수유 93.8, 황백, 지모, 진자는 술에 축여 볶은 것을 쓴다. 위의 약을 작말하여 술로 쑨 풀에 반죽해서 오자대환으로 한다.

용법 : 1회에 10~15환씩 더운술 또는 소금을 조금 넣은 술로 1일 2~3회 식후에 복용한다.

효능 : 신음을 보하며 허화를 제거한다. 숙지황은 신음, 신정을 보하며 당귀와 함께 음혈, 심혈도 보한다. 토사자, 육종용, 산수유, 진자는 모두가 신양을 보하며 골수와 근골을 강하게 한다. 지모는 음이 부족하여 발생하는 허열을 제거한다.

적응증 : 허로와 신음허증으로 오는 전신피로, 안색창백, 요슬무력, 미열이 있는 증세에 적용한다.

 우귀환

구성 : 숙지황 300, 산약, 구기자, 녹각교, 토사자, 두충, 육계 각각 150, 산수유, 당귀 각각 112.5, 부자 75. 두충(강즙초), 녹각교

(초), 부자(법제) 위의 약을 작말하여 밀환탄자대환한다.

용법 : 1회 50~70환씩 1일 2~3회 온수, 또는 연한염수로 식전 복용한다.

효능 : 신양, 명문의 화를 보하며 보심음 온보한다. 녹각교, 구기자, 숙지황, 당귀는 신음, 신정, 음혈을 보하며 토사자, 산수유, 두충은 간, 신과 정수를 보하고 산약은 비위를 보한다. 육계, 부자는 신양을 보하며 비위를 온보한다.

적응증 : 신양 부족으로 오는 피로, 심계, 불안, 사지가 무력한 증세에 사용한다. 명문화 부족으로 비위가 허하여 오는 식욕부진, 소화불량, 설사 또는 외한, 제부위 통증이 있으며 양위, 유정, 몽설 등에 적용한다.

🐀 토사자환

구성 : 토사자, 모려, 육종용, 녹용, 부자(법제) 각각 75, 오미자, 상표초, 오약, 산약, 익지인 각각 37.5, 계내금 18.8. 위의 약을 작말하여 밀환오자대환한다.

용법 : 1회에 30~40환씩 1일 2~3회 식전 연한 염수로 복용한다.

효능 : 신양, 신기를 보하며 근골을 강하게 하고 부자는 명문의 화를 보하며 한냉을 없앤다. 상표초, 익지인, 모려, 오미자, 계내금은 신정의 누설을 막고 소변 회수를 감소한다. 산약은 비위를 보하며 소화를 돕고 오약은 체온을 높이며 이기시킨다.

적응증 : 신기부족으로 쉽게 피곤하며 추위를 잘 타고 체약, 두훈,

요슬산통, 뇨붕증, 유정, 몽설에 적용한다.

 ## 귀비탕

구성 : 당귀, 용안육, 산조인(초), 백출, 복신, 인삼, 황기, 원지(밀구) 각각 3.8, 목향 1.9, 감초 1.1, 생강 5편, 대추 2개.

용법 : 위의 약을 수전복 식간에 복용한다(1일 2첩).

효능 : 익기보혈, 건비양심한다. 인삼은 원기와 심기를 보하고 당귀는 심혈을 보하며 백출, 감초는 비, 위의 기를 보한다. 용안육, 산조인, 원지, 복신은 심기를 보하며 심신을 안정시키고 목향은 비기 운화 장애를 돕는다. 생강, 대추는 비위의 기능을 조절하며 약성을 조화한다.

적응증 : 심, 비가 허하여 식욕부진 전신쇠약에 의한 심계정충, 불안, 건망, 불면, 도한, 호흡곤란, 경계 등에 사용한다. 심장신경증, 신경쇠약, 히스테리 등에 쓸 수 있다.

 ## 보심단

구성 : 생건지황 150, 맥문동 75, 석창포 37.5, 인삼, 당귀(주초), 오미자, 천문동, 백자인, 산조인(초), 현삼, 백복신, 단삼, 길경, 원지 각각 18.8. 위의 약을 작말하여 밀자오자대환하여 주사말을 입힌다.

용법 : 등심초 또는 죽엽 달인물로 1회에 30환씩 1일 3회 식후에 복용한다. 물에 달여 먹을 때는 위의 양을 10첩으로 하여 1일

2첩씩 복용한다.

효능 : 심혈을 보하며 정신을 안정시키고 사고력을 증진시킨다. 군약인 생건지황은 당귀, 천문동, 맥문동, 현삼과 함께 음혈을 보하며 허열을 없애고 맥문동, 단삼은 모두 심경에 작용하여 심열을 제거한다. 산조인, 백자인은 정신을 안정시키고 인삼, 백복신은 원기와 비위를 보하며 오미자는 정기를 수렴하고 이들은 모두 기억력을 좋게 한다. 석창포, 원지는 심기를 도와 기억력을 좋게 하고 주사와 함께 정신을 안정시킨다. 길경은 약기운을 상초로 끓어올린다.

적응증 : 음혈부족으로 쉽게 피곤해지며 심계정충, 심신불안, 이경, 불면, 건망 등의 증세가 있는 경우에 사용한다. 신경쇠약, 심장신경증, 빈혈 등에도 적용할 수 있다.

🐭 녹각교환

구성 : 녹각교 500, 녹각상, 숙지황 각각 300, 당귀 150, 우슬, 백복령, 토사자, 인삼, 백출, 두충 각각 75, 호골, 귀판 각각 37.5. 호골과 귀판은 초한다. 위의 약을 작말하여 녹각교 술에 반죽하여 오자대환 한다.

용법 : 1회에 30~40환씩 생강 달인물 또는 약한 소금물로 1일 2~3회 복용한다.

효능 : 신양과 정혈, 골, 수를 보하며 근골을 강하게 한다. 녹각교, 녹각상, 귀판, 숙지황, 당귀, 토사자는 신기, 신정 그리고 음혈을 보하고 우슬은 간, 신을 보하며 호골은 풍습, 풍한을 제거하며 모두가 골수를 충실하게 하며 근골을 강하게 한다. 인삼, 백출, 백

복령은 비위를 도와 영혈을 증가시키며 기운을 돕는다.

적응증 : 하지의 지각마비로 굴신불리, 골위증 등에 사용한다.

 육군자탕

구성 : 반하, 백출 각각 5.6, 백복령, 진피, 인삼, 감초, 각각 3.8, 생강 3쪽, 대추 2개.

용법 : 위의 약을 물에 달여 식간에 복용한다(1 일 2첩).

효능 : 원기와 비위를 보하며 담습을 제거한다. 이 처방중의 인삼, 백출, 백복령, 감초 등으로 구성된 사군자탕은 원기와 비위를 보하고 반하, 진피는 비습, 담습을 제거하며 모두가 식욕을 증진시키고 소화를 촉진한다. 반하, 생강의 배합으로 강역지구하여 구토증을 치료한다. 대추는 생강과 함께 비위를 돕고 영위를 조화시킨다.

효능 : 비위가 허하여 식욕부진, 소화불량, 설사, 전신피로 및 온몸이 무력하고, 쉽게 피곤하며 추위를 몹시 타는데 복용한다. 만성위염, 위하수, 위무력증, 허약한 사람의 위장형 감기 등에 복용한다.

 보정고

구성 : 산약, 호도육, 행인, 웅우전각수 각각 150, 꿀 600. 산약은 세말, 호도육은 잘 갈아서 진흙처럼 만들고 행인은 세말하여 초한 것을 사용한다. 웅우전각수와 꿀을 함께 넣고 달여 찌꺼기를 버리고 3가지 가루를 넣어 반죽하고 항아리에 넣어 굳게 봉한 뒤 중

탕에 반나절 동안 달인다.

용법 : 1회에 한 스푼씩 1일 3회 식후에 따뜻한 술에 복용한다.

효능 : 비위와 폐, 신을 보하며 변비를 치료한다. 산약은 비위와 폐, 신을 보하며 소화를 돕고 행인은 기침을 멈추며 변비를 치료한다. 호도육은 신을 보하며 변비를 치료한다.

적응증 : 허로손상, 병후 또한 허약한 노인들이 소화가 안되고 기침을 하며 변비시에 복용한다. 허약한 사람의 습관성 변비에 적용할 수 있다.

🐭 강장고

구성 : 황기(원액), 숙지황(원액), 당삼(원액), 황정(원액) 각각 80, 의이인(가루), 백출 각각 70, 밤(가루), 꿀, 방부제 각각 적당량, 전량 1000. 상기약을 섞어 약엿이 되게 한다.

용법 : 1회에 20~25g씩 1일 3회 식후에 복용한다.

효능 : 강장영양작용, 피로를 회복시키는 작용이 있다. 황기, 당삼은 원기를 보하고 숙지황, 황정은 보혈한다. 여기에 영양강장약인 의이인, 건비이습 작용이 있는 백출이 배합되어 종합적인 강장 효과가 나타난다.

적응증 : 허약자, 병후, 각종 빈혈, 만성 소모성 질병에 보약으로 사용된다.

강장보혈고

조성 : 당귀(원액), 당삼(원액), 숙지황(원액), 음양곽(원액) 각각 70, 이당 500, 설탕 150. 위의 약들로 각각 원액을 만든 다음 고루 섞고 여기에 설탕, 이당을 넣고 약엿을 만든다.

용법 : 1회에 25~30g씩 1일 3회 공복에 복용한다.

효능 : 전신강장작용, 강심작용이 있고 진정작용 및 성신경 흥분작용이 있다. 당귀는 보혈진정작용을 하고 숙지황은 보혈강심작용을 한다. 당삼은 적혈구 및 혈색소의 양을 증가시키는 데 이런 작용은 비장을 적출한 후에도 여전히 남아있다. 이밖에 음양곽은 성신경에 대한 자극작용을 하는데 당삼의 배합으로 인체의 전반적인 저항력을 높여준다.

적응증 : 일반 허약자, 병후, 각종 빈혈, 만성소모성 질병의 보약으로 쓴다. 성신경 쇠약, 방사선병의 치료약으로도 적용된다.

 황대보환

구성 : 숙지황(원액) 170, 백출 115, 당귀 98, 백복령 48, 하수오, 오미자 각각 25, 꿀 적당량(전량 1000). 위의 약을 작말하여 숙지황 액기스와 꿀을 섞어 밀환오자대한다.

용법 : 1회에 5~6g씩 1일 3회 식후에 복용한다.

효능 : 보혈 강장작용이 있다. 숙지황은 보혈, 강심하고 당귀, 하수오는 보혈 및 진정한다. 백출은 원기를 보하고 소화를 도우며 오

미자는 중추신경계통을 자극하여 그 긴장성을 높이고 눈을 밝게 하며 육체적 및 정신적 사업능률을 높여준다. 백복령은 영양 작용, 진정작용 및 이뇨작용을 한다.

적응증 : 병후, 일반 허약자에게 보약으로 사용한다.

복방황기환

구성 : 황기, 밤가루, 음양곽 각각 170, 천궁, 감초 각각 34, 황정가루, 대추가루 각각 68, 꿀 490(전량 1000). 위의 약을 밀환으로 오자대환한다.

용법 : 1회에 4~5g씩 1일 3회 복용한다.

효능 : 전신 강장 작용이 있다. 황기는 원기를 보하며 밤, 대추, 황정과 함께 전신의 영양 상태를 좋게 하고 소화 기능도 높인다. 음양곽은 성기능을 높이고 천궁은 진정작용을 한다.

적응증 : 병후, 일반 허약자에게 보약으로 사용한다.

어린이 보약

구성 : 의이인, 밤가루, 포도당 각각 100, 포리비오스 50, 꿀 350(전량 1000). 위의 약을 작말하여 꿀과 함께 고르게 섞어 약엿을 만든다.

용법 : 1회에 10g씩 1일 3회 복용한다.

효능 : 영양, 강장 작용이 있다. 의이인에는 풍부한 양의 필수아미노산, 미량원소가 함유되어 있고 밤에는 풍부한 양의 비타민(비타민 C 38mg%, B_1 0.15mg%, B_2 0.1mg%, PP 3.74mg%)과 미량원소가 함유되어 있어서 어린이의 영양 상태를 좋게 한다. 포리비오스는 소화 작용, 포도당은 영양 작용을 한다.

적응증 : 허약한 어린이에게 보약으로 이용된다. 영양실조증, 만성소화기 병으로 소화가 안되며 식욕이 없을 때 좋다.

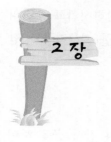

건강장수음식
─약곰, 약죽,
식품

 약곰

1) 황기닭곰

황기닭곰은 예로부터 몸을 보하는 약으로 이용된 민간 요법의 하나다. 잘게 썰거나 가루로 한 황기 40~80g 정도를 약천에 싸서 암탉의 배속에 넣은 다음 실로 닭의 배를 건성 건성 꿰맨다(여기에 찹쌀이나 밤가루를 넣으면 더 좋다). 이것을 사기단지나 약탕관에 넣고 뚜껑을 잘 닫는다. 닭고기가 다 익을 정도로 약한 불에 고은 다음 고기를 1일 2~3회에 나누어 먹는다. 사기단지나 약탕관 등에는 물을 붓지 않아도 기름이 대부분인 닭곰물이 밑에 20.30mm*l* 정도 생기는데 이것도 다 먹는다. 황기닭곰은 몸이 허약한 사람, 병후, 여러 가지 만성 소모성 질병일 때 보약으로 사용한다.

황기는 심장의 수축력을 강하게 하며 혈압을 강하시키고 소변의 양을 증가시키는 작용이 있다. 또한 성신경에 대한 자극작용과 혈청응집가를 높이는 작용과 진정 효과가 있다.

2) 인삼닭곰

인삼 20~40g, 암탉 1마리로 황기닭곰을 할 때와 같이 곰을 하여 2-3회에 나누어 먹는다(고기와 인삼도 같이 먹는다). 인삼대신 산삼을 쓰면 더 좋다. 산삼인 경우에는 0.5~1g정도 가루내어 닭의 배속에 넣고 닭곰을 한다. 인삼닭곰은 허약한 사람, 병후에 보약으로 사용한다. 특히 육체적 및 정신적 피로가 쉽게 오고 또 피로가 쉽게 풀리지 않을 때 효과가 좋다.

3) 당삼닭곰

당삼 20g정도를 넣고 황기닭곰을 할 때와 같이 곰을 하여 그 고기를 2~3회에 나누어 당삼과 함께 먹는다. 당삼닭곰은 폐결핵을 앓고 있거나 병후 쇠약한 경우, 중병을 앓고난 후에 쓰며 저혈압, 조로, 만성대장염, 위궤양 등에 주로 적용한다. 또한 여러 가지 출혈 후 회복을 촉진시킬 목적으로 먹으며 방사선치료, 강한 화학약치료를 할 때 중독과 부작용을 막기 위하여 먹는다.

4) 인삼부자닭곰

내장을 꺼내버린 닭의 뱃속에 인삼 12g, 법제한 부자 4g을 넣은 다음 실로 꿰매어 단지에 넣고 4~5시간 푹 삶은 다음 부자는 제거하고 인삼, 고기, 국물을 아침, 저녁으로 2회 나누어 먹는다. 인삼부자닭곰은 식체로 몸이 계속 여위면서 식욕을 잃고 배가 더부룩하며 손발이 싸늘한 데 좋다.

5) 오리곰

오리 1마리와 행인 30g, 의이인 100g을 함께 가마에 넣고 푹 고아서 싱겁게 양념을 하여 먹는다. 오리곰은 만성 기관지염, 기관지천식, 폐농양과 폐결핵 등에 좋으며 병후쇠약 특히 출혈후 회복에 좋다. 이와 함께 만성간염이나 위궤양 등에도 쓸수 있으며 산후 회복이 잘 되지 않거나 전신에 통처가 있거나 몸이 찬사람에게 좋다.

6) 오리백반곰

내장을 제거한 오리 뱃속에 백반 40g을 넣고 곰을 한다. 약 10~12시간 지나 오리가 완전히 무른 다음 짠다. 이것을 2일에 나누어 1일 2~3회 먹는다. 오리백반곰은 소변의 양이 줄고 복수가 차는데 좋다. 특히 만성신장염과 간경변증, 만성간염 등에 좋으며 만성위염, 만성대장염, 철부족성 빈혈에도 좋다.

7) 잉어곰

1kg 되는 잉어의 내장을 제거하고 구운 백반 20g을 넣은 다음 진흙으로 잘 싸서 불에 구워 익혀서 먹는다. 잉어곰은 만성간염, 간경변증, 신장염, 폐결핵, 어린이 천식성 기관지염에 효과가 좋다. 이밖에도 만성대장염, 위궤양, 산후복통, 월경통 등에 좋다. 오랫동안 앓고난 후 식욕부진 개선에도 효과가 좋다.

8) 옥미수호박곰

묵은 호박의 꼭지를 도려내고 씨와 속을 파낸 다음 옥미수 113과 물 213을 가득 채워넣고 꼭지를 다시 막아 시루나 가마에 찐다. 이것을 성긴 천에 짜서 즙을 받아 다시 약한 불에 달여서 1회에 50~100ml씩 1일 2~3회 먹는다. 옥미수호박곰은 만성간염, 간경변증, 급성 및 만성 신장염에 좋다.

9) 호박꿀곰

2~3kg 정도 되는 호박의 꼭지를 따고 속을 파낸 다음 꿀 400~600g, 택사 1.5~20g을 넣고 시루에 쪄서 호박 안에 고인 물을 1회에 80-100 l 씩 먹는다. 호박꿀곰은 급성신장염으로 전신이 붓고 소변을 적게 눌 때 복용하면 효과가 있다. 또한 간경변증과 만성간염에도 효과가 좋으며 산후부종, 각종 중독증에도 좋은 효과가 있다고 한다.

10) 옻진닭곰

검정암탉(또는 수탉) 1마리를 튀겨 털을 뽑은 다음 내장을 모두 제거한다. 속에 옻나무진 1g을 골고루 바르고 마늘 100g을 넣은 다음 배를 꿰맨다. 물 3~5 l 를 붓고 2중 가마에서 6~8시간 동안 천천히 달이면 500~600m l 정도의 국물이 남는다. 이 국물을 저녁에 모두 마시고 따뜻한 방에서 가벼운 이불을 덮고 땀을 낸다. 4~5시간 또는 7시간 동안 땀을 내면서 자고 일어나 마른 수건으로 땀을 잘 닦은 다음 닭고기를 반 정도 먹는다. 다음날에 나머지 닭고기를 마저 먹는다.

옻진닭곰은 만성위염, 위궤양, 만성대장염, 잘 낫지않는 회충증 등에 좋다. 옻진닭곰을 먹기 시작하면 다음날까지 절대로 찬물을 마시거나 찬 음식을 만지지 못하게 하며 찬바람을 쏘이지 않게 해야 한다. 그러나 옻나무에 과민한 경우에는 절대로 이 치료법을 쓰지 말아야 한다.

약죽

약죽은 여러 가지 질병의 예방과 치료 목적으로 알맞은 한약을 선택하여 쌀과 함께 섞어 만든다. 특히 약죽은 노년기 건강에 아주 좋다. 그것은 노년기에 접어들면 위장의 소화흡수 기능이 젊었을 때보다 떨어지고 치아가 빠지거나 약해지면서 씹는 능력도 낮아지기 때문이다. 따라서 몸에 필요한 영양소들을 충분히 흡수 이용할 수 없으므로 일부 노인들의 경우에는 더욱 빨리 노화가 오거나 저항력이 낮아져 여러 가지 질병에 감염될 수 있다. 약죽은 노인들의 이러한 생리적 특성에 가장 알맞는 보약의 하나가 된다. 약죽은 약효능이 높을 뿐 아니라 소화흡수가 잘 되고 영양 가치가 많으므로 노인들의 질병을 치료할 수 있으며 허약체질에도 효과가 좋다.

1) 잣죽

잣죽은 노인의 변비증, 현훈증, 부종, 전신쇠약, 마른기침 등 허약한 사람들의 건강 회복에 효능이 매우 좋아 옛날부터 널리 애용되고 있다.

재료 : 잣(부드럽게 가루낸 것) 30g, 갱미 250g

용법 : 아침과 저녁 간식으로 먹는다.

적응증 : 노인성 변비증, 전신쇠약, 현훈증, 마른기침, 토혈, 탈수증에 좋다.

주의점 : 대변이 지나치게 묽은 노인들은 복용을 금한다.

2) 인삼죽

재료 : 인삼가루(혹은 당삼가루 15g) 32g, 갱미 60g, 설탕 적당량.

용법 : 가을과 겨울 아침 공복에 먹는다.

적응증 : 허약한 노인들과 구병으로 몸이 쇠약하고 식욕이 없으며 만성적으로 설사를 하거나 가슴이 두근거리고 잠을 이루지 못할 때 성기능이 약하고 기혈이 부족할 때 노화를 방지할 목적으로 먹는다.

주의점 : 비만한 노인과 여름철에는 먹지 않는다. 인삼죽을 먹는 기간에는 무를 먹거나 차를 마시지 않는 것이 좋다. 인삼죽을 끓일 때에는 질그릇, 또는 사기그릇이 좋다.

3) 산약죽

재료 : 산약 45~60g, 갱미 60~90g

용법 : 매 식사때 마다 덥게 하여 먹는다.

적응증 : 위장이 허약하여 발생하는 만성설사와 만성적리, 유정, 만성간염, 만성기관지염, 노인성당뇨병, 만성신장염 등 위장과 신장 기능이 약해질 때에 적용하면 효과가 있다.

4) 대추죽

재료 : 대추 20g, 갱미 60g

용법 : 간식 혹은 아침과 저녁에 먹는다.

적응증 : 노인들의 위기능이 약해지면서 식욕이 없고 대변이 지나치게 무르거나 빈혈이 올 때, 혈소판감소증과 만성간염, 과민성 자반병, 영양 부족, 전신 쇠약에 효과가 있다.

5) 밤죽

재료 : 밤 10g, 갱미(나미) 60g,

용법 : 아침과 저녁에 먹는다.

적응증 : 노인의 요산통과 만성설사에 쓴다.

6) 녹두죽

재료 : 녹두 50g, 갱미 60g

용법 : 묽게 하여 아침 저녁 혹은 새참에 먹는다.

적응증 : 더위 먹었을 때, 심한 인건증, 종기, 노인성부종, 고지혈증, 당뇨병에 쓴다.

주의점 : 속이 냉하면서 설사를 할 때에는 먹지 않는다.

7) 미나리죽

재료 : 미나리(뿌리포함) 100g, 갱미 300g

용법 : 아침과 저녁에 덥게 하여 먹는다.

적응증 : 황달, 급성 및 만성간염, 열이 나고 가슴이 답답하며, 인건, 어패류중독, 고혈압, 대하, 혈뇨, 임증 등에 쓴다.

8) 붉은팥죽

재료 : 붉은팥 80g, 갱미 60g

용법 : 아침과 저녁에 덥게 하여 먹는다.

적응증 : 노인성비만증, 부종, 각기병, 대변이 지나치게 묽을 때 적용한다.

9) 구기자죽

재료 : 구기자 20g, 갱미 60g

용법 : 아침과 저녁에 먹는다.

적응증 : 중년기와 노년기에 간과 신장기능이 약하고 허리와 무릎이 약하며 머리와 눈이 어지럽고 시력장애가 왔을 때, 노인성당뇨병 등에 적용한다.

주의점 : 설사가 잦은 노인들은 복용하지 않는다.

10) 홍당무죽

재료 : 신선한 홍당무 100g, 갱미 250g

용법 : 아침과 저녁에 먹는다.

적응증 : 노인성 식욕부진, 소화불량증, 피부건조증, 야맹증, 고혈압, 당뇨병 등에 쓴다.

11) 마늘죽

재료 : 마늘 30g, 갱미 60g

용법 : 아침과 저녁에 덥게 하여 먹는다.

적응증 : 중년기와 노년기 폐결핵, 급만성 적리, 고혈압, 동맥경화증 등에 적용한다.

주의점 : 만성위염과 위 및 십이지장 궤양이 있는 노인들은 복용하지 않는다.

12) 칡뿌리가루죽

재료 : 칡뿌리가루 30g, 갱미 60g

※ **칡뿌리가루** : 신선한 칡뿌리를 깨끗이 씻고 잘게 썬 다음 물에 담그어 부드럽게 간 다음 자루에 넣고 짠다. 짜서 나온 물을 3~4시간 놓아두면 앙금이 생기는데 그것을 햇볕에 말리면 칡농마가 된다.

용법 : 아침과 저녁에 덥게 하여 먹는다.

적응증 : 고혈압, 협신증, 심근경색, 노인성당뇨병, 위, 소장의 기능 약화에 의한 설사, 발열, 인건 등에 쓴다.

식품

1) 감자

감자는 비타민 C가 100g당 6~12mg이 함유되어 있으며 이는 사과의 3배 양에 해당된다. 비타민 C는 체내에서 세포와 세포를 결합하는 콜라젠을 합성하는 것이다. 비타민 C가 부족하여 콜라젠이 충분히 합성되지 못하면 각 조직의 결합이 파괴되고, 이런 변화로 말미암아 심한 출혈이나 뼈가 부스러지게 된다. 또한 병원균이 쉽게 침입하며 피부의 윤기가 없어져 노화현상이 쉽게 나타난다. 그 외에 100g의 감자에는 판토텐산이 1.4mg이나 함유되어 비타민 C와 함께 스트레스에 대한 저항력을 높여주며, 다량의(100g/450mg) 칼슘이 함유되어 있어 고혈압을 예방하는데 중요한 역할을 할뿐 아니라 비만증이나 당뇨병의 식사요법으로 쓸 수 있는 매우 좋은 식품이다.

2) 현미

현미는 지방과 단백질, 섬유소, 비타민, 광물질이 많이 함유되어 있다. 비타민 B_1이 모자라면 체내에서 당분이 완전히 이용되지 못한다. 또한 뇌는 다른 기관에 비하여 10배나 빠르게 당분을 연소시키는데 비타민 B_1이 모자라면 당분이 완전히 연소되지 않고 산성 노폐물이 쌓여 뇌신경의 기능을 방해함으로써 체력이 떨어지고 졸리며 집중력과 기억력이 감소된다.

현미에는 이와 같은 당질을 완전히 연소시킬 수 있는 비타민 B_1이 다량 함유되어 있다. 한편 현미의 쌀눈에는 노화를 방지하고 생식기능을 향상시키는 비타민 E가 다량 함유되어 있다.

체내의 비타민 E는 동맥경화, 고혈압, 뇌졸중, 심장병, 간장병, 당뇨병, 암 등의 질환을 예방하며, 현미에 함유되어 있는 판토텐산, 비타민 B_6는 공해물질과 소금의 피해로부터 몸을 보호해 준다.

3) 콩

콩 제품인 콩기름, 콩가루, 두부, 두유, 콩나물, 된장 등은 세계적으로 유명한 인기 장수식품에 속한다. 콩은 인체에서 노화 속도를 줄여 오랫동안 살게 하는 강력한 에너지를 함유하고 있다. 특히 콩은 중요 단백원천 가운데 유일한 알칼리 식품이다. 콩에는 단백질 약 40%, 지방 20%, 탄수화물 20~30% 정도 함유되어 있다. 콩 단백질의 아미노산은 리진과 트립토판이 비교적 많으며 비타민 A, B, E 칼슘, 인, 철 등이 함유되어 있다. 콩기름에는 리놀산 55.5%, 올레인산 33.4%, 인지질 1.5% 함유되어 있으며 대부분이 뇌세포의 활동을 높여 기억력을 좋게하는 레시틴이므로 자신도 모르게 기억력이 저하되고 행동이 느려지며 조로성 치매증상이 나타날 때 콩레시틴을 정상적으로 보충해 주며 뇌세포를 부활시켜 기억력, 집중력을 높여주고 정신적 육체적으로 퇴화되는 현상을 예방할 수 있다는 것이 증명되었다. 그 외에도 콩은 비만 방지, 암예방, 당뇨병치료, 동맥경화방지, 정력증진, 피부대사 왕성 등에 탁월한 효과가 있다.

4) 참깨

참깨는 기원전 3,000년부터 자양강장식품으로 널리 이용되어 왔다. 그 후 참깨의 성분과 작용이 밝혀짐으로써 현재도 제일가는 정력 식품으로 이용되고 있다. 기원전 1,600년경에 이집트의 파피루스 종이에 상형문자로 씌워진 의서에는 고대 이집트의 왕이 참깨를 볶아서 약간 갈아 참새알과 꿀을 섞어 끓여서 정력 보존약으로 애용하였다는 기록이 있다. 그밖에 고대 그리스에서는 강인한 군인을 육성하기 위해 스파르타크 병사들의 식사에 의무적으로 참깨가 들어간 부식을 공급시켜왔다고 한다. 수년 전 맨발의 육상선수로 인기를 모았던 마라토너 아베베는 올림픽에서 우승할 수 있었던 것은 인제라(이디오피아의 전통적 빵의 일종)와 참깨가 있었기 때문이라고 하였다. 뿐만 아니라 참깨의 다량 생산국인 터어키에서도 레슬링 국가대표선수들에게 참깨를 먹이고 있다.

참깨 속에는 지방 54~60%, 단백질 21%, 회분 5%, 리그닌 화합물 및 기타 성분으로 구성되었다. 여기서 중요한 것이 단백질로서 참깨단백질에는 18종의 아미노산이 함유되어 있으며 그중 8종은 필수 아미노산이며 5종의 아미노산은 콩 단백질의 함량보다 많고 특히 메치오닌과 트립토판이 다량 함유되어 있다. 참깨 100g에는 51g의 지방이 함유되어 있으며 그중 80%가 불포화지방산으로 되어 있다. 이밖에 참깨는 카로틴, 비타민 B_1, B_2, E 등도 다른 식품에 비해 다량 함유되어 있고 칼슘, 인, 철, 아연, 요드, 셀렌도 풍부하게 함유되어 있다. 참깨 100g에는 비타민 E가 약 15mg이 함유되어

있다. 이는 고혈압이나 동맥경화뿐 아니라 심근경색이나 뇌졸중을
예방하는 좋은 식품이다.

5) 마늘

마늘은 먼 옛날부터 우리나라를 비롯한 일부 국가에서 강장강정
제로 또는 각종 음식의 양념으로 널리 이용되어 왔다. 각국에서 마
늘에 대한 연구가 활발하게 진행되어 마늘의 신비로운 효과들이 밝
혀짐으로써 건강식품으로서 사람들의 관심을 더 갖게 되었다. 마늘
에는 항산화제를 비롯하여 약 400여 종의 성분들이 함유되어 있다.
마늘의 스코르티닌은 비타민 B_1의 장관내 흡수를 촉진하는 한편 소
변으로 배출되는 것을 막는다. 또한 마늘은 비타민 B_1의 작용을 효
과적으로 도와주므로 사람들의 원기를 북돋아 주고 피로도 풀어준
다. 마늘은 혈액내 콜레스테롤 함량을 낮추어주고 혈전을 막아준다.
　마늘을 장기간 복용하면 항산화효과와 항암효과, 심장발작억제,
뇌기능 향상, 각종세균과 진균에 대한 살균 및 억균 작용이 있다는
것도 증명되었다. 또한 마늘은 화농성균, 결핵균, 적리균, 발진티프
스균, 파라티프스균 뿐 아니라 페니실린, 스트렙토마이신, 클로람페
니콜, 클로르테트라싸이클린 등에 내성을 가진 균들에 대해서도 모
두 억균작용이 있다. 마늘의 효력을 잘 알고는 있으나 역한 냄새 때
문에 먹는 것을 꺼려하는 사람도 적지 않다.
　마늘의 효과는 마늘의 냄새에 의한 것이 아니므로 냄새를 없애고
먹으면 되는 것이다. 냄새를 없애기 위해서는 생마늘을 물에 씻은
다음 껍질을 벗기지 말고 15분 동안 찌든가 아니면 끓는 물에 넣
어두었다가 꺼내서 물기를 없애고 껍질을 벗기면 된다. 이와 같이
훌륭한 마늘도 지나치게 많이 먹으면 오히려 해롭다. 생마늘은 용
혈 작용이 있어서 빈혈을 유발시킬 수 있고 공복에 먹으면 위가 상

할 수 있으므로 적당히 먹어야 한다. 대체적으로 강장강정 효과를 위해 하루에 2쪽 정도가 좋다.

6) 고구마

고구마는 사람들이 제일 처음 재배한 작물의 하나로 영양소가 풍부하고 약성분이 많아 장수자들이 즐겨먹고 있는 식품으로 알려져 있다. 성분은 품종, 재배방법, 재배한 곳의 기후 수확시기, 저장기간 등에 따라 다르다. 감자에 비해 수분이 적고 탄수화물이 많으며 단백질은 적다. 당질가운데 약 20%는 농마이다. 일반적으로 고구마에는 당분이 40~60%, 섬유소가 0.7~1.3%이며 칼슘, 인, 철 등과 비타민 A, C, B_1, B_2도 다량 함유되어 있다. 고구마 한 개를 먹으면 하루에 섭취해야 할 비타민 C를 모두 먹은 것으로 된다.

특히 고구마에 함유된 비타민 C는 열에도 파괴되지 않으며 구워도 90% 정도 남는다. 최근 얼굴피부의 노화 방지에 효과 있는 여성 호르몬과 비슷한 물질이 함유된 것이 밝혀졌으며 섬유소와 당분은 장내에서 유산균이 잘 자라도록 하여 비타민 B_2의 양을 늘이며 섬유소는 혈액내 콜레스테롤을 낮추며 동맥경화를 예방하게 한다. 고구마에는 점액단백질이 다량 함유되어 심장혈관의 탄력성을 유지하고 간과 신장에서 결합조직의 위축을 예방하며 교원병의 발생 등을 막는 등 좋은 작용들이 과학적으로 밝혀짐으로써 감자와 같은 장수식품으로서 당당한 가치를 가지고 있다.

7) 참나무버섯

참나무버섯은 향이 좋고 맛이 좋으며 영양가가 높으므로 예로부터 고급식품으로 사용하여 왔다. 참나무버섯은 노화를 지연시키는 장수 효과가 높은 식품, 영양물질의 보물고이다. 단백질 15.3%, 물에 풀리는 영양소 63.8%, 섬유소 10.8%, 그밖에 비타민, 아미노산, 미량원소 등이 함유되어 있다. 참나무버섯에는 에리타테닌이라는 성분이 있어 혈액내 콜레스테롤을 분해하는 특이한 효과가 있어 동맥경화를 막고 혈압도 낮춘다. 또한 렌티난이라는 다당이 흉선-림파구를 거쳐 체내의 면역기능을 향상시킴으로써 항암작용을 나타낸다. 참나무버섯은 뼈를 튼튼하게 하며 골다공증을 예방한다. 참나무버섯에는 비타민 D의 전구물질인 에르고스테론이 다량 함유되어 자외선에 의해 비타민 D로 전환된다. 한편 비타민 D는 칼슘의 흡착을 도와 뼈를 튼튼하게 하며 칼슘 부족으로 오는 골다공증을 예방한다. 그밖에도 참나무버섯은 백혈구를 증가시켜 세균의 감염을 막고 상처를 쉽게 아물게 하며 참나무버섯에 함유되어 있는 식물섬유는 노인성 반점이 생기지 않게 하는 등 질병을 예방하고 건강을 유지할 수 있게 하므로 성인병 예방, 노화방지, 장수효과 등이 높은 불로장수 식품의 하나이다.

8) 굴

굴은 정력을 높여주고 허약한 몸을 회복시켜 주는 인기있는 해산물로서 오래 전부터 널리 이용해온 강장강정 식품이다. 굴에는 양질의 단백질이 10.5%, 타우린을 비롯한 각종 아미노산이 균형적으로 함유되어 있으며 비타민 B_1, B_2, B_6, B_{12} 등이 다량 함유되어 있다. 특히 굴 100g당 100mg의 아연이 함유되어 정력감퇴를 예방하는데 매우 좋은 식품이다. 굴에는 글리코겐이 5.7% 정도 함유되어 있고 타우린도 풍부하여 간의 해독작용을 도우며 혈액내 콜레스테롤을 낮추므로 고혈압, 동맥경화를 예방한다. 한편 각종 심장질환에도 매우 좋은 효과가 있다.

9) 꿀

1만년이 된 동굴의 벽화에 꿀을 사용하는 그림이 그려져 있는 것으로 보아 천연 감미료로 인류가 꿀을 이용한 역사는 1만년 이상이 되는 것으로 추산하고 있다. 서양의학의 시조로 불리는 히포크라테스도 꿀을 치료약으로 이용하였다는 기록이 있다. 꿀에는 토종꿀과 양봉꿀이 있으며 아카시아, 싸리꿀 등 꽃의 종류에 따라 여러 가지가 있으며 색과 맛, 조성이 각각 다르지만 주성분은 대부분이 탄수화물이고 그중 과당이 36~38%, 포도당이 34~35%, 사탕과 덱스트린 등이 2~3%이다.

꿀은 영양제로서 가치가 높아 꿀 1kg의 열량은 3150cal로서 우유 1kg의 665cal에 비해 훨씬 높다. 또한 100%소화되므로 소화와 대사능력이 약한 노인들에게는 가장 적절하고 유용한 식품이라 할 수 있다. 꿀은 알칼리성 식품이며 초기 당뇨병에 효과가 크다. 꿀 속에 함유되어 있는 과당은 체내의 당분 흡수를 지연시키며 흡수된 당분을 신속히 소비시켜 혈당의 정상수준을 보장한다. 꿀은 성인병 예방치료에도 효과가 좋다. 꿀에는 각종 비타민이 함유되어 있다. 비타민 B_2는 포도나 사과에 비해 17배, 비타민 C는 우유보다 3배나 많이 함유되어있다.

이 비타민들은 신경계통의 흥분성과 면역능력을 높이며 간염을 예방하는 등 성인병을 예방치료 하는데 의의가 있다. 임상자료에 의하면 꿀은 만병통치의 효능을 가진 식품이다. 심장혈관계통 질환이 있는 사람이 매일 20~50g의 꿀을 섭취하면 적혈구의 양이 증가하고 혈액 순환이 잘 되며 특히 관상혈관 순환이 잘 되어 심근경색, 심부전에 효과가 있다. 위궤양과 십이지장궤양에 대한 꿀의 효과는 매우 뚜렷하다. 꿀은 간을 보호하는데도 효과가 있고 치아와 뼈를 튼튼하게 하며 그밖에도 신경쇠약, 고혈압, 간염, 빈혈 등에도 효과가 있다. 꿀에는 세균이나 곰팡이가 발육하지 못하게 하는 피톤지드가 함유되어 있으며 인기베리인이라는 효소가 있어 포도당을 글루쿠론산과 과산화수소로 분해하는데 이 과산화수소가 미생물을 자라지 못하게 하는 작용이 있다. 그러므로 꿀은 식품이나 의약품을 가공 저장하는데도 이용된다. 영양 및 예방치료 목적으로 꿀을 1일 60~100g 정도 식용한다.

10) 대추

대추를 먹으면 늙지 않는다는 속담이 있다. 대추에는 당분, 사과산, 포도주산, 트리테르펜, 사포닌, 벤질알콜배당체 등이 함유되어 있다. 이러한 성분들은 긴장완화, 강장, 진정, 이뇨작용 등을 하며 근육이 갑자기 긴장되어 오는 통증을 완화시키고 신경과민을 진정시키는 작용을 한다. 또한 기침과 복통을 멈추게 한다. 대추는 위를 덥게 하는 효능이 있어 위가 허약하여 오는 식욕부진, 기억력 감퇴, 위통을 치료한다. 한편 대추는 진정작용도 있어 감기나 추위로부터 오는 관절염, 류마치스성 관절염을 완화시킨다. 대추는 1일 마른 것 5~20g 정도 사용한다.

11) 잣

잣은 예로부터 몸과 마음에 젊음을 주는 불로 장수식품으로 잘 알려져 있다. 이것은 잣에 신선한 식물성지방을 비롯하여 여러 가지 신비스러운 성분이 함유되어 있기 때문이다. 잣은 지방과 단백질 그리고 각종 광물질이 함유되어 있어 영양가가 풍부하여 오장을 보호하며 피부를 윤택하게 하고 변비를 예방하는 작용이 있는 강장식품이다.

잣 100g은 670cal가 나오며 같은 무게의 다른 식품과 비교해보면 닭고기 135cal, 치즈 400cal, 백미 142cal로서 그 어느 식품 보다도 비교가 안될 정도로 열량이 높다. 장수는 사람들의 오랜 숙원이다. 기운이 없을 때나 식욕을 잃었을 때 잣죽을 먹으면 식욕이 돋고 건강을 증진시킬 수 있다.

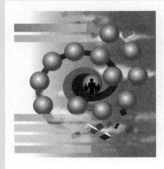

부록

민간요법

고열(高熱)

➔ 벼메뚜기

살짝 데쳐서 그늘에 말린 벼메뚜기 5~6 마리를 270ml의 물로 절반되게 달여서 1일 4차례 마시면 해열된다.

➔ 식초와 꿀

식초와 꿀을 1대 2의 비율로 섞어서 하루에 1잔씩 마시면 열이 내린다.

➔ 지렁이와 귤껍질

10cm 산 지렁이 5마리와 귤껍질을 360ml의 물로 부어서 180ml 달여서 하루 2회 마신다. 말린 지렁이면 3.8g을 360ml의 물로 180ml로 되게 달여서 마시게 한다. 귤껍질 대신에 감초 3.8g을 넣어도 효과가 있다.

➔ 복숭아나무의 꽃

복숭아나무의 꽃을 그늘에서 말려 진하게 달여 1시간 간격으로 180ml씩 마시게 한다. 특히 담남성열병에 효험이 있고 위장병과 피부병에 효과가 크다.

➔ 지렁이가 특효

말린 지렁이 15~20g을 물 360ml로 절반이 되게 달여서 1회에 90ml씩 마시게 한다. 산 지렁이 5~10마리 가량을 잘 씻어서 450ml의 물로 절반이 되게 달여서 나누어 마시게 하면 해열된다.

➜ 학질열에는 겨자

겨자 가루를 계란 흰자위로 반죽을 해서 팔목의 맥 뛰는 부위에 두껍게 매어 준다.

 ## 감기(感氣)

➜ 각탕법(脚湯法)

뜨거운 온탕물에 두 다리의 장단지를 20 여분간 담그고 있다가 냉수에 다시 옮겨 10 여분간 담근 다음에 발을 잘 닦고 양말을 신는다. 몸은 잘 보온하고 가슴에는 겨자 찜질을 한다.

➜ 목욕에 들어가기전 냉수 마시기

목욕탕에 들어가기전에 냉수 한컵을 마시고 온탕에 들어가 앉아 있으면 땀이 자연적으로 많이 흘리게 되어 있는데 이렇게 땀을 흘리고 나면 감기가 떨어진다.

➜ 검은콩과 쑥

감기로 열이 심할 경우에는 그늘에서 말린 쑥과 검은콩 각각 18.8g 을 반으로 줄때까지 달여서 3 회 나누어 마신다.

➜ 볶은 생강

묵은 생강을 잘게 썰어서 검어질 때까지 볶고 거기에 파와 청주를 약간 섞어서 달인 다음 설탕을 넣어서 마신다.

➔ 벼메뚜기

말려서 날개를 뜯어버린 벼메뚜기 20마리를 180ml의 물을 부어 끓여서 그 물을 마신다. 메뚜기의 냄새를 싫어하는 사람이라면 생 강즙을 약간 넣어도 좋다.

➔ 귤

귤 1개를 숯불에 굽는다. 껍질에 검은 반점이 나타나고 속까지 뜨거워졌을 때 껍질과 함께 식후마다 먹는다.

➔ 계란탕

찻잔에 계란 한 알을 넣고 찻숟가락 2개 정도 넣고는 뜨거운 물을 넣고 재빨리 저어서 마시면 초기 감기는 틀림없이 낳게 된다.

➔ 박하유(薄荷由)

잠자리에 들기전에 이 박하유를 찻숟가락으로 1숟가락 마신다. 그리고 이마와 귀의 앞뒤와 코의 양쪽에 박하유를 바르고 이 기름을 약간 마신다. 목구멍이 아프면 끓인물에 몇 방울 타서 그 물을 코로 들이 마신다. 이 경우에는 적당한 방법으로 땀을 내야만 효과를 얻게 된다.

➔ 붉은 현미와 귤

붉은 현미 54ml, 귤껍질 1개, 생강 3쪽, 곶감 1개를 720ml의 물로 달여서 540ml 가량이 되면 현미가 더 붇기전에 국물을 따른다. 이것을 일정한 시간 없이 마신다.

→ 파

파의 흰 줄기를 잘게 썰어서 함께 죽을 쑤어서 식초를 뿌려 뜨거울 때 먹고 자면 땀이 나면서 낫는다. 목이 많이 아플때는 파의 흰 줄기를 세로로 쪼개어 쪼갠쪽을 아픈 목 부위에 붙이면 효과가 있다.

→ 소금과 설탕

소금 설탕을 1 : 2의 비율로 섞어 조금씩 조금씩 자주 먹는다.

→ 감나무 잎

감기로 기침이 심하게 날 때 감나무 잎 3~4개를 360ml의 물로 절반이 되게 달여 하루에 그 양을 다 마신다.

→ 연꽃 뿌리

기침이 심하여 목이 아플 때 연꽃 뿌리를 강판에 갈아서 설탕으로 맛을 드려서 뜨거운 물을 조금씩 붓는다. 그리고 잘 저어 이것을 복용한다.

→ 길경, 행인

길경 20g, 행인 20g을 넣고 달인물에 꿀을 약간 섞어서 하루에 3회 정도 마신다.

→ 질경이

질경이의 잎을 소금에 비빈후 즙을 짜서 매일 작은 술잔으로 반 잔씩 복용한다. 그늘에서 말린 질경이의 잎 한 줌을 360ml의 물로 절반이 되게 달여서 복용한다.

➔ 거지덩굴

거지덩굴을 땅에서 30~40cm 되는 곳을 잘라서 끝을 큰 병의 아가리에 꽂는다. 그러면 물이 나오는데 이 물을 하루에 360ml씩 복용한다.

➔ 초란 - 특효약

계란 1개를 금이 가게 깨어서 360ml의 식초에 넣어 둔다. 1~2일 지난 다음 껍데기를 버리고 흑설탕이나 꿀로 맛을 돋구어 한 스푼씩 먹는다.

➔ 무와 물엿

물엿에 적당한 길이로 자른 무를 꽂아 엿물이 되면 작은 술잔으로 반잔씩 마시거나 뜨거운 물을 타서 마신다.

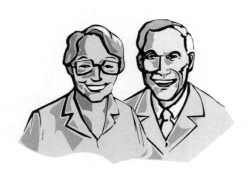

기침가래에 검은 콩

볶은 검은콩 한 줌을 540ml의 물로 360ml 되게 달여서 복용을 한다.

➡ 배와 꿀

배 1개, 꿀 100g을 준비한 후 배의 속을 파내고 거기에 꿀을 넣고 봉한다. 중탕을 해서 취침전에 복용을 한다.

➡ 벗나무 껍질과 도라지

벗나무 껍질을 깎아서 잘게 선 것 7.5g, 도라지의 뿌리 11.3g, 감초 7.5g을 갈아 섞어서 540ml의 물로 360ml 되게 다린다. 하루 5~6번 공복에 마신다.

➡ 모과

모과 1개를 4등분하여 4~5mm 두께로 썰어서 약탕관에 넣는다. 물 720~900ml로 달여 분홍빛 모과가 되면 설탕물을 넣어 적당이 섞어 넣어서 복용을 한다. 기침에 특효가 있다.

➡ 식초와 고춧가루

양조식초와 물 1 : 1의 비율로 섞은 것 한 컵에 고춧가루를 차 한 스푼으로 섞는다. 그 위에 꿀이나 흑설탕을 약간 넣어두고 한 스푼씩 떠 마시면 효과가 있다.

➡ 질경이

질경이의 잎이나 아니면 씨를 달여서 마신다.

➔ 수세미즙

가을에 수세미 줄기를 땅에서 30~40cm 잘라 줄기의 끝을 병에 꽂아 두면 즙이 나온다. 이렇게 모은 수세미즙 180ml에 감초나 설탕을 약간 섞어 126ml로 달여서 식힌 다음 복용을 한다. 어린이 기침에 특히 효과가 있다.

➔ 밤나무에 새싹

5~6월경 밤나무의 새싹을 딴다. 이것을 말려 10개 정도를 360ml의 물로 절반이 되게 다린다. 그리고 이것을 식혀 복용시킨다. 어린이의 기침에 효과가 있다.

➔ 생강즙

생강을 갈아서 설탕을 차 스푼으로 두 스푼 정도 섞어 뜨거운 물을 부어 마신다. 기침이 멎고 가슴이 답답할 때 효과가 있다.

➔ 복숭아나무의 속 껍질

복숭아나무의 속 껍질을 진하게 달인 물에 꿀을 조금 섞는다. 이것을 병에 넣어두고 마신다.

➔ 무

무를 가늘게 썰어 사발이나 병에 넣는다. 여기에 물엿을 넣어 놓아두면 2~3일 후 무는 오무라지고 투명한 액체가 뜨는데 이 액체를 마신다.

➔ 엿과 대추

엿 80g, 대추살 600g을 넣고 푹 끓여서 여러 차례 나누어 마신다.

➜ 파, 엿, 오리알

파의 흰대궁 7cm와 엿 60g을 물에 달여 파는 버리고 그 국물에 오리알 흰자위를 1개 잘 섞어 식전에 3번 나누어 마시면 효과가 있다.

➜ 민들레, 돼지고기

열이 심한 해수에 민들레의 잎, 줄기, 뿌리 80kg과 돼지고기 12kg을 함께 푹 끓여서 돼지고기와 국물을 먹으면 낫는다.

➜ 마황과 배

오래된 기침에도 마황 4kg, 배 1개, 설탕 4kg을 중탕으로 찐 액체를 마시면 잘 듣는다.

➜ 호두, 꿀, 살구씨

호두살 20g, 꿀 20g, 살구씨 20g을 함께 짓찧어 매일 잠자기 전에 12g씩 물로 먹는다.

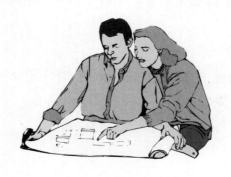

천식(喘息)

➔ 두더지

두더지를 질솥에 넣고 5~6시간 센 불에 얹어서 검게될 때까지 굽는다. 이것을 가루를 내어서 하루에 한 번씩 찻숟갈 한 스푼 정도를 교냥에 넣어 먹는다. 이렇게 3~4마리를 먹이면 낫는다.

➔ 인삼가루

인삼가루 11.3g을 계란 흰자위에 개어 새벽 4시에 먹고 등을 아래로 하여 편한하게 눕는다. 오래된 천식도 이렇게 두 번하면 낫는다.

➔ 감초

감초를 진하게 달인다. 이 엑기스를 해두고 마시거나 아니면 보드랍게 가루를 내어서 장복하면 낫게 된다. 이 엑기스의 1회 분량은 큰 숟가락으로 하나가 적당하다.

➔ 계란 껍질

계란 껍질을 갈색이 되도록 볶아서 가루를 낸다. 이 가루에 당밀을 약간 섞어서 하루 3회 정도 먹이면 만성 천식에 좋다.

➔ 호두와 꿀

호두살 120g을 짓찧어 꿀 120g에 잘 섞어 중탕으로 익혀 자주 조금씩 물로 먹는다.

➔ 순무

순무속에 큰 구멍을 내고 흑설탕 또는 꿀을 채워 푹 익게 구워둔다. 그리고 기침이 날때마다 조금씩 떠 먹는다.

➔ 행인, 호두

행인, 호두를 각각 같은 양으로 가루를 낸다. 그리고 꿀로 반죽하여 도토리만하게 환을 지워 한 번에 한두 알씩 하루에 3번 식후 또는 잠잘 때 씹어서 먹되 생강 다린 물로 먹으면 효과가 크다.

➔ 반하의 가루

천식 발작을 일시적으로 멈추는데 효과가 있다. 반하 가루를 1회 3.8g을 생강즙을 섞어서 먹는다.

➔ 상엽

서리 맞은 상엽 40g를 물로 달인다. 그래서 한번에 다 마신다. 하루 3회 먹는다.

➔ 묵은 호박

담이 없는 천식에는 묵은 호박을 먹는다. 호박은 꼭지를 도려 내고 속의 씨를 다 빼낸 다음 대맥탕 1200g을 넣어서 푹 찐다. 그리고는 매일 아침마다 다시 덥혀 맑은 물로 먹는다.

➔ 두부와 설탕

두부의 속을 파고 그 속에 설탕 80g을 넣는다. 그리고 물로 30분 가량 끓여 양껏 먹는다.

➜ 뽕잎

서리 맞은 뽕잎을 달여서 자주 마신다.

➜ 뜨거운 물에 발 담그기

천식이 발작하기 시작할 때 즉시 뜨거운 물에 발을 담근다. 물은
살이 데지 않을 정도로 뜨거운 물이 좋다.

➜ 잉어 태운 가루

잉어를 통채로 질그릇에 넣고 밀폐하여 속까지 새까맣게 태운다.
이 태운 가루를 한번에 4g씩 하루 3번 매일 먹는다.

➜ 무와 피마지기름

천식이 심할 때 이 무즙을 마시거나 아니면 피마지기름을 조금씩
마신다.

➜ 대나무기름

대나무기름을 하루에 1잔씩 매일 먹는다.

➜ 독말풀

고통이 시작될 때 독말풀의 씨 4개를 물과 함께 먹으면 곧 멎는
다. 그러나 이것을 과용하면 기억력이 감퇴되므로 지나치게 남용하
는 것은 좋지가 않다.

➜ 송진가루

송진을 가루로 낸다. 차 숟가락으로 절반 정도를 하루 2회 식전
에 교낭을 넣어서 먹는다. 아무리 오래된 천식이라도 2~3개월 계속

복용하면 낫는다. 양을 과용하면 위에 부담을 주어서 상할 염려가 있으므로 식후에 적절하게 복용해야만 한다.

몸이 약한 사람은 얼굴이 붓거나 붉은 반점이 나타날 수도 있다. 이런 체질을 가진 사람은 사전에 그 양을 줄여야만 한다. 송진가루는 기침이 심한 사람, 가래가 있는 사람에게도 현저한 효과가 있다.

➔ 마늘과 설탕

곱게 찧은 마늘 450g을 1L의 끓는물에 넣어 10시간 가량 물이 식지않게 한다. 찌꺼기를 걸러내고 1kg의 흑설탕을 넣어서 보관해 둔다. 기침이 날때마다 한 스푼씩 마시는데 장복하면 근치가 된다.

➔ 겨자씨와 당밀

겨자씨의 가루와 당밀을 1 : 1의 비율로 섞어서 한 번에 한 스푼씩 하루에 3번 먹는다.

➔ 알로에

알로에를 먹는데, 신선한 잎의 가시를 따버리고 깨끗이 씻어 강판에 갈아 즙을 짠다. 이것을 한 스푼씩 매일 식후에 마신다.

알로에 잎을 5cm 정도 잘라서 곱게 강판에 간다. 물 한 컵에 1시간 정도 담그어서 두었다가 건져내어 그 물을 수시로 마신다.

➔ 건강, 인삼

건강은 말린 생강을 말한다. 건강 40g, 인삼 20g을 가루내어 수수엿 100g에 섞어서 도토리 알만큼 환을 지어 한 번에 1알씩 하루 3번 입에 물고 녹여서 먹는다.

➔ 날쑥

날쑥 160g을 물에 적셔 짓찧어 생즙을 내어 마신다.

➔ 곶감과 소나무 잎

곶감 10개, 소나무 잎 한 줌을 물로 달여서 하루 3회 공복에 먹는다.

➔ 선인장과 꿀

선인장은 껍질과 가지를 버린 후 꿀에 담귀두고 매일 1회 본인의 손바닥 절반 크기로 먹는다.

➔ 오미자, 도라지, 앵두

오미자 700g, 도라지 500g, 앵두 500g을 가루내어 꿀로 반죽해서 병에 넣고, 병 입구를 짓찧은 마늘로 막고 봉한다. 이것을 15~20일간, 35~40 되는 곳에 두면 발효된다. 이것을 한 번에 20~25g씩 하루에 3번 먹는다.

➔ 아까씨야 씨

아까씨야 씨 50g을 닦아서 가루를 내어 한번에 2g씩 1일 3회 식사후 30분 후에 먹는다.

➔ 지렁이

지렁이 몇십 마리를 깨끗하게 씻어 말려 가루를 낸다. 한번에 5~7.5g씩 하루 3번 온수로 먹는다.

➡ 당근씨

당근씨를 볶아 가루를 내어 꿀에 갠다. 오동나무씨의 크기만큼 환을 지어 한번에 50알씩 더운 물로 먹는다.

➡ 당근씨

당근씨를 볶아 가루를 내 꿀과 섞어 오동나무 씨의 크기만큼 환을 지어 한 번에 50알씩 온수로 먹는다.

➡ 백부근

30년 이상이나 계속된 해수에는 백부근 12000g을 짓찧어 즙을 낸다. 그리고는 엿처럼 달여 한 번에 3.7g을 하루에 세 번 먹는다.

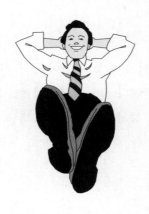

가래가 심하게 끓는데

➔ 우웡즙
가래가 계속 끓을 때는 우웡의 즙을 먹는다.

➔ 제비꽃
제비꽃의 잎을 달여서 마신다.

➔ 창포뿌리
창포의 뿌리를 헝겊에 싸서 즙을 내어 2~3방울 입에 떨어 뜨리
면 가래가 삭는다.

➔ 머위담배
머위의 잎을 따 그늘에서 잘 말린다. 이것을 잘게 썰어서 담배처
럼 피운다.

➔ 쐐기풀
말린 쐐기풀을 달여서 이것을 차에 마시듯 마신다.

➔ 살구씨즙
껍질을 벗긴 살구씨 0.9L를 짓찧어 물 5.4L에 풀어 거른다. 다시
물 1.7L를 넣어서 거른다. 이 살구즙에 한 컵 정도의 설탕을 넣고
질그릇에 넣어 묽은 죽처럼 끓인 다음 병에 넣어 밀봉해 둔다. 그
리고는 매일 식후에 한 스푼씩 끓인물로 먹는다.

➔ 수수엿과 계란

수수엿 500g에 계란 2개를 넣어 잘 저어서 한 번에 두 스푼씩 1
알 3회 먹는다.

➔ 은행알

은행알을 구어 먹거나 아니면 삶아 먹으면 가래를 삭힐 수가 있
다.

각혈

➔ 돼지의 허파

돼지의 폐를 물에 삶아서 얇게 썬다. 그리고 의인가루를 묻혀서
먹을 수 있는 만큼 공복에 많이 먹는다.

➔ 녹두

녹두 한점(날 것)을 조금씩 씹어서 먹는다.

➔ 백모근

백모근 20~30g을 물과 함께 달여서 한번에 먹는다. 1일 3회 복
용한다.

➔ 호이초

호이초 12g과 돼지고기 160g을 함께 곤죽에 되게 짓찧어 직통에
넣어서 쪄서 먹는다.

➔ 버들꽃

적당한 양의 버들꽃을 물에 닦아 말린 다음 가루를 낸다. 그리고
는 1회에 4g씩 1일 3회 미음에 타서 먹는다.

➔ 생지황

생지황 20g을 짓찧어 즙을 짜서 달여서 하루에 3번 공복에 먹는
다.

➔ 무와 엿

큰 무 속을 절반 가량 파낸다. 그리고 기장쌀 엿을 가득하게 넣
고 봉한다. 이렇게 해서 불에 구워 한번에 1개씩 하루 2~3개 먹는
다.

 ## 기관지염

➔ 솔잎

솔잎의 청즙 반 잔(양주잔으로)에 꿀 한 스푼(차 스푼)을 넣고 고
루 섞는다. 그리고 하루에 2~3회 나누어 먹는다.

➔ 개구리와 계란

큰 개구리를 잡아 배속에 계란 한 개를 넣는다. 진흙으로 싸서 불
에 구운 다음 계란을 꺼내서 먹는다. 하루 2회 먹도록 한다.

➔ 행인, 상엽, 형개

행인 10g, 상엽 15g, 형개 15g을 물로 달여서 하루에 2번 먹는

다.

➔ 만년청

만년청 15g을 뿌리채 진하게 달여서 기관지염일 때는 효과가 있다.

➔ 동아와 맥문동

동아씨 40g과 맥문동 40g을 달여서 하루에 2회로 나누어 마신다.

➔ 꿀, 콩가루, 마늘

꿀 세 스푼, 콩기름 두 스푼, 마늘 한 스푼(짓찧은 것)을 혼합해서 3시간 놓았다가 1회에 먹는다. 많이 만들어 두고 먹는다.

➔ 지렁이

지렁이 말린 것 15g을 하루분으로 해 달여서 마시면 효과가 있다.

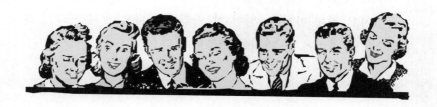

폐렴(肺炎)

➜ 뱀장어의 기름

큼직한 뱀장어 2마리를 산채로 병속에 넣는다. 그리고 마개를 단단하게 한 다음 끓는 물에 넣는다. 이 뱀장어는 고통을 견디다 못해 꿈틀거리며 기름을 배출해 내놓는다. 이 기름을 작은 술잔으로 한 잔 정도 매일 마신다. 뱀장어가 너무 뜨거워서 날뛰기 시작하면 들어내 식혔다가 다시 끓는물에 넣는다. 이때는 불을 꺼야 한다.

➜ 백합

적당한 양의 백합을 가루내어 한번에 10~20g 꿀을 타서 하루 3~4번 먹는다.

➜ 토란껍질

토란의 껍질을 벗기고 강판에 간다. 토란 1컵에 1/3 정도의 생강즙을 넣고 밀가루를 섞어서 반죽한다. 이 반죽을 종이에 펴서 가루의 양쪽 허파 부분에 붙인다. 말라 굳어지면 다시 새것으로 바꾸어 붙인다.

➜ 잉어의 피

살아있는 잉어(눈밑에서 30cm가 넘는 것)의 아가미 밑을 칼로 베어 거꾸로 매달아 두면 핏방울이 떨어지게 된다. 이 피를 술잔에 받아 굳어지기 전에 마신다. 잉어 한 마리에서 나오는 피가 그리 많지 않으므로 한번에 한 마리를 쓰도록 한다.

➔ 식초훈증법

방문을 꼭 닫고 난로위에 물을 담은 세숫대야를 얹어둔다. 물이 끓어서 김이 나기 시작하면 식초 180ml를 물에 넣는다. 때때로 식초와 물을 보충하면서 계속해서 김을 낸다.

➔ 메뚜기

메뚜기를 50마리 가량 달여서 마신다. 특히 어린이들 폐렴에 잘 듣는다.

➔ 드릅나무뿌리

드릅나무뿌리 30~50g에 물 500ml 붓고 200ml 되게 달여서 한번에 5~10ml씩 하루에 3번 마신다.

➔ 무와 생강

무즙을 술잔으로 3잔 정도와 무즙의 2/5 정도의 생강즙을 섞어서 뜨거운물 540ml를 넣어서 자기전에 마시고 따뜻하게 잔다. 효과가 적을 때는 반복하여 먹도록 한다. 편도선염에 효과가 있다.

➔ 말고기

폐렴으로 열이 심하게 날 때 이 말고기를 양쪽 앞 가슴과 뒤등에 두껍게 붙인다. 3시간 가량 되면 말고기가 냄새를 풍기면서 열이 내린다.

➔ 두부찜질

폐렴으로 가슴이 아플 때는 두부를 으깨어 밀가루와 섞어서 무명 헝겊에 펴서 가슴에 붙인다. 2~3시간 건너 바꾸어주되 열이 37℃

로 내려가면 중지한다. 두부가 차가우면 약간 덥혀서 붙인다.

➔ 미나리
 적당한 양의 미나리를 짓찧어 즙을 내어 한번에 1컵씩 3회 먹는다. 또는 물에 슬쩍 데쳐 식초를 두루고 무쳐서 반찬으로 먹는다.

➔ 오미자
 오미자를 쪄서 으깨어 걸러낸 즙을 약간 불로 찐득찐득해질 때까지 달이고 꿀을 조금 넣어 다시 달여서 수시로 먹는다.

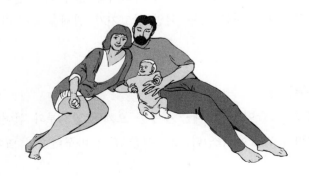

폐결핵(肺結核)

➔ 율무차

율무차를 껍질 그대로 절구에 넣고 가루를 낸다. 여기에 물 1.8L 에 율무가루를 밥숟가락으로 하나정도 섞고 감초를 약간 넣고 끓인다. 처음 끓기 시작하면 불을 약하게 하여 2~30분 달이면 율무차가 된다. 이것을 차대신에 마신다. 죽을 쑤어서 먹기도 한다.

➔ 닭과 상백피

닭 한마리를 잡아 내장을 버리고 그 속에 상백피 50g을 넣고 곤 다음 약찌거기는 버린다. 이 고기와 국물을 먹는다. 이렇게 여러번 곰을 끓여 먹으면 효과가 있다.

➔ 붕어

말린 붕어를 매일 1마리씩 구워 먹는다.

➔ 알로에

알로에의 두꺼운 잎을 3cm 정도 잘라 강판에 갈아서 즙을 내어 먹으면 열이 내리게 된다.

➔ 초란

식초 180ml에 계란 1개 비율로 담그어 48시간 지나면 껍질이 물렁해진다. 계란 껍질을 버리고 고루 저어서 보관해 두고 한 스푼씩 하루 3번 먹는다.

➜ 마늘과 간연어의 머리

마늘 20쪽에 간연어의 머리 1개를 함께 질솥에 넣고 검게 될때까지 구워서 가루를 내어 1회 한번에 3.8g씩 하루 3회 먹는다.

➜ 자라의 피

자라의 목을 잘라서 꺼꾸로 매단다. 이렇게 해서 피를 받는다. 1마리를 1일 양으로 하여 먹는다.

소주 450에 마늘 187.5g을 다져서 병에 넣고 밀봉을 해서 1개월 이상 두면 투명한 액체가 된다. 이것을 5~10방울 정도 물에 타서 취침전에 먹는다.

➜ 황기

황기 250g을 물 1500ml을 두고 50ml되게 달여서 먹는다. 그리고 닭의 내장을 걷어내고 거기에 황기를 넣고 단지에 담아 고와서 닭고기와 기름을 먹는다.

➜ 마늘과 메뚜기

간 마늘 1통에 벼메뚜기 30마리를 섞어 하루분으로 해서 푹 달여서 먹는다.

➜ 머루

적당한 양의 머루를 짓찧어 항아리에 오래 두면 술이 된다. 이 술을 한 번에 1술잔씩 하루에 3번 식후에 먹는다.

➜ 차전자

차전자 한줌을 500ml의 물로 달여서 차 대신에 하루에 자주 마신다.

➜ 뱀장어와 율무

뱀장어를 질솥에 넣고 가열하여 검게 되면 가루를 낸다. 이 뱀장어 가루 37.5g, 율무 7.5g의 비율로 섞어서 한 번에 3.7g씩 1일 3회에 먹는다.

➜ 모과

모과를 얇게 썰어서 그늘에 말린다. 하루 3~4조각을 540ml의 물로 360ml 되게 달여서 하루에 몇 차례 나누어 마신다.

➜ 말고기와 파

말고기 30g과 큰 파 흰대궁으로 된장국을 끓여서 1일 건너 1회씩 반찬 대신에 먹는다.

➜ 웅담

곰 쓸개를 쌀알 만큼 적은 양을 물에 녹여서 하루 1번씩 마신다. 7.5g 정도 먹으면 효과를 본다.

➜ 마늘고약

마늘을 짓찧어 고약처럼 만들고 여기에 사향을 약간 섞어서 두 번째와 세 번째 등뼈에 붙인다. 마르면 바꾸어 붙이도록 한다.

➜ 귤 껍질

적당한 양의 귤껍질을 숯불에 구워 가루를 낸다. 1회에 반 스푼씩 1일 3회 더운물로 마신다.

➔ 대왕뿌리

대왕 풀뿌리 말린 것을 가루내어 성인이라면 6~30g을 3회에 나누어 먹는다.

 폐농양(肺膿瘍)

➔ 귤나무 잎

귤나무 잎을 따서 찧는다. 이렇게 하여 짠 즙을 1컵씩 자주 마신다. 이것을 마셔서 피고름을 토하면 빨리 낳게 된다. 대나무 생즙도 좋다.

➔ 어성초와 길경

어성초 50g, 길경 25g에 물 두 사발을 넣고 달여서 1일 3회 복용을 한다.

➔ 연꽃 잎

연꽃 잎 말린 것을 아주 진하게 달인다. 여기에 흰 꿀을 약간 섞어 1일 3~4회 마신다.

➔ 삼백초와 길경

삼백초 30g, 길경 15g을 물 두 대접으로 끓여서 10분 이내 짜서 3회 나누어 마신다.

➔ 마치현과 꿀

마치현 200g을 물로 달여서 고약처럼 만들고 타서 한번에 10g씩 하루 3번에 먹는다.

➜ 율무씨

율무의 살을 볶아서 가루내어 날 찹쌀 미음으로 마시거나 아니면
죽을 쑤어 마시면 좋다. 또 율무뿌리를 짓찧어 생즙을 뜨겁게 해서
마셔도 좋다.

➜ 길경, 과루, 감초

길경 35g, 과루 3.5g, 감초 20g, 금은화 25g 넣어서 물로 달여서
하루 2회 마신다.

➜ 쇠비름

쇠비름의 생즙 120g, 꿀 160g을 함께 끓여서 고약처럼 되면 이
것을 식전에 8g씩 1일 3회 먹는다.

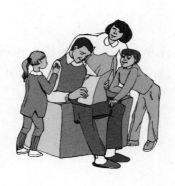

늑막염(肋膜炎)

➜ 옥수수염과 고사리

삼릉 반줌, 옥수수 수염 한 줌, 고사리 한 줌을 물에 달여서 하루에 2회에 나누어 마신다.

➜ 백합과 별꽃

백합의 구근과 별꽃의 잎, 줄기를 함께 으깨어서 그대로 먹는다.

➜ 차전자

차전자 한 줌을 360ml의 물에 달여서 차 대신에 마신다.

➜ 질경이

질경이의 잎과 뿌리를 짓찧어 생즙을 마시거나 그늘에서 말린 것을 하루 15g씩 진하게 달여서 마신다.

➜ 밍크껍질

밍크껍질의 살쪽을 더운 물로 부드럽게 해서 환봉 넣어 붙인다. 증세가 호전될 동안 계속 붙인다.

➜ 우엉

우엉의 껍질을 긁어내고 썬 것 한 줌을 360ml의 물로 180ml 되게 달인다. 하루 3회 나누어 복용하면 효과가 크다.

➜ 차전초근, 창포뿌리

차전초근 4g, 창포뿌리 4g을 물에 달여서 1회에 마신다. 하루 2회 먹도록 한다.

➜ 찹쌀고약

찹쌀밥에 파의 흰 부분과 소금을 약간 섞어 고약처럼 짓찧어 환부에 붙인다. 두껍게 붙여 둔다. 환부에는 미리 침을 놓고난 후 붙이는 것이 좋다.

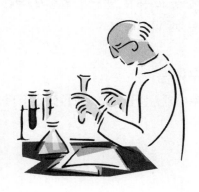

위통(胃痛)

➔ 겨자떡 찜질

심하게 통증을 느낄 때는 매운 겨자가루를 반죽해서 위 부위에 붙인다. 이것을 위 부분에 붙이고 10~15분간 두었다가 피부가 붉게 되면 떼어낸다. 이 자리에 뜨거운 물에 수건을 적셔 덮고 찜질을 하면 통증이 가라 앉게 된다.

➔ 생강가루

생강을 말려서 가루를 만들어 넣고 1회에 찻숟가락 한 스푼씩 물로 마신다.

➔ 후추찜질

후추 80g을 곱게 가루 내어 헝겊주머니에 넣고 아픈 부위에 덴다. 그 위에 뜨거운 다리미를 놓고 땀이 나도록 찜질을 한다.

➔ 소금물

소금을 철 위에 놓고 불에 달구면 벌겋게 되는데 이것을 1컵 물에 넣어서 뜨거울 때 마신다.

➔ 후추와 살구씨 등

후추 9알, 대추 3개, 살구씨를 함께 짓찧어 더운 막걸리 술로 먹는다.

➜ 간 연어

소금에 저린 연어의 머리를 질솥에 넣고 굽다. 가루를 내고 이것
의 절반 정도의 귤껍질을 절구에 찧어서 가루를 내어 함께 섞는다.
한번에 3.8g씩 1일 3회 복용한다.

➜ 복령과 계피

뚜렷한 원인 없이 위가 아플때에는 복령 계피 대추를 각각 3.7g,
감초 1.5g을 물로 달여서 180ml가 되면 위가 아플때 마신다.

➜ 선인장 가루

선인장을 바짝 말려서 가루를 만든다. 한번에 3~4g씩 물로 마신
다. 혹은 날 선인장을 30~40g씩 잘게 썰어서 소고기 70g과 함께
볶아서 이 고기와 선인장을 먹는다.

➜ 계피와 지실

계피 5.6g, 지실 1.9g, 생강 약간을 360ml의 물로 달여서 물이
180ml 되면 위가 아플때 마신다. 암에도 효과가 있다.

➜ 돼지위와 생강

생강 160g을 돼지 위 1개와 함께 푹 삶아서 이 위와 국을 먹는
다. 자주 먹을수록 좋다.

➜ 급성위통에 도인

명치 끝에서부터 위의 중심까지 아픈 증세에 이 복숭아씨 12g을
빻아 물로 마신다.

➔ 검정버섯
살이 두꺼운 검정 버섯을 바짝 말려 낸 가루를 막걸리 2g으로 먹
으면 된다.

➔ 오징어뼈
오징어뼈 12g을 함께 가루내어 한 번에 4g씩 하루 3회 꾸준하
게 먹는다.

➔ 마늘과 식초 그리고 술
끓은 물에 껍질을 벗긴 마늘 세 쪽을 넣어 찧어 넣고, 약간의 식
초 또는 술을 타서 마신다.

➔ 생강
큰 생강을 얇게 썰어 소금을 뿌린다. 물을 꼭 빼서 종이로 일곱
번을 싸서 물에 이것을 적신 다음 약간 불에 꾸워 익힌다. 한 번에
하나씩 미음으로 먹는다.

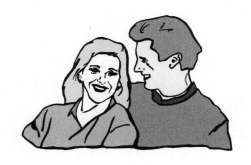

🐸 위장염(胃腸炎)

➔ 산나리

산나리 구근을 1개 정도 강판에 간다. 이것을 갈아서 소금과 설탕을 섞어서 맛을 맞춘 다음 이것을 우유에 탄다. 이것을 빵에 발라서 먹으면 위장이 튼튼해진다.

➔ 마늘을 환약으로 만들어

마늘 5통을 간다. 그리고 여기에 청주를 붙고 술이 없어질 때까지 졸인다. 따로 검은깨 180ml를 볶아 절구에 찧는다. 그리고는 마늘 조린것과 산약 가루 540ml를 섞어서 직경이 3mm 정도의 환약을 만들어 둔다. 이 환약을 한번에 4~5알씩 하루 3번 어린이는 절반을 먹게 한다. 이는 만성 위장병에 좋다.

➔ 율무

율무를 절구에 빻아서 차 숟가락으로 6~10숟가락을 물 1800ml 의 비율로 섞는다. 그리고 감초를 약간 넣어 한번 끓인 다음 불을 약하게 하여 2~30분간 끓이면 율무차가 된다. 이 율무차를 평소에 차 대신에 복용을 한다. 폐병이나 늑막염에 사용하며 영양제로 사용이 된다.

➔ 진피와 곽향

진피 15g, 곽향 15g을 물로 달여서 하루 2번 먹거나 가루를 내어 2번 나누어 더운 물로 먹는다.

➔ 누에똥과 모과

누에똥 50g, 모과 50g을 물로 달여서 하루 2번씩 먹는다.

➔ 솔잎

심한 장 카드르로 고생하다가 만성화 된 경우에는 솔잎 액을 마신다. 솔잎을 따서 물로 씻은 다음 1.5mm 정도의 길이로 자른다. 이것을 1800ml의 병에 넣고(반정도) 설탕 188g과 물을 넣은 다음 낮에는 양지쪽에 두고 밤에는 마개를 헝겊으로 싸서 보온을 해준다. 1주일간 계속 보온하면 솔잎에서 약성분이 스며나와 색깔이 난다. 이렇게 하면 발효된 것으로 이것을 헝겊으로 걸러서 액체만은 다른 병에 보관한다. 이 솔잎액을 한번에 작은 술잔으로 하나씩 하루 3번 1~3일 연속 복용한다.

➔ 인동덩굴

인동덩굴을 하루 4번씩 달여마신다. 한번에 인동덩굴을 15g씩 달인다.

➔ 쑥잎 검은 콩

쑥잎을 가루로 내고 검은 콩을 닦아 가루로 내어 각각 같은 양을 섞어 물로 반죽을 한다. 콩알 만큼 환을 지어 한번에 8~10알씩 하루에 3번 먹는다.

➔ 곶감

곶감을 검게 구워서 가루를 내어 두었다가 하루에 3.8g씩 2~3일 계속하여 복용하면 지혈된다.

위궤양(胃潰瘍) 및 십이지장궤양(十二指腸潰瘍)

➡ 감자즙

생감자의 껍질과 눈을 버리고 강판에 갈아 헝겊으로 짜서 하루 2
번 공복에 마신다. 한 번에 보통 감자 1개 정도의 즙을 마신다.

➡ 등나무 혹

등나무의 혹을 잘게 썰어서 20g 정도 달여서 먹는다. 등나무의
혹은 고목 밑둥에 생기는데 새것이 잘 듣는다.

➡ 오패산

오징어의 뼈 가루와 패모의 가루를 반반 섞는다. 그리고 이것을
한번에 2~3g씩 하루 3번 식사전 30분전에 복용을 한다. 병이 호전
되어 감에 따라서 오징어와 패모의 비율을 2 : 1, 3 : 1로 바꾸어
간다. 변비의 경향이 있으면 패모의 양을 늘이고 설사의 경향이 있
으면 오징어의 양을 늘인다.

➡ 사과껍질

사과 1개를 껍질 채로 잘 씻어서 1/4은 껍질째로 먹고 나머지는
갈아서 즙을 한 컵씩 하루 3회 마신다.

➡ 대왕풀과 양배추

대왕풀의 뿌리를 말려서 먹는다. 또 양배추를 데쳐 먹어도 좋다.

➜ 복숭아씨

복숭아씨를 가루내어 같은 분량의 보리길금 가루를 섞어서 식후마다 한 스푼씩 더운물로 장복을 하면 효과가 있다.

➜ 드릅나무의 뿌리

드릅나무 뿌리의 껍질을 벗겨서 2~3일간 말린다. 하루 양으로 드릅나무의 뿌리 껍질 11.3g에 감초를 약간 섞어서 700ml의 물로 달여서 450ml가 되게 하여서 3~4번 나누어 먹는다. 이것은 특히 위암(胃癌)에 좋다.

➜ 알로에 술

알로에 잎을 곱게 찧는다. 이 배가량을 소주에 넣고 소주의 1/3가량의 꿀을 섞어서 20여일 동안 놓아 둔다. 그뒤 이것을 걸러서 한번에 배갈잔으로 1잔씩 하루에 3번 먹는다.

➜ 백합

백합을 물로 달여서 수시로 마신다.

➜ 감나무 잎

가을에 제절로 감나무 잎을 말려 가루를 낸다. 그리고 이것을 5~10씩 하루 3번 먹는다. 이 감나무 잎은 지혈작용이 강하다. 그러므로 위출혈에 좋다라고 할 수가 있다.

➜ 찹쌀 떡

찹쌀 떡을 흐물흐물하게 무르게 만들어 먹는다. 2~3개월 이렇게 계속 먹으면 크게 효과가 있다. 구워서 먹어서는 효과가 없다.

→ 순나물

순채라고 하는 이 순나물을 약 2배의 물로 달여서 물이 절반정
도 되면 가만히 놓아 둔다. 위에 뜬 투명한 액체만을 반컵 정도 미
지근하게 해서 2시간 간격으로 마신다.

→ 감자 숯가루

감자 2~30개를 잘 씻어서 감자 눈만 도려 낸다. 그리고 갈아서
천으로 짜면 감자즙이 나오는데 이것을 질솥에 넣고 약한 불로 끓
인다. 나중에 까맣게 탄 것이 남게 된다. 이것이 감자를 태운 숯가
루이다. 이것을 하루에 한 스푼씩 먹는다.

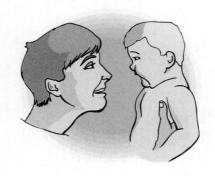

위경련(胃痙攣)

➔ 고삼

적당한 양의 가루를 낸다. 그리고 꿀로 반죽하여 콩알만큼 환을 지어 한 번에 5~6알씩 하루에 3회 먹는다.

➔ 복숭아

복숭아 180ml를 껍질을 벗겨 찧은 뒤 물에 삶아서 마신다.

매실과 대추, 살구(씨를 뺀 것) 껍질을 벗겨서 1대 2대 7의 비례로 섞어 부드럽게 찧어 남자는 온수로, 여자는 약간의 식초를 섞어서 마신다.

➔ 마늘

마늘을 껍질째 뜨거운 재속에 묻어서 굽는다. 말랑말랑하게 익으면 이것을 3~4개 먹는다.

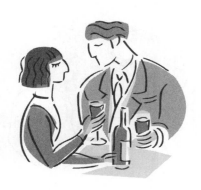

🐭 위산과다(胃酸過多)

➡ 오패산
오징어의 뼈가루 80g과 패모가루 16g을 고르게 섞어 식사후 4g씩 먹는다.

➡ 황련
황련을 잘게 썰어서 작은 술잔으로 한 잔 정도를 360ml의 물로 달여서 하루에 여러 차례 차 대신 복용한다.

➡ 쑥, 계란
신물을 토하여 위가 아픈 증세에는 쑥잎 80g, 계란 60g을 물 세 사발로 절반이 되게 끓인 다음 계란 1, 2개를 따뜻하게 해서 점심 때에 먹는다. 1~1.5kg 먹으면 된다.

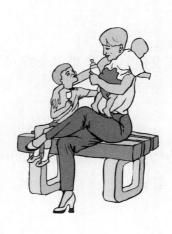

🪰 설사(泄瀉)

➔ 밀가루

밀가루를 적당히 한 번에 40~60g씩 하루에 3번 더운 물이나 꿀
물 혹은 설탕물에 타서 먹는다.

➔ 콩과 백출

검은 콩을 1800ml를 볶고 거기에 백출 20g을 섞어서 가루를 낸
다. 한 번에 12g씩 3~5일간 밥물로 먹는다.

➔ 도토리

도토리 20~30g을 물에 반나절 가량 담구었다가 우러나면 달여서
하루에 3번 먹는다.

➔ 오이풀

오이풀의 새싹을 따서 그늘에 말려서 3.8~7.5g을 180ml의 물로
달여서 먹는다.

➔ 숯가루

설사에 숯가루를 찻숟가락으로 반 스푼씩 하루 2~3번 먹는다. 숯
은 활성탄이어야만 한다.

➔ 돼지뼈

돼지뼈를 태워 가루를 낸다. 그리고 한 번에 3~5g씩 데운 술로
하루 3번 식전에 먹는다.

➔ 감꽃

감나무 감꽃을 구워서 가루를 낸 다음 밥풀로 반죽하여 환을 지어서 한 번에 50알씩 하루 3회 먹는다.

➔ 모과즙

모과즙을 내어 따뜻하게 하루 3회 먹는다.

➔ 솔잎

적당한 솔잎이거나 솔방울(말린 것)을 가루내어 한 번에 3~6g씩 하루에 3번 따뜻한 사탕물이나 꿀물로 타서 마신다.

➔ 계란 껍질

계란 껍질을 노랗게 볶아서 가루를 낸다. 이것을 한 번에 찻숟가락으로 한 스푼씩 하루 2~3번 물로 먹는다.

➔ 오동나무 잎

설사가 계속될 때는 오동나무 잎을 진하게 달여 그 물에 양쪽 발을 담그고 있으면 점차 회복된다.

➔ 녹두탕

녹두를 갈아 그 물을 한 대접 마신다.

➔ 생강과 쑥

묵은 쑥 한 줌과 큰 생강 한덩이를 진하게 달여 더울 때 마신다.

➔ 소엽

소엽 10g을 물로 달려 홍탕을 두고 먹는다.

➔ 오이잎

적당한 양의 오이잎을 말려 가루를 낸다. 이 가루를 한 번에 10g 씩 하루 2번 미음으로 먹는다. 어린이는 적당한 양으로 감소하여 먹게 한다.

➔ 오미자

오미자를 말려 가루를 낸다. 그리고 이것을 따뜻한 물로 한 번에 10g씩 하루에 2회 마신다.

➔ 찰떡

찰떡을 흐물흐물하게 될 때까지 끓여서 먹는다.

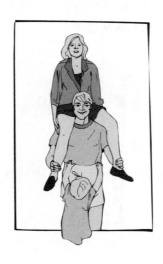

곽란(藿亂)

➔ 소의 침

소의 침 180ml에 약간의 소금을 넣어서 한 번에 60ml씩 하루 3번 식간에 먹는다.

➔ 뽕나무 잎

뽕잎을 짓찧어서 생즙을 한 컵 마신다.

➔ 소금찜질

소금 한근 가량을 남비에 넣고 뜨겁게 볶는다. 이 볶은 소금을 풀주머니에 넣고 배를 계속해 찜질한다.

➔ 녹두와 후추

녹두 149알과 후추 49알을 씻어서 곱게 빻아 가루를 낸다. 그리고 5~10g씩 모과 달인 물로 먹는다.

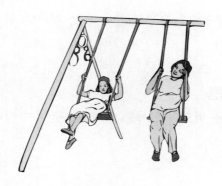

이질(痢疾)

➜ 마치현과 설탕가루

신선한 마치현 150g을 달인 물에 설탕가루 25g을 넣어 타서 하루 2회 먹는다.

➜ 여뀌의 잎

여뀌의 잎을 비벼서 즙을 낸다. 2시간 간격을 두고 한 번에 5~6 방울씩 2~3번 먹으면 효과가 있다.

➜ 무즙

무즙 1컵과 물 1컵을 섞어서 끓여(한 번에 먹는 양) 아침, 점심, 저녁 등에 각각 먹는다.

➜ 백두옹

백두옹 50g을 물로 달여서 설탕가루를 하루에 3번 나누어 먹는다.

➜ 측백나무

말린 측백나무잎 15g을 360ml의 물로 절반이 되게 달여서 하루에 두 번 마신다.

➜ 피마자 기름

피마자 기름을 먹으면 설사를 하게 된다. 이때 장내 독소도 함께 배출이 된다.

➡ 백작 및 황금

백작 15g, 황금 15g을 물로 달여서 한 번에 다 먹는다. 하루 2회 먹는다.

➡ 쑥과 질경이

쑥과 질경이를 한 줌씩 540ml의 물로 360ml 되게 달인다. 그리고 생강을 다져 넣고 다시 끓여서 하루 3회 복용을 한다.

➡ 오매

오매 5g을 물로 달여서 홍탕과 설탕가루를 타서 하루 2회 먹는다.

➡ 꿀과 생강즙

꿀 3종지, 생강즙 3종지를 한데 섞어서 끓인다. 그리고 아침 저녁으로 나누어 먹는다.

➡ 참나무 재

참나무를 태운 재 3스푼, 식초 3스푼을 뜨거운 물 한 컵에 잘 섞는다. 그렇게 하면 위로 맑은 물이 뜨게 되는데 이것을 찻숟가락으로 한 스푼씩 자주 마신다.

➡ 목향, 황련

목향 10g, 황련 10g을 물로 달여서 하루에 두 번 마신다.

➡ 밤나무 껍질

밤나무 껍질 20g을 달여서 하루 3번 식간에 마신다.

➜ 냉이 태운 가루

냉이를 불에 태워 가루를 낸다. 이 가루를 7g씩 하루 2회 식전에 먹는다. 이때 밀가루 음식을 먹지 말아야 한다.

➜ 백반가루

백반가루를 좋은 식초로 쑨 밀가루 풀로 오동열매 만한 환을 만든다. 적리에는 감초끓인 물, 백리에는 건강 끓인 물로서 20~30알씩 먹는다.

➜ 검정귀버섯

검정귀버섯 50g을 물에 풀어서 한 번에 먹되 적리에 걸리면 홍탕을 묻혀서 먹고, 백리에 걸리면 설탕가루를 묻혀서 먹는다.

➜ 산약

말린 산약과 노랗게 구운 산약, 같은 양을 함께 가루를 내어서 매일 3번 식전에 밥물로 7~8g씩 먹는다.

➜ 소의 피

소의 신선한 피 360ml와 식초 반찬을 함께 졸여서 아침 식전에 한 번씩 복용을 한다.

➜ 쑥과 건강탄

쑥잎 150g, 건강탄 35g, 식초 한 스푼에 물 세 컵을 부어서 절반으로 되게 달인다. 식사 2시간후 하루 3번 마신다.

➡ 매실 잎

그늘에 말린 매실 잎을 달여서 차처럼 마신다.

➡ 홍당무씨

홍당무씨를 노랗게 볶아서 매일 3번 식전에 생강차로 7g씩 먹는다.

➡ 지렁이똥

연기가 나도록 볶은 지렁이 똥 1.8L에 물 0.9L를 부어 짜서 위에 뜬 맑은 물을 1컵씩 먹는다.

 변비(便秘)

➡ 잣

적당한 양의 잣을 깐다. 씨에 붙은 껍풀을 벗겨버리고 한 번에 30g씩 하루에 3번 먹거나 아니면 부수어서 쌀죽을 쑤어서 먹는다. 주로 노인의 변비증상에 효과가 크다.

➡ 알로에와 주사

알로에(말린 것) 56g, 주사 40g을 부드럽게 가루를 내어서 좋은 술에 섞어 반죽한다. 팥알만한 환을 지어서 한 번에 5~12g씩 더운 물로 복용을 한다.

➜ 소자와 참깨

소자와 함께 각각 한 줌을 가루내어 죽을 타서 먹는다.

➜ 감자

적당한 생감자를 깨끗이 씻어서 즙을 낸다. 이것을 한 번에 반 컵 하루에 3번 공복에 먹는다. 이렇게 해서 연속 2주일간 복용을 한다.

➜ 참깨와 호두

검정참깨 50g, 호두쌀 80g을 함께 짓찧어서 보관해 두고 식전 공복에 한 스푼씩 물로 먹는다.

➜ 복숭아꽃

복숭아꽃(신선한 것)을 끓인 물에 슬쩍 데쳐 짜서 그 물을 마시면 효과가 있다.

➜ 배추즙

배추즙을 매일 식간에 한 컵씩 장복을 한다.

➜ 꿀

적당한 양의 꿀을 아침마다 빈속에 한 스푼씩 더운물로 타서 마신다.

➜ 현미

현미를 볶는다. 가루를 낸 다음 찻숟가락으로 두 스푼 정도 컵에 넣고 소금을 약간 섞는다. 뜨거운 물을 타면서 휘저어서 마신다. 하루에 2~3회 마신다.

➡ 들깨

생들깨를 약 3주일간 씹어서 먹는다.

➡ 당근 잎

당근의 마른 잎을 태운 재를 물로 뜨겁게 끓인다. 그리고 이것을 큰 나무통에 붓고 그 위에 올라 앉아 있으면 대변이 잘 나오게 된다.

➡ 팥물

팥 삶은 진한 물을 하루에 3컵 정도 마신다.

➡ 검은깨의 대

검은깨의 대 200g을 썰어서 물로 달인다. 그리고 꿀을 타서 하루에 3번 정도 복용을 한다.

➡ 피마자기름

피마자기름이 변에 좋다고 알려져 있는지 이미 오래다. 반 컵 정도 꿀에 잘 섞어서 마신다.

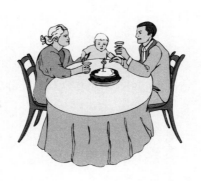

복막염(腹膜炎)

➡ 해바라기씨

해바라기씨를 검게 구워서 가루내어 밥풀로 반죽을 한다. 이 반죽한 것을 발바닥이 땅에 닿지 않는 부분에 붙여 둔다.

➡ 조롱박과 숯가루

조롱박을 씨와 함께 통채로 숯처럼 태운다(그릇에 넣고 뚜껑을 닫은채 태운다). 이 가루를 식사하기 10분 전에 찻숟가락으로 하나씩 먹는다.

➡ 개구리

개구리의 배를 째고 그 속에 사인이라는 약을 채워 넣는다. 이 개구리를 진흙으로 싸서 숯불에 굽는다. 이것을 귤껍질 달인 물에 타서 먹는다.

➡ 조롱박

오래된 조롱박 속을 파내고 술에 3일 가량 담가둔다. 이것을 꺼내어 말려 태운 뒤 가루를 낸다. 따뜻한 술로 한 번에 12g씩 매일 3번 식간에 먹는다.

➡ 메뚜기

마른 메뚜기 50마리(1일 분량)를 달여서 하루 3회 식사하기전 30분에 마신다.

마디풀

마디풀의 잎과 줄기를 하루에 10~15g씩 달여서 마신다.

차조기씨

만성복막염으로 밤낮 없이 땀을 흘리고 고통을 받을 때는 그늘에서 말린 차조기씨 한 줌을 이용한다. 540ml의 물로 360ml 정도 되게 달여서 하룻동안에 몇 번이고 복용을 한다. 10일 가까이 계속하면 치료가 빨라진다.

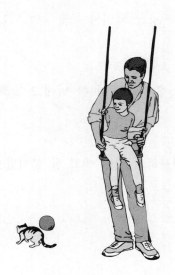

간염(肝炎)

➔ 백반가루

백반가루를 교낭에 넣어 매일 3g을 3번에 나누어 먹거나 아니면 단번에 먹는다.

➔ 간염, 황달에 민들레

민들레 잎, 줄기, 뿌리를 말려서 조금씩 달여서 차 대신에 마신다.

➔ 용담초뿌리, 인진, 황백

용담초뿌리 20g, 인진 20g, 황백 10g을 물로 달여서 하루에 2회 복용한다.

➔ 인진, 옥수수염

인진 50g, 옥수수 50g을 달여서 하루 2번 먹는다.

➔ 청대와 명반

청대 5g, 명반 30g을 가루내어 한 번에 2.5g씩 먹는다.

➔ 찰벼집

찰벼집 750g을 깨끗하게 씻어 썰고 물 한사발을 넣고 달여서 하루에 2번 먹는다.

호박
누렇게 익은 호박은 삶아서 국물과 함께 먹는다.

쇠비름
쇠비름의 잎, 줄기를 그늘에서 말려 하루 10g씩 달여 마신다.

민들레 생즙
민들레의 줄기, 잎, 뿌리를 함께 짓찧어 생즙을 한 번에 한 잔씩 매일 2번 식후에 먹는다.

단풍나무 잎 및 껍질
단풍나무 잎, 또는 껍질을 진하게 다려서 자주 마신다.

애기똥풀
애기똥풀을 그늘에 말려서 진하게 달인다. 차 대신에 자주 마신다.

마늘, 계란 노른자위
마늘 400g에 540ml의 물을 부어서 뭉긋한 불로 2시간 가량 끓인다. 익혀서 풀처럼 개어 식힌 다음 계란 노른자위 5개를 넣어 고루 저으면서 약한불로 다시 2시간여 끓인다. 이렇게 한 것을 환을 지어 두고 식사전에 하루 3번 먹는다.

오미자밀환
오미자를 바삭 말려 가루를 내어 꿀로 개어 약 7g이 되게 환을 짓는다. 그리고 0.5~1g을 매일 3번 먹는다.

➜ 민들레, 감초

민들레 200g, 감초 100g에 물 1000ml를 부어서 엿처럼 달여서 한 번에 7.5g씩 아침 저녁으로 더운물로 먹는다.

황달(黃疸)

➜ 참외꼭지

참외꼭지 37.4g을 불에 구워서 가루를 낸다. 남자는 왼쪽 콧구멍으로, 여자는 오른쪽 콧구멍으로 매일 수시로 들이 마시면 묽은 물이 나온다.

➜ 돼지 쓸개

매일 신선한 돼지 쓸개 한 개씩을 물에 타서 마신다.

➜ 골뱅이

골뱅이를 물에 담가서 흙을 뺀 다음 달여서 국물과 그 속의 살을 자주 빼 먹는다.

➜ 복숭아나무 잎

복숭아나무 잎을 아주 진하게 달여서 하루 180ml씩 매일 먹는다.

➜ 버드나무 껍질

버드나무 뿌리의 속껍질을 진하게 달여 많이 마신다.

➔ 우렁이

우렁이의 껍질을 벗겨버리고 아무 것도 넣지 아니하고 물로 익혀서 먹는다.

➔ 민들레

민들레 잎과 줄기를 짓찧어 즙을 내어 마시거나 아니면 나물처럼 무쳐서 자주 먹는다. 또 민들레 뿌리를 진하게 달여서 찻숟가락 하나씩 하루에 5~6번 먹는다.

➔ 율무의 뿌리

잘게 썬 율무의 뿌리 한 줌을 360ml의 물로 180ml 되게 달여서 먹는다.

➔ 갱조개

갱조개를 넣어 끓인 물을 마신다. 보통 국이나 된장찌게에 넣어 많이 끓여서 먹는다.

➔ 황해환

황련, 황금, 황백, 치자를 각각 같은 양으로 가루내 꿀에 갠다. 그리고 팥알만큼씩 환을 만들어 한 번에 2g씩 하루 3번 먹는다.

➔ 칡뿌리

칡뿌리(묵은 것)를 5cm 길이로 토막내어 720~900ml의 물로 약한 불에 2/3가 될 때까지 달여서 평소에 차대신 자주 마신다.

→ 버드나무

버드나무 가지를 푹삶아 그 끓인 국물을 자주 마신다.

→ 밀싹의 생즙

밀싹을 짓찧어 즙을 내어 큰 대접으로 하나씩 여러 번 마신다.

→ 미나리즙

매일 세 끼 식후마다 미나리즙 한 컵씩 마신다.

→ 과루근

과루근 600g을 짓찧어 그 즙을 한대접 마신다. 2회 이상 마시면 호전된다.

간경화(肝硬化)

→ 생강껍질과 감자떡

생강을 먼저 찧어 놓는다. 필요할 때는 헝겊 주머니에 넣어서 물을 붓고 진하게 끓인다. 두터운 수건 두 장을 번갈아가며 끓인물에 적시며 물끼를 짜서 통증이 있는 간장 부위에 찜질을 한다. 부위가 발갛게 될 때까지 하루 몇 번이고 갈아서 찜질을 한다. 그리고 생감자를 강판에 갈아서 물기를 짜내고 감자와 같은 분량의 밀가루를 섞는다. 또 여기에 생강을 전체의 1/10 정도 강판에 갈아서 반죽을 하여 1cm 정도 두껍게 하여 간장부위에 붙인다. 그 위에 종이 같은 것을 덮고 비닐로 싸매둔다. 하루 두 번 갈아 붙인다.

➔ 감나무 잎

감나무 잎을 따서 잘게 썰어서 시루에서 살짝 익힌 다음 꺼내어 매일 더운물에 조금씩 넣어서 우러나온 물을 마신다.

➔ 토봉의 꿀

한 끼나 두 끼를 굶은 다음 꿀을 한꺼번에 좀 더 많이 먹는다. 즉, 먹고 속이 쓰려 지칠 정도까지 많이 먹는다. 꿀은 토봉의 진짜 꿀이어야만 한다.

➔ 잉어와 붉은 팥

산잉어 600g, 팥 600g을 물 3~4배 부어 끓여서 먹는다.

➔ 선학초

선학초 25~50g을 물로 달여서 하루 2회 나누어 먹는다.

➔ 측백엽

측백엽 25g을 가루내어 좁쌀죽을 섞어 아침 저녁으로 나누어 먹는다.

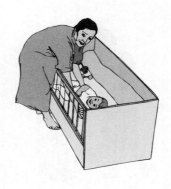

담낭염(膽囊炎)과 담석증(膽石症)

➔ 현명분과 생당쑥
현명분 15g을 물로 먹거나 생당쑥 15g을 달인 물로 먹는다.

➔ 금전초
금전초 100g을 물로 달여서 하루에 두 번 마신다.

➔ 매실
뜨겁게 달인 엽차에 큰 매실 1개를 넣어 뜨거울 때 1컵 마신다.

➔ 대구대가리
대구대가리를 석쇠 위에 올려놓고 깡통으로 덮은 다음 불에 놓아 연기가 나도록 태운다. 숯처럼 되는데 이것을 가루내어 한 번에 찻숟가락으로 반 스푼 물로 먹는다.

➔ 민들레
민들레 뿌리를 가루내어 환을 만들어 매일 19g씩 먹는다.

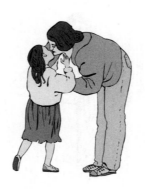

부종(浮腫)

➔ 파의 뿌리
파의 뿌리 두 뿌리를 삶아서 먹고 생파 뿌리를 짓찧어 배꼽에 붙인다. 효과가 있으면 배꼽에 붙인 것을 떼어버린다.

➔ 연꽃 잎
마른 연꽃 잎을 태워 가루를 낸다. 그리고 한 번에 7g씩 매일 아침, 저녁 2번 밥물로 장복한다.

➔ 옥수수수염
옥수수수염 100g을 물 500ml를 부어 절반가량 되게 달여서 수시로 마신다.

➔ 닭장이풀
닭장이풀을 하루 80~120g씩 푹 달여서 자주 마신다. 말린 것은 15~20g을 하루분으로 한다.

➔ 소고기와 팥
소고기 600g을 잘게 썰고 붉은 팥 600g을 섞어 물 다섯 컵을 부어 푹 끓인다. 흐물흐물해지면 꼭 짜서 국물을 마신다.

➔ 골뱅이
골뱅이 역시 이뇨에 효과가 크다. 매일 한 줌씩 끓여 국물을 자주 마시면 부종이 내린다.

➔ 복령

하루에 복령 10g 진하게 달여서 마신다.

➔ 붕어와 팥

붕어 한 마리에 푹 덮이게 팥을 넣고 물을 넉넉히 부어 삶는다. 그리고 머리는 버리고 팥은 말려 가루내어 12봉지를 만들어 두고 한 번에 1봉지씩 하루 3번 먹는다. 이 약은 임산부는 사용치 말아야만 한다.

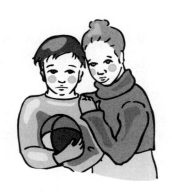

🐸 토혈(吐血)

➜ 건강

건강을 태워 가루를 낸다. 3살 미만의 소변을 타서 20g씩 2~3회 먹으면 효과가 있다.

➜ 생지황

적당한 양의 생지황을 짓찧어 즙을 낸다. 그리고 한 번에 40~60ml 씩 하루 3회 먹는다.

➜ 마늘

적당한 양의 마늘을 짓찧어 토혈이 멎을 때까지 발바닥에 붙이거나 아니면 불에 태워 양껏 먹는다.

➜ 흑염소뿔

흑염소뿔 한 쌍을 검게 태우고 육계 70g과 함께 가루내어 매일 3회 복용한다. 그러나 복용할 때 찹쌀 밥물로 3~7g씩 장복한다.

➜ 아교와 함박꽃 뿌리

아교, 함박꽃 뿌리(백작) 각각 20g을 물로 달여서 한 번에 먹는다.

심장병(心臟病)

→ 고추나물차

고추나물 한 줌을 360~540ml의 물로 달여서 절반이 되면 차 대신 하루에 몇 번이고 마신다.

→ 난유

난유란 계란 기름을 말한다. 계란 노란자위를 남비에 놓고 물로 천천히 굽는다. 자주 뒤집어 주면서 새까맣게 졸이면 차츰 기름이 나온다. 이것을 탈지면이나 가제에 적셔서 모은다. 0.5g씩을 교낭에 두었다가 하루에 1개씩 3번 복용한다.

→ 금잉어와 찹쌀

장티프스와 같은 고열질환을 오래 격다보면 심장이 점차 약해지는 경우가 있다. 가슴이 두근거리는 경우가 있고 전신에 부종이 생기는 경우도 있고, 호흡도 곤란하다. 이런 증세에는 금잉어가 좋다. 잉어 한 마리를 비늘을 긁어 내장을 버리고 물로 깨끗이 씻는다. 배 속에 찹쌀을 가득 채우고 다시마로 금잉어의 온몸을 둘러 감는다. 풀리지 않게 대나무껍질로 감아서 남비에 넣고 금잉어가 잠길 정도로 물을 붓고는 약한불에 장시간 졸인다.

미린을 적당하게 보충하면서 다시마는 엿처럼 될때까지 눋지 아니하게 졸이는데 물기가 없어지면 불에서 내린다. 이것을 수시로 찻숟가락 하나 가량 떠 먹는다. 1개월 계속하면 효과가 현저할 것이다.

➔ 산나리의 구근

산나리의 구근을 평소에 조리하여 계속 먹으면 심장병에 효과가 있다.

➔ 매화나무의 버섯

매화나무에 생기는 버섯은 암에도 효력이 크지만 심장병에는 매우 좋다. 매일 15g씩 달여서 마시면 좋다.

➔ 맨드라미

맨드라미의 꽃잎과 줄기를 하루에 10g씩 물로 달여서 3번에 나누어 마신다.

➔ 당근즙

심장이 약한 임산부는 약을 사용하기 위험하다. 이럴 때 당근을 강판에 갈아서 헝겊으로 즙을 짜서 하루에 한 스푼씩 매일 복용한다.

➔ 은방울 꽃

은방울꽃을 그늘에 말려 잘게 썬다. 3.8g을 540ml의 물로 달여서 하루에 3번 나누어 먹는다.

➔ 솔잎차

선천적으로 심장이 약하거나 아니면 심장 판막증을 앓게 되면 숨이 차고 가슴이 두근거리게 된다. 이러한 환자에게는 솔잎차를 복용하면 좋다. 솔잎을 25분가량 쪄서 길이 2cm 정도로 잘라서 솥에 넣고 천천히 볶는다. 찌고 볶은 솔잎 한 컵에 뜨거운 물을 부어서 녹이고 우러나온 물을 마신다.

➔ 복수초

강심제를 만드는 원료를 함유하고 있다. 이 복수초 말린 것을 1.9g~3.8g을 뜨거운 물에 약 5분 동안 담그었다가 우러난 물을 하루 한 번씩 마신다.

➔ 오이덩굴

오이덩굴을 뿌리채 그늘에서 말려서 매일 차 대신에 마신다.

➔ 우황

우황은 강심제이다. 우황 1g을 10일 분으로 하루 2번씩 먹는다. 우황청심환도 심장에 좋다.

➔ 만년청 뿌리

만년청의 뿌리를 강판에 간다. 그래서 교낭에 조금씩 넣어서 냉수로 마신다. 하루에 한 번씩 오래 계속하면 선천성 및 후천성 심장병에 효과가 있다.

➔ 맥문동

맥문동 뿌리를 매일 5~15g씩 달여서 차 대신 수시로 마신다. 모든 심장병에 좋으며 강심에 효과가 있다.

➔ 은행잎

은행잎 말린 것을 하루 6~12g 달여서 마시거나 아니면 가루를 만들어 먹는다.

➡ 삼백초

삼백초는 심장병 뿐만 아니라 협심증의 발작을 방지하는 데 큰 도움이 된다.

➡ 개구리 가루

참개구리를 잡아다 말린다. 그리고 이 말린 참개구리를 분쇄하여 가루를 만들어 조금씩 장복한다.

➡ 수세미풀

수세미풀 대궁의 높이 1m 되는 곳을 잘라 뿌리쪽 대궁을 꺾이지 않게 구부려서 병에 꽂아 둔다. 이 물을 받아 냉장고 속에 보관해 두고 조석으로 소주잔 한 잔을 마신다.

➡ 민들레

민들레를 그릇에 담아 새까맣게 만들어 질그릇에 밀봉한다. 그리고 필요할 때 조금씩 소주에 개어 먹는다.

➡ 귤껍질

기가 실하고 담이 대체로 있는 사람이 이와 같은 증세를 일으킬 때는 귤껍질을 그릇에 담고 그것을 태운다. 11.3g을 술과 먹으면 매우 효과적이다.

동맥 경화증(動脈硬化症)

➜ 미역 및 다시마

다시마나 미역에 많이 들어 있는 해초류를 먹으면 효과가 있다.
이러한 해초류의 옥도카리는 탁한 피를 깨끗하게 하는 역할을 한다.
그러므로 당시 이 해초류를 자주 먹는 것은 동맥 경화에 효과가 있
다.

➜ 소나무

소나무의 꽃가루를 찻숟가락 하나 정도에 설탕과 섞어서 침으로
넘긴다. 소나무 꽃가루는 동맥 경화 치료에 특이한 효과가 있다. 피
부를 곱게 하고 이질의 설사에도 효과가 있다.

➜ 배아

밀이나 쌀의 배아를 평소에 많이 먹으면 동맥 경화에 걸리지 않
을 뿐만 아니라 치료에 효과가 있다.

➜ 누에똥

변비에 있어서는 보약이라고 할 수 있을 정도다. 누에똥을 한 번
에 두 스푼씩 조석으로 복용한다. 먹기가 힘들면 가루내어 복용을
해도 무관하다.

➜ 참기름, 들깨기름, 홍화씨기름

참기름, 들깨기름, 홍화씨기름을 매일 조금씩 먹으면 동맥 경화로
쓰러지는 것을 막을 수가 있다. 이러한 기름은 항상 신선한 것이어

야만 한다.

➜ 택사

적당한 양의 택사를 가루낸다. 하루에 이 가루를 7~8g 하루 3번 식후에 먹는다.

고혈압(高血壓)

➜ 미나리와 대추

밭미나리 250g, 대추 10알을 물로 달여서 차로 대신하여 수시로 마신다.

➜ 파초의 뿌리

파초의 날뿌리 160g을 두 번에 나누어 진하게 달여 매일 마신다.

➜ 창이자

가시를 빼낸 창이자 120g을 가루내어 매일 6~7g 씩 7일간 연속 으로 먹고 14일간 쉬었다가 다시 7일간 먹는다. 온 몸에 기혈순환 이 잘 되게 한다.

➜ 감나무 잎

6~10월에 딴 감나무 잎 중 줄기는 딴다. 이 잎을 3mm 길이로 썰어서 이것을 찐다. 다음으로 통풍이 잘 되는 곳에 얇게 펴서 바 싹 말려 밀폐된 그릇 속에 잘 보존해 둔다. 그리고는 조금씩 꺼내 어 뜨거운 물에 우려서 차 대신 수시로 마신다.

484 — 현대인을 위한 민간요법보감

➡ 하고초와, 들국화, 초결명

하고초 50g, 들국화 25g, 초결명 20g을 물로 달여서 차 대신에 자주 마신다.

➡ 목화씨와 계란

목화씨 약간을 계란 몇 개와 함께 푹 달인다. 그리고 계란만 꺼내어 점심 때 먹는다.

➡ 메밀가루

순수한 메밀가루를 매일 공복에 한 스푼씩 하루에 3번 냉수로 먹는다. 혈압이 정상화되면 즉시 복용을 중지해야만 한다.

➡ 뽕잎과 솔잎

뽕잎과 솔잎을 응달에 말린다. 그리고 이것을 가루를 만들고 또 들깨 가루를 만들어 1 : 1 : 1의 비례로 섞어서 냉수에 먹는다. 한 번에 한 스푼씩 하루 3번 먹는다.

➡ 익모초씨

익모초씨 15g을 물로 달여서 자주 마신다.

➡ 대나무기름

푸른 대나무를 1자 길이로 자른다. 이 중간을 태우면 양쪽 끝으로 진이 흘러 나오게 되어 있다. 이것을 모아 두었다가 한 번에 한 스푼씩 매일 2번 마신다.

➔ 종려나무의 꽃

종려나무 꽃망울을 말린다. 이것을 한 번에 10g쯤 달여서 그 물을 마신다.

➔ 뽕나무

뽕나무 가지, 잎, 뿌리, 껍질, 뽕을 먹여 키운 누에고치, 누에똥과 같은 것은 모두 고혈압에 좋다. 누에똥은 술에 하룻밤 담구었다가 햇볕에 말려서 가루를 내어서 한 번에 찻숟가락으로 반 스푼씩 2번에 나누어 먹는다.

➔ 수박

하루 2번 가량 수박을 양껏 먹는다.

➔ 현미와 잡곡

현미와 잡곡으로 지은 밥을 먹는 것은 고혈압을 치료함에 있어서 가장 기초적이라고 할 수가 있다.

➔ 양파껍질

혈관을 강화함에 있어서 양파의 껍질이 좋다. 다갈색 양파껍질을 하루 5~10씩 달여 마시면 고혈압에 유효하다.

➔ 참깨술

참깨 20g을 짓찧어 술 300g에 담가 우려낸 다음 걸러서 증류수와 반반을 섞어서 매일밤 90ml씩 마신다.

➔ 생마늘

생마늘을 까서 하루에 서너 쪽씩 씹어서 먹는다. 이렇게 1개월 가량 하면 반드시 혈압이 떨어지기 마련이다.

➔ 다시마

질이 좋은 다시마를 잘게 썰어서 물에 하룻밤 푹 담그어 놓는다. 그 물을 이튿날 아침에 마시며 다시마도 먹는다. 이렇게 하면 동맥 경화증에 좋다. 그리고 뜨거운 물에 다시마를 담그어 놓으면 더 부드러워지기 마련이다. 이것을 많이 매일 먹으면 혈관기능을 자견 강화되기가 일수다. 그래서 뇌출혈이나 아니면 뇌연화증이 예방된다.

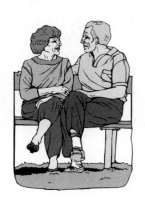

저혈압(低血壓)

➔ 작약과 감초

백작약 뿌리 말린 것 10g과 감초 1g을 하루분으로 해서 물 360ml로 진하게 달여서 2번에 나누어 마신다.

➔ 알로에 잎

알로에 잎 가시를 따 버린다. 잘게 썰어서 그 3배의 물로 달여서 차 대신에 마신다.

➔ 구기자 및 음양곽

구기자와 음양곽을 반반 섞어서 달여서 수시로 차 대신에 마신다.

➔ 생강

매 끼마다 생강(엄지손가락 굵기만한 것) 한 개씩을 꼭 먹도록 한다. 또는 생강차를 만들어 차 대신 수시로 마신다.

➔ 부추

부추를 짓찧어 얻은 즙을 매일 아침마다 1컵씩 장복하면 좋다.

신장염(腎臟炎)

➔ 마디풀
마디풀을 달여서 차 대신에 수시로 마신다.

➔ 비파잎
비파잎 4~5개를 4컵의 물로 3컵 정도가 되게 달여서 3번씩 마신다.

➔ 겨자 목욕
목욕물에 겨자를 한 줌 풀어서 잘 섞는다. 옷은 아래만 벗고 겨자물에 앉아서 허리에 담요를 두른다. 그리고 덥게 한다. 매일 한 번씩 겨자물에 허리 밑을 덥혀 준다.

➔ 목방기
목방기의 한 줌을 360ml의 물로 절반이 되게 달여서 몇 번이고 나누어 마신다. 이것은 하루의 양이다.

➔ 소의 콩팥
소의 콩팥 1개를 1800ml의 물로 절반이 되게 달여서 몇 번이고 나누어 마신다.

➔ 맨드라미
맨드라미의 잎과 줄기 10g을 달여서 하루 3번 나누어 마신다.

➔ 뽕나무

뽕나무 껍질째로 강판에 갈아서 한 줌 감초를 약간 섞는다. 360ml의 물로 180ml가 되게 달여서 차 대신 마신다.

➔ 옥수수 수염과 벗열매

옥수수 수염은 이뇨제로 탁월한 효과를 나타내고 있다. 벗열매도 가루로 만들어 180ml의 물로 달여서 물이 반쯤 줄어들면 마신다.

➔ 참깨

참깨 한 컵을 두 컵의 물로 절반이 되게 달여서 하루 3번 나누어 마신다.

➔ 수박씨

수박씨를 바싹 말린 다음 큰 숟가락 하나를 질 솥에 떠 넣고, 물 540ml로 360ml되게 달인다. 이 물을 차 대신 수시로 마신다.

➔ 다래나무

다래의 가지를 잘게 썰어 한 줌을 360ml의 물로 절반되게 달여서 차 대신 마신다.

➔ 복령

복령을 매일 10g씩 진하게 달여서 수시로 마신다.

➔ 다래나무

다래의 가지를 잘게 썬다. 그리고 어른 한 줌을 360ml의 물로 절반되게 달여서 차 대신 수시로 마신다.

➡ 복숭아나무 잎

심한 방광염으로 혈뇨가 있을 때 복숭아나무 잎을 달여서 차 대신 수시로 마신다.

➡ 당근씨

당근씨를 하루 10g 진하게 달여서 마신다.

➡ 달팽이 가루

달팽이 껍질을 벗긴 우렁이를 절구에 넣고 으깨어 밀가루 반죽을 한다. 헝겊을 펴서 배꼽밑의 아랫배에 붙여두면 신장병으로 인한 부종은 낫는다.

➡ 우엉씨

우엉씨를 진하게 달여 마셔도 신장염을 치료할 수가 있다.

➡ 감차

신장염에 감차를 자주 마시면 된다.

➡ 콩깍지

잘 말린 콩깍지를 진하게 달인다. 그리고 이것을 차 대신 수시로 마신다. 이 기간에는 음료수를 절대 마셔서는 안된다.

➡ 볏모

6월경에 볏모가 12~15cm 정도 자랐을 때 이것을 그늘에 말린다. 한 줌을 물 90ml로 달여서 차를 끓일 때의 농도가 되면 조금씩 마신다. 심장병에도 좋다.

➜ 구기자잎과 결명자

구기자잎에 결명자의 잎과 열매를 섞어 차를 끓이는 방법으로 끓여서 복용을 한다.

 요도결석(尿道結石)

➜ 접시꽃

접시꽃씨(촉규화자) 150g을 가루로 내어 한 번에 10g씩 하루에 두 번 먹는다.

➜ 옥수수 뿌리

옥수수 뿌리를 진하게 달여서 많이 마신다.

➜ 감초와 작약

감초 4g, 작약 4g을 함께 진하게 달여 마신다.

➜ 소뿔 태운 가루

소뿔 태운 가루 8g을 술로 하루 5번 먹는다.

➜ 무말랭이

무말랭이를 하루 5~10g씩 진하게 달여 마신다.

➜ 조기대가리

조기대가리 14개와 같은 양의 당귀를 함께 가루를 내어서 물 3.6L로 달여서 1.8L가 되면 한 대접 마신다. 당귀가 없으면 조기대가리만으로도 괜찮다.

➜ 복숭아나무진
복숭아나무에서 나온 진을 대추알만한 크기로 빚어서 봄과 여름에는 냉수로 식전에 먹는다. 가을과 겨울에는 온수로 마신다. 먹은 다음 콩을 삶은 물을 먹어 약효를 높여야만 한다.

➜ 율무
율무를 보리처럼 달여서 매일 여러 차례 마신다.

 ## 소변불통(小便不通)

➜ 보리짚
묵은 보리짚을 깨끗이 씻어 진하게 삶아 차 대신 자주 마신다.

➜ 구맥
구맥 50g을 물로 달여서 하루에 2회 마신다.

➜ 익모초
익모초 200g을 무로 달여서 하루에 2회 먹는다.

➜ 돼지 쓸개와 술
돼지 쓸개 1개에 소주 360ml를 붓고 삶아 3번 나누어 식간에 마신다.

➔ 지렁이
지렁이를 깨끗하게 씻고 고르게 짓찧어 물에 담가 찐득한 즙을 한 컵 마신다.

➔ 지렁이 똥과 박초
지렁이 똥과 박초를 가루내어 물에 개어서 배꼽 아래 두껍게 바른다.

➔ 귀뚜라미
귀뚜라미 10마리를 물로 달여서 마시거나 아니면 기왓장에 놓고 구워서 가루를 내어 먹는다.

➔ 파
파의 흰부분을 잘게 썰어서 질기 그릇에 넣고 찐 다음 가제에 싸서 따뜻할 때 배꼽에 직접 붙이고 식으면 갈아 붙인다.

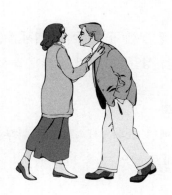

야뇨증(夜尿症)

→ 고사리
적당한 양의 고사리를 물로 짙게 달인다. 한 번에 한 컵씩 하루 3번 식전에 마신다.

→ 우슬
우슬 20g을 물로 달여서 하루 3회 공복에 먹는다. 1주일간 계속해 먹는다.

→ 구운 당근
당근 껍질째로 이 껍질이 탈 정도로 구워서 뜨거울 때 자기전에 반개 정도 먹인다.

→ 감꼭지
감꼭지 15g을 270ml의 물로 180ml 되게 달여서 자기전에 먹인다. 감꼭지가 없을 때는 곶감을 삶아 먹어도 효과가 있다.

→ 백과
적당한 양의 백과를 불에 구수하게 구워서 5살 이하는 한번에 3알씩, 5~10살은 5알, 성인은 8알씩 하루에 2~3번 먹는다.

→ 감씨 태운 가루
감씨 5~6개를 밀폐된 그릇에서 태워 낸 가루를 먹는다. 또 감꼭지 20개를 물 180ml로 달인 물을 마신다.

➔ 장미 뿌리

들장미 뿌리 또는 관상용 장미 뿌리를 진하게 달여서 마신다.

임질(淋疾)

➔ 하고초의 꽃

하고초의 꽃, 잎 줄기를 그늘에 말려서 차보다 진하게 달여서 자주 먹는다.

➔ 쑥

쑥 한 줌을 720ml의 물로 진하게 달여서 먹는다. 2주일이면 완치가 가능하다.

➔ 구기자의 나무껍질

연성하감에는 구기자나무 뿌리의 껍질을 하루 10~15g씩 달여 마신다. 또 녹각의 흑소분을 헌데 바르면 좋고 삼백초를 매일 30g씩 달여서 마셔도 효과 있다.

➔ 박초

박초를 한 스푼씩 하루 3회 공복에 먹으면 효과가 있다.

➔ 으름덩굴

으름덩굴의 가지, 줄기, 뿌리를 그늘에서 말려 잘게 썬다. 그리고 18.8g을 물 720ml이 되도록 절반이 되게 달여서 3번에 나누어서 먹는다.

➔ 보리와 꿀

보리 180ml에 물 한 컵을 붓고 끓여서 반 컵이 되면 생강즙 한 잔과 꿀 한 스푼을 타서 한 번에 먹는다. 매일 3번 식전에 먹는다.

➔ 고삼

고삼 50g을 물로 달여 하루에 2회 먹는다.

➔ 접시 꽃 뿌리

접시꽃 뿌리 15~30g을 물로 하루 2번 먹는다.

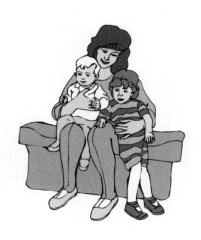

방광염(膀胱炎)

➔ 감, 들깨
감 5개와 들깨 4g을 물 두 컵으로 달여 한 컵이 되면 마신다.

➔ 실고사리
실고사리의 잎 10g을 진하게 달여 마신다.

➔ 구맥자
구맥자 8~10g을 물로 달여서 하루 3번 식전 30분에 먹는다.

➔ 대사리 씨
대사리 씨를 하루 10g씩 매일 달여서 마시면 방광염과 신장병에 좋으며 정력도 증강된다.

➔ 복숭아나무 잎
복숭아나무 잎을 진하게 달여 수시로 마신다.

➔ 고수풀의 뿌리, 접시꽃, 더덕
고수풀의 뿌리, 접시꽃, 더덕을 말린다. 그리고 같은 분량으로 섞어서 15g을 하루분으로 해서 물 두 컵을 만들어 3등분하여 하루 3번을 식전에 마신다. 1주일을 계속한다.

당뇨병(糖尿病)

➔ 차조기 씨와 무 씨
차조기 씨와 무 씨를 함께 약간 볶아서 가루내어 상백피 달인물로 한 번에 12g씩 먹는다.

➔ 동과
동과와 그 잎을 함께 끓인 물에 황련을 조금 넣어 끓여서 마신다.

➔ 우렁이
갈증이 심하면 오줌이 잦은 증세에 우렁이 9000ml를 물 28.8L에 하룻밤 담그어 두었다가 그 물을 마신다. 매일 한 번씩 물을 갈아준다. 또 우렁이를 달인 물을 마셔도 좋다.

➔ 두부
두부나 비지를 주식으로 많이 먹으면 효과가 있다.

➔ 달팽이
달팽이를 짓찧어 그 즙을 먹는다.

➔ 고무나무 잎
고무나무의 큰 잎을 하루 10개 정도 달여서 차 대신에 수시로 마신다.

➡ 볏짚

볏짚을 태워서 그 재를 그릇에 담고 물을 많이 부어 두면 처음에는 흐리나 차차 맑아진다. 맑은 물을 1컵씩 수시로 마신다.

➡ 누에고치

누에고치 푹 삶은 물을 차 대신에 자주 끓여서 마신다.

➡ 주목의 잎

주목의 잎 10g을 하루분으로 해서 달여 마신다.

➡ 결명자

결명자를 약간 볶아 달여서 차 대신 수시로 마신다.

➡ 호박가루

호박을 잘게 썰어 말려 가루를 내어 하루 20g씩 장복을 한다.

➡ 드릅나무 뿌리

드릅나무 뿌리의 껍질 말린 것을 12~20g씩 매일 진하게 달여서 마신다.

➡ 부추국물

부추를 물로 푹 끓여 이 국물을 수시로 자주 마신다.

➡ 부평

적당량의 부평을 짓찧어 즙을 내어 하루에 3번 복용한다.

➜ 해바라기 뿌리
해바라기 뿌리 250g을 물로 달여서 이른 아침에 먹는다.

 비만증(肥滿症)

➜ 미나리즙
매일 식후에 미나리즙을 1컵씩 마신다.

➜ 양배추
비만증에 양배추를 달여서 장복한다.

➜ 뽕나무 잎
뽕나무 잎을 한 줌씩 달인 물을 매일 조석으로 마신다.

 백혈병(白血病)

➜ 토태황
백혈병에 토태황 75g을 하루분으로 해서 물로 달여서 2회에 나누어 마신다. 토태황은 골수로 하여금 혈관을 활성화한다는 사실이 알려져 있다. 재생불능성빈혈에 토태황 50g, 지골피, 용하초, 단삼, 익모초 각각 37.5g, 당귀, 황정, 각각 18g을 함께 물로 달여서 마시면 낫는다.

두통(頭痛)

➔ 으름덩굴

으름덩굴의 잎, 덩굴 15g, 또는 열매 20g을 달여서 마신다.

➔ 무즙과 꿀

무즙 3종지에 꿀 두 스푼을 타서 한 번에 마신다.

➔ 무찜질

무를 갈아 헝겊에 싸서 이마에 얹어서 찜질을 한다.

➔ 지골피

지골피 40g을 수시로 먹는다. 이렇게 오래 먹으면 두통이 없어진다.

➔ 박하유

박하유를 적신 수건을 이마에 얹고 다른 수건으로 동여맨다.

➔ 방풍

적당한 양의 가루를 낸다. 그리고 15g씩 하루 2회 정도 더운 물이나 아니면 미음에 타서 먹는다.

➔ 초와 소금

수건을 길이로 세 겹으로 접어 이마에 닿은 부위에 소금을 넣는다. 그리고 식초에 적셔 이마에 얹고 머리띠로 동여맨다.

➜ 사과즙

사과를 껍질째 간다. 종이에 이것을 펴고 밑에 유지를 받쳐서 이마에 붙여 둔다.

➜ 형개수

적당한 양의 형개수를 부드럽게 가루로 낸다. 한 번에 15g씩 하루에 3번 더운물로 먹는다.

➜ 치자

치자 열매를 진하게 달여 식전에 반 컵 정도 먹는다.

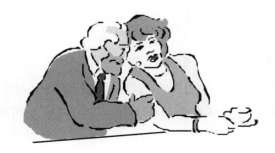

중풍(中風)

➡ 겨자떡

머리의 피를 아래로 유도하기 위한 방법을 취한다. 겨자떡을 아랫배 밑 양쪽 넓적 다리와 장단지에 붙인다. 시간은 대략 10분 정도면 된다. 겨자떡은 겨자와 밀가루를 반반 섞어 더운물로 반죽을 해서 3mm 두께로 창호지 사이에 넣어서 붙인다.

➡ 식초

숯불을 피운다. 그 위에 식초를 뿌려서 올라오는 식초의 김을 코와 입으로 들이마시게 한다. 이 방법은 산후의 기절에도 잘 듣는다고 한다.

➡ 파두, 쑥, 연기

중풍이 들어서 말을 못하면 파두 한 알을 껍질 벗기고 그 2배 가량의 쑥과 함께 짓찧어 태운 연기를 코에 쐬면 곧 정신을 차린다.

➡ 조협과 명반

인사불성이 되어 입을 벌린채 있거나 침을 흘리면 매우 위독한 지경에 있게 된다. 이럴 때 조협과 명반을 반반 섞어 부드럽게 가루를 내어 한 번에 4g씩 더운물로 삼키게 한다.

➡ 지렁이 가루

중풍으로 말을 못할 때 큰 지렁이(머리가 흰색인 것) 3~4마리를 불로 바싹 말려 가루를 내어서 물로 마신다. 중풍으로 눈과 입이 비뚫어지는데는 지렁이 피를 반대쪽 구각에 발라준다.

➡ 오매
먼저 오매로 입을 문질러 열게 한다. 담이 목에 끓으면 백반가루 3.8g을 생강즙에 타서 입속에 넣는다. 담소리가 나지 않으면 검은 콩을 볶아 맑은 술에 급히 넣어 그 즙을 입속에 한 컵 정도 떠 넣는다.

➡ 무밥
무를 잘게 썰어 살짝 데쳐 밥을 섞어 그것을 주식으로 먹으면 1년 이내에 낫는다. 그러나 당분간은 메밀 음식은 먹지 말아야만 한다. 이 메밀 음식을 먹으면 재발할 위험이 높다.

➡ 수박술
손이 떨리는 중풍끼가 있으면 수박꼭지를 도려 내고 그 속을 휘저어 놓은 다음 소주를 속에 가득 채운다. 그 다음 꼭지를 덮은 다음 중탕으로 익혀 짜서 그 물을 마신다.

➡ 피마자(아주까리)
피마자 껍질을 벗기고 짓찧어 볼이 오른쪽으로 삐뚫어져 있으면 왼손바닥 중심에 붙이고 왼쪽으로 삐뚫어져 있으면 오른손바닥 중심부에 붙인다. 그리고 뜨거운 물이 담긴 컵을 그 위에 올려 놓아 뜨끈뜨끈하게 해 준다. 얼굴이 바로 잡히면 곧 피마자를 씻어 낸다.

➡ 쑥
말을 못하거나 아니면 수족이 마비된 사람에게는 마른쑥 한 줌을

540ml의 물로 절반이 되게 달인다. 그리고 나누어 마시게 한다.

➜ 종려나무

중풍으로 갑자기 쓰러진 사람에게는 종려나무의 새 잎을 새까맣게 태워서 즉시 먹인다. 묵은 잎은 달여서 차 대신에 마시면 중풍을 예방할 수가 있다.

➜ 흰 오리피

중풍이 재발하여 위급에 처했을 때는 흰 오리의 피를 한 번에 1마리씩 먹는다. 4~5일 건너 또 피를 먹으면 두 달 후에는 산책할 정도 이상으로 회복이 가능하다. 환자가 남자라면 암오리를 여자라면 숫오리를 선택하는 것이 좋다.

➜ 생부자와 식초

열이 높고 정신이 혼미해서 말을 못할 정도로 다리가 차가울 때 생부자를 짓찧어 식초로 반죽을 해서 발바닥 아래의 용천혈에 붙인다. 염부자도 좋다고 할 수가 있다.

➜ 마늘

말을 하지 못할 때는 마늘 두 쪽을 짓찧어 잇몸에 붙인다.

➜ 부평초

부평초 300g을 말려낸 가루를 꿀에 잰다. 새끼손가락 만하게 환을 지어 놓고 저녁마다 2알씩 먹는다.

➔ 목화씨와 유향, 몰약

목화씨 160g을 볶는다. 껍질은 버리고 유향 160g, 그리고 몰약 160g과 함께 부드럽게 갈아서 꿀에 개어 환약 7개를 만들어 놓고 매일 1개씩 물에 타서 마신다.

➔ 흰 봉선화

반신 불수가 되었을 때 그늘에 말린 흰 봉선화 160g을 술 600g 으로 끓여서 짜서 조금씩 마신다.

➔ 회화나무 껍질

화화나무 껍질을 잘게 썰어서 푹 삶은 물에 술을 타서 마신다. 그리고 남은 물은 환부에 바른다.

➔ 겨자씨

온몸이 마비가 되어 사용하지 못하는 경우에는 겨자씨 가루를 식초에 개어서 온 몸에 바른다. 피부가 약하면 물을 섞어서 발라도 무난하다.

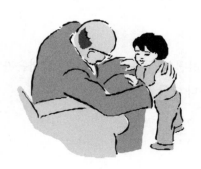

🐸 신경쇠약(神經衰弱)

➡ 쑥잎

쑥으로 몸을 덥게 한다. 즉 뜸을 뜨면 좋다. 그리고 쑥을 마셔도 좋다. 하루에 쑥 5~10g으 달여서 마시면 신경쇠약에 좋다.

➡ 사과 및 배 껍질

사과 껍질이나 아니면 배 껍질을 썰어서 잠길 정도로 물을 붓고 설탕을 넣어서 끓인다. 이런 시럽을 만들어 두었다가 차 대신에 하루 몇 번씩이고 물에 타서 마신다.

➡ 주목의 잎

주목은 당뇨병의 명이라고 할 수가 있다. 하지만 신경쇠약에도 잘 든는다. 잎을 말려 두었다가 매일 10g씩 달여서 마신다.

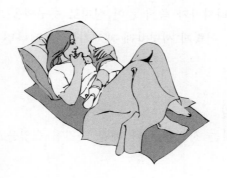

정신분열증(精神分裂症)

➔ 백합, 백두옹, 세신
백합 15g, 백두옹 5g, 세신 2.5g을 물로 달여 하루에 2회 마신다.

➔ 고삼과 대황
고삼 50g, 대황 15g을 물로 달여서 하루 두 번에 마신다.

➔ 고삼과 과루인
고삼 50g, 과루인 40g을 물로 달여서 하루에 2회 마신다.

 차멀미

➔ 류황
류황을 배꼽에 붙이고 가제로 덮어 반찬고로 고정해 놓으면 각종 멀미를 하지 않게 된다.

➔ 재채기
차나 배를 타자마자 즉시 종이 심지로 콧구멍을 자극시켜 재채기를 하게 한다. 이렇게 서넛차례 재체기를 하고 나면 멀미는 하지 않게 된다.

➔ 소나무잎
차멀미를 하는 사람은 차나 배를 타기전 솔잎을 씹고 있으면 멀미를 하지 않게 된다.

 ## 불면증(不眠症)

➜ 선인장
40~50g의 선인장을 가시를 떼고 짓찧어 그 즙에 흰설탕을 섞어서 물로 마신다.

➜ 곶감
곶감은 신경을 진정시키는 작용이 있다. 곶감 3개를 540ml의 물로 약한 불에 2~30분 동안 달여서 자기전에 마신다.

➜ 뽕잎과 오디
뽕잎을 그늘에서 말려 두었다가 하루 10g씩 진하게 달여 마시거나 아니면 오디 말린 것을 15g 정도 달여서 마신다.

➜ 산조인탕
인삼, 복령, 산조인 각각 3.8g을 360L의 물로 180L 되게 달여서 자기전에 마신다. 이것을 약 2개월 가량 계속한다.

➜ 용담초 및 오미자
용담초 25g, 오미자 10g을 물 한 컵을 두고 반 컵이 되게 달여 자기전에 먹는다.

🐭 신경통(神經痛)

➔ 소금물

목욕물에 소금을 2~3줌을 넣어 끓여서 목욕을 하는데 하루 2~3
회 한다. 또 소금 볶은 것으로 환부에 찜질을 한다.

➔ 우슬

우슬을 쇠무릎지기라고도 한다. 이뇨제, 강장제, 해열제로서 쓰이
며 임질, 혹, 관절염 등에 많이 사용된다. 그 잎과 줄기는 뱀에게
물린데 해독제로 짓찧어 바른다.

➔ 무화과의 잎과 마늘

무화과 잎 10개와 마늘 한 대가리를 섞어 술을 넣고 끓인다. 이
물에 환부를 넣어도 견딜만한 정도로 식힌다. 이 물에 20분 가량
담가 둔다. 수건을 적셔 찜질해도 좋다.

➔ 엉겅퀴

이 엉겅퀴를 짓찧어 떡처럼 만들어서 환부에 도포한다. 또 잎새
를 진하게 달여서 한 번에 1스푼씩 식전에 마신다.

➔ 마황, 행인, 의이인

신경통이나 류마치스로 인하여 고통을 시작하는 초기에는 마황,
행인, 의이인 각각 3.8g에 감초를 약간 섞는다. 물 900ml로 반이
되게 달여서 잠자기 전에 마시게 한다.

➡ 만년청의 뿌리

노인의 요통과 신경통에는 만년청의 뿌리를 강판에 갈아서 교탕에 넣어 하루 1개씩을 먹는다. 양이 많으면 코피가 난다.

➡ 매실살

매실살을 소주에 풀어서 걸죽하게 된 것을 손수건과 같은 것에 싸서 아픈 곳에 붙인다.

➡ 해조탕

다시마, 주름대망, 녹미채 등의 바닷풀을 한데 넣고 끓여서 이 물로 환부에 찜질한다.

➡ 석산

석산의 구군을 갈아서 두꺼운 종이나 헝겊에 3mm 정도의 두께로 펴서 통증이 나는 부위에 붙인다. 즙이 마르면 갈아 붙인다. 이것은 유독 물질이기에 입에 들어가지 않도록 한다.

➡ 말곰취

신경통에 특효로 알려져 있다. 말곰취의 잎을 불에 그슬려 부드러워지면 이것을 환부에 붙인다. 마르면 바꾸어 붙인다.

➡ 불개미와 솔잎

불개미와 솔잎을 반반 섞어서 소주에 3~4일간 담구어 두었다가 술을 한 번에 작은 술잔으로 한 잔씩 하루에 3회 마신다.

➜ 알로에술

알로에를 짓찧어 흑설탕을 약간 넣는다. 20일간 넣어두면 맛좋은 알로에술이 된다. 이것을 자주 마신다.

➜ 말똥

말똥을 구해서(김이나고 있는 것) 볕에 잘 말려 두었다가 통증이 느껴졌을 때 뜨거운 수건으로 찜질을 한다.

➜ 쉽사리풀

쉽사리풀을 진하게 달여서 차 대신에 마신다.

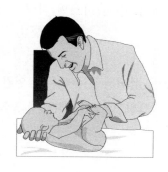

뇌막염(腦膜炎)

➜ 애호박 찜질

뇌막염 증세가 악화되어 땀을 흘리며 두통이 몹시 날 때에 애호박을 껍질째로 강판에 갈아서 무명 헝겊에 싸서 목에 감아준다.

➜ 마늘 찜질

마늘을 강판에 갈아서 헝겊에 싼다. 그리고 환자의 이마에 붙인다. 30분 정도 경과해서 이마가 뜨거워지면 이것을 뗀다.

학질(虐疾)

➜ 마치현

마치현 200g을 물로 달여서 2번에 나누어 먹는다. 이 학질이 발작하기 전 2시간 전후에 이것을 마신다.

➜ 반하 및 건강

반하, 건강 각각 10g을 물로 달여 설탕을 타서 발작하기전 3시간 전에 먹는다. 이렇게 3~4일 계속 먹는다. 임신부는 먹지 않는 것이 좋다.

경련(痙攣)

➔ 범어귀

범어귀의 잎을 따서 소금으로 비빈다. 그리고 자주색 즙을 10방울 가량 먹인다.

➔ 치자물

경련을 일으키면 치자를 부셔 물에 담그어 치자물을 만든다. 이물을 입에 넣어 먹이면 곧 경련이 완화된다.

➔ 매실즙

경련을 일으키면 매간(매실을 자소의 잎과 함께 소금에 절인 것)을 물에 담그어 즙을 낸다. 그리고 소주잔으로 한 잔 빨리 마시게 한다.

마비(痲痺)

→ 청오, 위령선, 오령지

같은 양의 청오, 위령선, 오령지를 함께 가루내어 술로 쑨 풀로
반죽을 한다. 이 반죽으로 오동나무 열매 굵기로 환을 지어 한번
5~10알씩 하루 3번 먹는다. 이 약은 임신부는 절대 금한다.

→ 황기, 계지, 자약

몸이 허약하고 땀이 잘 나서 생기는 마비 증세이다. 황기 25g, 계
지 15g, 작약 20g, 대조 12개, 당삼 15g, 생강 20g을 물로 달여서
하루 2번 더운 것을 먹는다.

풍습성 관절염(風濕性關節炎)

→ 오가피, 독활, 방풍

오가피 15g, 독활 10g, 방풍 10g, 상지 15g, 위령선 15g을 물로
달여서 하루 2번 먹는다.

→ 독활, 위령선

독활 30g, 위령선 20g을 물로 다려서 하루 3회 식전 30분 전에
먹는다.

→ 초석

곱게 가루를 낸 초석을 올리브유에 잘 갠다. 진득진득한 것을 관

절의 아픈 곳에 조석으로 바르고 잘 문지른다.

➔ 용철혈의 자극
발바닥 아래 있는 용천혈에 꼭꼭 두어 차례 압박해 준다.

➔ 진달래꽃
진달래꽃 1000g을 단지에 넣고 꿀이나 설탕 250g을 두고 재워두면 물이 된다. 이것을 1주일 이상 밀봉해 두었다가 한번에 1술잔씩 2번 마신다.

➔ 알로에
모든 관절염, 류마치스에 환약, 생즙, 습포가 좋다. 환약은 알로에잎을 갈아서 짠 즙을 말려서 가루내어 꿀을 개여 환을 만든다. 그리고 한 번에 5g씩 하루 3번 먹는다. 이 약은 허리가 아프거나 손발이 뻣뻣한데도 쓴다.

➔ 고비나물
고비나물뿌리 20g을 물로 달여서 하루 3회 식전에 먹는다.

➔ 독사술
독사술을 한 번에 30~40ml씩 하루 3회 식전에 먹는다. 독사술을 만드는 것은 다음과 같다.

7월말경에 잡은 독사를 물을 넣은 병에 넣는다. 2일 건너 한번씩 물을 갈아 준다. 이렇게 7~10일간 지나면 뱀은 배속에 들어 있는 오물을 다 토해내게 된다. 그런다음 60도 좌우 술에다 넣고 밀폐하여 6개월 이상 두었다가 사용하면 된다.

➔ 식초의 김

뜨겁게 달군 철판을 두꺼운 수건으로 싼 다음 여기에 식초를 뿌려 나오는 김을 뜨거운채 환부에 하루 2~3번 쏘인다.

➔ 수박씨 가루

수박씨를 가루내어 뜨거운 물 1컵을 넣어 충분히 우러나면 마신다. 하루 2~3회 마신다. 수박씨 달인 물은 주로 요통에 좋으며 신염에도 좋다.

➔ 고양이털

고양이 털을 환부에 도포하거나 아니면 살아있는 고양이를 무릎 위에 올려 놓아도 좋다.

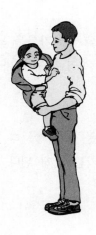

종기(腫氣)

➡ 마늘고
마늘고를 만들 때 참기름이 고루 섞이도록 한다. 종기 주위의 피부에는 넓게 참기름을 바르고, 종기 부위만 들어나게 구멍난 종이를 덮고 마늘고를 붙인다.

➡ 밀
밀을 검게 태워서 가루를 낸다. 그리고 참기름에 개어 종이에 바른다.

➡ 국화즙
흰 국화의 꽃, 잎, 줄기, 뿌리 전부를 짓찧어 나온 생즙을 마신다.

➡ 봉선화 잎
봉선화 잎을 짓찧어 식초를 약간 섞어서 종기에 붙인다.

➡ 호박꼭지
호박꼭지를 질그릇 속에 숯처럼 가루를 낸다. 이 가루를 물로 한 스푼씩 복용한다. 참기름에 개어 환부에 바른다.

➡ 거머리
종기가 있는 곳에 거머리를 올려 놓는다. 이 거머리가 피를 빨아 먹게 한다. 이렇게 하면 종기는 낫게 된다.

➜ 개구리

개구리의 껍질을 벗기고 파 7뿌리와 백상초 한 스푼과 함께 짓찧어 종기에 붙인다.

 타박상(打撲傷)

➜ 소다

소다를 물에 타서 상처를 씻어주고 마르기전에 후춧가루를 고루 뿌려 준다.

➜ 부추

타박상으로 힘줄이 상한 경우에는 부추를 부드럽게 짓찧어 환부에 두텁게 발라준다.

➜ 대나무껍질

질그릇 속에서 구운 죽순껍질에 밥풀을 약간 넣어 이긴다. 지렁쿠나무의 잎이 있으면 약간 섞어서 함께 식초로 약간 묽게 한다. 그리고 헝겊에 3mm 정도의 두께로 펴서 환부에 붙인다.

➜ 대황의 분말

대황의 분말을 갓난애의 오줌으로 풀보다 약간 묽은 정도로 반죽을 한다. 이것을 환부에 바르고 유지를 싼 다음 붕대를 감아준다.

➜ 치자와 메밀가루

치자가루에 메밀가루나 밀가루를 약간 섞어 계란의 흰자위로 반죽을 해서 환부에 바르고 붕대를 감는다.

➜ 감즙

감의 꼭지를 떼어 버린다. 감을 짓찧어 1/10 가량의 물을 섞어서 질그릇에 담아 5가량 두었다가 헝겊으로 짠 것을 탈지면에 묻혀 환부에 바른다.

 ## 치질(痔疾)

➜ 청어의 쓸개

청어의 쓸개 속의 물 즉, 담물을 치질 환부에 바른다.

➜ 만년청과 오배자

만년청의 뿌리를 진하게 달인물로 환부를 씻고 참기름을 바른 다음 오배자가루를 뿌린다.

➜ 복숭아가지

복숭아가지를 삶은 물로 환부를 씻는다.

➜ 관동화

관동화를 씹어서 환부에 바른다. 2~3번 계속하면 낫는다.

➜ 달팽이

달팽이를 여러 마리 모아서 껍질째 뚜껑이 있는 질그릇에 넣어 검게 태워 그 가루에 같은 양의 흑설탕을 섞어 반죽을 한다. 대변을 한 후나 목욕을 한 뒤 환부에 바른다.

➜ 무화과

무화과를 며칠 말려서 15개 정도를 무명주머니에 넣고 목욕을 한
다. 이 물에서 목욕을 하면 효과가 크다.

 습진(濕疹)

➜ 고삼

적당량의 고삼을 물로 검게 달여서 약물로 환부를 씻는다.

➜ 옥수수 수염

적당한 양의 옥수수 수염을 불에 태워서 가루를 낸다. 그리고는
참기름에 개어 환부에 바른다.

➜ 삼백초

삼백초의 뿌리 중에서 흰부분을 5~6cm 정도 잘라서 물에 담근
다. 이것을 무잎으로 싸서 뜨거운 재속에 묻어 두었다가 물렁해지
면 끄집어낸다. 그리고 밥풀과 함께 으깨어서 풀처럼 반죽을 해서
환부에 바른다. 혹은 잎을 따서 소금으로 비벼서 나온 즙을 환부에
발라도 좋다.

➜ 중조수

7%의 중조(소다)수를 만들어 약간 미지근하게 하여 하루에 3~4
환부를 씻으면 낫는다.

➔ 오이덩굴

적당한 양의 오이덩굴을 불에 태워서 낸 가루를 참기름에 개어 하루 3회 환부에 바른다.

➔ 버드나무 잎

적당한 양의 버드나무 잎을 물로 달여서 씻거나 아니면 고약처럼 만들어 환부에 도포한다.

➔ 지골피

적당한 양의 지골피를 약성분이 남게 불에 태워서 가루를 낸다. 이것을 참기름에 개어 환부에 바른다.

➔ 오배자

적당한 양의 오배자를 누렇게 닦아 가루를 내어 환부에 바른다.

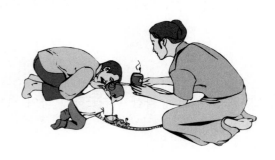

🐭 담마진

➤ 우방자
우방자 한 줌을 물로 달여서 한 번에 다 마신다.

➤ 지부자
지부자 15g을 물로 달여서 하루 2번씩 연속 3일간 먹는다.

➤ 벗나무 껍질
적당량 껍질을 불에 태운다. 이 재를 한 번에 4g씩 하루에 2번 물에 타서 마신다.

➤ 마발
마발 150g에 소금을 조금 넣고 물로 달여서 차 대신에 수시로 마신다.

➤ 선퇴
선퇴 200g을 불에 태워 가루를 내고, 꿀로 개어 환을 만든다. 하루에 15g씩 2회에 더운물로 먹는다.

➤ 호이초와 청태
호이초와 청태를 달여서 마신다.

피부병(皮膚病)

➔ 오배자, 고백분, 노감석

오배자, 고백반, 노감석 각각 10g에 물 150ml를 넣고 60ml 되게 달여서 하루 4번 바른다.

➔ 알로에

알로에 잎을 깨끗하게 씻는다. 가시를 따 버리고 짓찧어 생즙을 환부에 바른다.

➔ 식초와 계란

식초에 계란을 담그어 연화시킨 후 흰자위를 환부에 바른다.

➔ 버짐

삼씨를 불에 태워서 가루를 내어 참기름에 개어 하루에 2~3번씩 환부에 바른다.

➔ 옥수수 짚

옥수수 짚을 태운 재 2g에 참기름을 넣고 반죽하여 고약처럼 만든다. 하루 한 번씩 취침전에 도포한다.

➔ 등겨의 기름

밥공기의 입구를 창호지로 덮고 그 위에 등겨를 쌓아 올린 다음, 등겨 위에 잘 타고 있는 숯덩이를 놓는다. 그러면 등겨가 타면서 밥공기의 안에 등겨기름이 떨어진다. 이 기름을 환부에 바른다. 무좀에도 좋다.

➔ 두꺼비
두꺼비 몇 마리를 불에 태워 가루내어 돼지기름으로 개어서 환부
에 바른다.

➔ 먹물
질이 좋은 먹을 갈아서 먹물을 만든다. 이 먹물을 버짐에 바른다.

➔ 미꾸라지
미꾸라지를 약성분이 남게 태워 부드럽게 가루를 낸다. 이 가루
를 반죽해서 환부에 붙인다.

➔ 마늘즙
식초를 발라도 좋으나 마늘즙을 바르면 좋다.

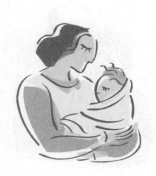

매독(梅毒)

➜ 삼백초
삼백초 뿌리 15g을 술 180ml에 절반이 되게 달여 짜서 하루 3번에 나누어 마신다.

➜ 양똥 숯가루
양의 똥을 기왓장 위에 놓고 그 위에 큰 깡통을 거꾸로 덮고 구우면 숯처럼 되는데 이것을 가루내어 한 번에 12g씩 좋은 술로 하루에 3회 먹는다.

➜ 무말랭이
무말랭이를 숯처럼 태워 가루를 낸다. 한 번에 한 스푼씩 하루에 3회 먹는다.

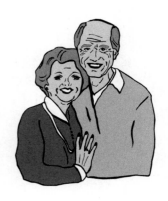

콧병

➡ 질려

질려 50g을 짓찧어 물로 달여서 하루에 2번 먹는다.

➡ 고삼과 백반

고삼과 백반을 각각 같은 양으로 부드럽게 가루내어 돼지기름으로 개어서 코의 안쪽에 바른다.

➡ 자라피

비염에 자라의 피를 자주 마신다.

➡ 벌집

벌집 15~20g을 잘게 썰어서 매일 2~3번씩 씹는다. 그리고 찌꺼기는 뱉어 버린다.

➡ 창이자

창이자 40개의 속살을 참기름 50ml에 넣고 약한 불로 끓인다. 이것을 병에 넣고 하루에 3번씩 약솜에 묻혀 코안에 바른다.

➡ 박새풀

적당한 양의 박새풀을 가루내어 콩알 크기로 솜에 싸서 콧구멍을 막는다.

➔ 백목련과 꽃봉오리

백목련의 꽃봉오리 말린 것을 "신이화포"라고 하는데 이것을 16g과 뽕나무 뿌리 속껍질 볶은 것 20g을 물로 달여 마신다.

➔ 수세미 뿌리

수세미 뿌리를 말려 20~40g씩 달여 마시면 잘 낫는다.

➔ 파

파 한 대궁을 3등분하여 아침에 흰부분을 짓찧어 코를 막고, 낮에는 중간 부분을 짓찧어 막으며, 저녁에 끝 부분으로 코를 막으면 코가 열리고 냄새를 맡을 수가 있다. 하루해서 안되면 며칠 되풀이한다.

➔ 연뿌리의 즙

연뿌리에서 껍질의 검은 부분을 벗겨버리고, 강판에 갈아서 가제나 무명으로 싼다. 즙을 짜서 그 물을 1~2방울씩 콧 속으로 넣으면 낫는다.

➔ 삼백초

삼백초의 잎을 비벼서 콧구멍을 깊이 틀어 막으면 무겁던 머리가 가벼워지고 낫는다.

➔ 수세미덩굴

수세미덩굴을 다섯자 가량 잘라서 불에 구워 말린다. 가루내어 술로 한 스푼씩 먹는다.

➔ 백반과 붕사

백반과 붕사를 반반 섞어서 가루내어 코안에 채워두면 축농증이
낫게 된다.

 눈병

➔ 청어 쓸개

청어 쓸개즙을 눈에 떨어 드리면 효과가 있다.

➔ 백반

백반 1.8L에 물 720ml를 붓고 구리그릇에서 달인다. 0.9L 되면
꿀을 조금 넣어 잘 섞은 다음 무명 헝겊으로 걸러서 매일 3~4번씩
점안한다.

➔ 돼지쓸개껍질

돼지쓸개의 흰 말을 그늘에서 말려 태운 재가루를 눈의 예막에
넣으면 며칠 안가서 눈의 예막이 없어진다.

➔ 호이초

호이초의 잎을 기름에 튀겨서 밥반찬으로 먹는다.

➔ 달팽이

달팽이를 껍데기채 질그릇에 넣고 봉한 다음 불로 구워 숯처럼
되면 가루를 낸다. 한 번에 찻숟가락으로 1/5씩 하루 3번 식사후
30분에 먹는다.

⇥ 냉이
적당한 양의 냉이를 국을 끓여서 자주 먹는다.

 치통(齒痛)

⇥ 가지꼭지
가지의 꼭지를 진하게 달여서 입안에서 한참 물고 있다가 양치질을 한다.

⇥ 솔잎과 송진
솔잎 5~6개를 아픈 이빨로 꼭 물고 있거나 아니면 송진을 충치의 벌레먹은 구멍에 끼워 넣는다.

⇥ 수세미
수세미를 썰어서 한쪽에 소금을 바르고 불에 태워 가루를 낸 뒤 아픈 이에 자주 바른다.

⇥ 부추씨
부추씨를 기와 위에 놓고 까맣게 태운 다음 갈아서 가루를 낸다. 이 가루를 참기름으로 개어 충치의 구멍에 넣는다.

⇥ 가지뿌리
가지뿌리를 짓찧어 즙을 내서 바르거나 아니면 가지뿌리를 태워 재를 만들어 바른다.